U0294843

医学院校"十四五"规划教材

———— 临床医学系列 ————

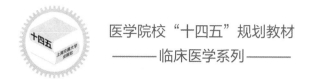

急诊鉴别诊断

第二版

Emergency
Differential Diagnosis

潘曙明 **主审**

王海嵘 葛勤敏 **主编**

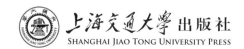

上海交通大学出版社
SHANGHAI JIAO TONG UNIVERSITY PRESS

内容提要

　　本教材以常见的各种急危重症的临床症状为着墨重点，以病例为引导，阐述疾病的病因学、流行病学、病理生理学特征，重点分析诊断和鉴别诊断，给出简明的临床诊疗路径，并结合病例进行解析，给出治疗原则。在鉴别诊断分析中，特别强调了诊治误区产生的可能原因，并分析诊疗策略。全书以常见症状为"引子"，以诊断与鉴别诊断为"主线"，将同一病症下涵盖的疾病进行"穿针引线"，形成系统的诊断与鉴别诊断思路。本教材主要供急诊科医师阅读，也可供其他专业临床医师和医学生参考阅读。

图书在版编目（CIP）数据

　　急诊鉴别诊断/王海嵘，葛勤敏主编. —2 版. —
上海：上海交通大学出版社，2024.1
　　ISBN 978 - 7 - 313 - 29657 - 3

　　Ⅰ.①急… Ⅱ.①王…②葛… Ⅲ.①急诊—诊断
Ⅳ.①R44

　　中国国家版本馆 CIP 数据核字（2023）第 199606 号

急诊鉴别诊断（第二版）

JIZHEN JIANBIE ZHENDUAN（DIERBAN）

主　　编：王海嵘　葛勤敏
出版发行：上海交通大学出版社　　　　　　　地　　址：上海市番禺路 951 号
邮政编码：200030　　　　　　　　　　　　　电　　话：021 - 64071208
印　　制：上海颛辉印刷厂有限公司　　　　　经　　销：全国新华书店
开　　本：787mm×1092mm　1/16　　　　　印　　张：15.5
字　　数：370 千字
版　　次：2017 年第 1 版　2024 年 1 月第 2 版　　印　　次：2024 年 1 月第 2 次印刷
书　　号：ISBN 978 - 7 - 313 - 29657 - 3
定　　价：68.00 元

编 委 会 名 单

序

由上海交通大学医学院附属新华医院急诊医学科王海嵘主任、葛勤敏主任主编，潘曙明副院长主审的《急诊鉴别诊断（第二版）》正式出版。这是一本急诊医学界广大师生值得参考和学习的实用教材。

随着社会经济的发展，医疗制度的不断完善，新型医患关系对医疗服务质量提出了更高的要求，同时对急诊医务人员来说也是一个全新的机遇和挑战。因此及时拓展和提升知识结构是各级急诊临床医师面临的一项重要任务。

急诊医学是一门相对年轻的学科。近年来，随着医学科学在新的理论、技术和药物使用方面的不断提升和发展，急诊医学的基础理论和临床实践诊疗技术亦不断更新。本书从急诊医学科日常工作中最常见的临床症状群的探讨出发，阐述了从发病机制到病理生理学的特点，从现象到本质的分析过程中得出与之相关疾病的因果关系。

急诊医学工作要求专业人员思路清晰、反应敏捷、技术过硬，这是快速抢救诊治急危重症患者的基本保障。本教材重点阐述了快速、精准的鉴别诊断方法和步骤，以便急诊科医生临诊时能及时做出应对措施，挽救患者的生命。

值此本书即将出版之际，我谨以老一代的急诊科医师，祝贺编著者们为我国的急诊医学事业添砖加瓦。当今医学科学发展日新月异，新技术层出不穷，相信广大急诊医学工作者会做出更大的贡献。也相信本书会受到广大读者的欢迎。

李月华

2023 年 3 月

前　言

　　急诊医学被喻为现代医学的标志和人类生命健康的守护神。急诊医学科是医院中急危重症患者最集中、病种最多、抢救和管理任务最重的科室,是所有急诊患者入院治疗的必经之路。急诊医学的特点是病种多样,病情变化大,工作强度大,突发状况多。在急诊科就诊的患者往往以疼痛、发热、昏迷、呕血、黄疸等症状和体征为主。然而,同一种疾病可以呈现不同的症状和体征,而不同的疾病又可以具有相同的症状和体征。因此,需要急诊科医生运用正确、合理的思维进行诊断和鉴别诊断。

　　近年来国内外对于急诊医学的重视程度有所增加,急诊危重症的医学理论和临床实践也取得了快速发展,急诊科医生在急危重症患者救治中的重要作用也越来越得到各方面的关注。像医学领域中所有专业学科一样,急诊医学的临床经验和教训需要分析和总结,急诊科医生也需要了解、熟悉、掌握国内外最新指南或专家共识,这是急诊医学发展和提高的必要条件之一。

　　本书从急诊科医生接诊时常见的临床症状出发,通过篇首的一个个病例,引导读者对疾病的不同症状应该如何处理进行思考。通过流行病学了解该症状对健康的危害程度,从病因学、病理生理学角度兼顾深度和广度阐述产生疾病症状的原理。在诊断和鉴别诊断部分,通过诊疗流程图对疾病症状进行整体描述,并有重点地对具有该症状的危重和常见疾病进行总结。由于本书以培养急诊科医生的鉴别诊断思维为主,故对症状的治疗仅给出大致处理原则。诊疗误区是本书的特色与创新之一,通过对常见诊疗误区的分析,降低急诊科医务人员出现医疗差错的概率。

本书的编写参考了国内外的最新指南、专家共识、文献综述。本书的目标读者是从事急诊医学、重症医学的医学生、研究生及医务人员。本书的编写目的是培养急诊医学医务工作者的临床思维能力,提升对急危重症的快速预判、处理能力,以期更好地为广大人民群众的健康保驾护航。

尽管编者对本书进行多次修订,但由于急诊医学发展迅速,加之编者水平有限,书中可能存在不足之处,恳请前辈、同行和广大读者批评指正。

王海嵘　葛勤敏

2023 年 5 月

目　　录

第一章 急性发热

—病例导入—

在拥挤的急诊内科诊室,在家属的陪伴下一位 68 岁的中年阿姨前来就诊。患者已发热、纳差、尿少 2 天,无咽痛、流涕,无头痛、精神异常、抽搐,无咳嗽咳痰,无胸闷、胸痛、心悸,无腹痛、腹泻。查体:体温 39.2℃,心率 119 次/分,指末氧饱和度 98%,血压 85/59 mmHg(1 mmHg=0.133 kPa),精神萎靡,眼窝凹陷,肝区叩击痛,墨菲(Murphy)征(—),其余体检无殊。既往史:糖尿病病史 10 年,目前口服降糖药控制血糖,未规律监测血糖,饮食控制差。

请问:

1. 对于该患者,急诊该如何处理?
2. 该患者是否要收入院治疗?

▶ 流行病学和病因学特征

发热(fever)是指机体在内、外致热源的作用下或由各种病因导致体温调节中枢功能障碍,致使体温升高超出正常范围;通常体表温度>37.3℃,热程在 2 周以内的发热被称为急性发热。

以发热为主诉的急诊患者占所有急诊患者的 4.4%～7.5%、非手术患者的 30%。超过 200 种疾病会引起发热,包括感染性疾病、肿瘤性疾病、非感染性炎症性疾病及其他疾病,临床表现复杂。急性发热性疾病一般具有潜伏期短和急性起病的特征,究其原因绝大多数由于急性感染引起。感染原可以包括细菌、病毒、衣原体、支原体、立克次体、螺旋体、真菌、原虫、蠕虫等,常见如上呼吸道感染、肺炎、泌尿生殖道感染、体表部位的化脓性感染病灶等。一项针对非手术的急诊发热患者的研究表明,急诊发热中以感染性发热占比最大,其中确诊或疑诊细菌感染的占 71.8%,感染部位以肺部为主;另有 8% 的患者确诊或疑诊病毒感染。另一项研究纳入了 786 名急诊发热患者,上、下呼吸道感染分别占 39% 和 17%,腹腔感染占 15%,泌尿道感染占 5%,非感染性发热占 18%。一些非感染性疾病也可具有急性发热的临床特征,包括结缔组织疾病,变态反应性疾病,过敏性疾病,恶性肿瘤,中枢神经性发热,创伤、烧伤、手术后吸收热,内分泌和代谢性疾病,散热障碍,以及其他不明原因的发热。在部分特异性体质的人群中,某些药物如琥珀胆碱和吸入性麻醉剂氟烷都可引发恶性过高热,许多药物包括抗生素药物(如磺胺类、β-内酰胺类、利福平、两性霉素等)可同时诱发药物热和过敏反应,严重者可引发器官(如肝、肾)功能障碍或衰竭。

▶ 病理生理学特征

当机体遭受感染或其他刺激时,机体的先天免疫反应如非特异性的"急性期反应"导致发热。感染部位首先导致巨噬细胞及其他防御细胞的聚集,并释放炎症因子,进一步促进了免疫反应。炎症因子的激活导致早期非特异性免疫反应,如发热、疲倦、纳差、行为改变,并促进肝脏合成急性期反应蛋白;发热后期,适应性免疫系统通过 B 淋巴细胞及 T 淋巴细胞激活特异性的感染相关炎症因子。

尽管多种炎症因子具有致热作用,但研究最多的是以下几种:肿瘤坏死因子(tumor necrosis factor, TNF)、淋巴毒素 α、白介素(interleukin, IL)1(α 和 β)、IL-6 及干扰素(α 和 γ)。这些因子单独注入实验动物或肿瘤患者进行临床试验时均能导致发热。在患者存在感染时,微生物释放的外源性致热原导致炎症因子发生瀑布似的级联反应。如革兰氏阴性细菌的脂多糖激活巨噬细胞释放 TNF,继而活化 IL-1β,进而激活 IL-6。外源性脂多糖导致实验动物双相性发热。有学者认为,早期相发热与炎症因子及免疫细胞直接合成的前列腺素 E2 将信息传送到下丘脑的体温调节中枢有关。也有学者认为,脂多糖激活补体 C5a,进而导致肝脏及肺脏的巨噬细胞合成前列腺素 E2;前列腺素 E2 与迷走神经上的受体结合,通过迷走神经将信息传送到下丘脑从而导致早期相发热。大多数研究者认为,晚期相发热可加强机体防御,主要由炎症因子介导。也有学者认为,炎症介质很可能不是直接通过血脑屏障,而是通过没有血脑屏障的第三脑室周围的神经细胞、脑血管内皮细胞或脑血管周围细胞等释放第二信使,进而影响下丘脑的体温调节中枢。

尽管有多种途径可影响下丘脑体温调节中枢,但目前公认通过前列腺素 E2 与视交叉前下丘脑区神经细胞上的受体结合,之后下丘脑神经细胞传出神经冲动至延髓中缝核,触发交感神经导致皮肤血管收缩,从而减少皮肤散热,导致发热。

理论上讲,致热原浓度越高,发热越高。但事实上并非如此,发热一般很少超过 41 ℃。原因在于体内存在内源性退热因子。精氨酸抗利尿激素、α-促黑素、心房钠尿肽、糖皮质激素在动物实验中都能抑制脂多糖导致的发热。免疫系统存在多种途径抑制过度的发热反应,如自身免疫、内源性退热因子负反馈发热反应等。

▶ 诊断及鉴别诊断

急性发热的常见病因(感染性和非感染性)从病情危重程度来分主要概括为以下几种疾病(见表 1-1、表 1-2)。

表 1-1　发热的感染性病因

受累系统	急危重症诊断	急症诊断	非急症诊断
呼吸系统	细菌性肺炎伴呼吸衰竭	细菌性肺炎、扁桃体周围脓肿、咽后脓肿、会厌炎	中耳炎、鼻窦炎、咽炎、支气管炎、结核

（续表）

受累系统	急危重症诊断	急症诊断	非急症诊断
心血管系统		心内膜炎、心包炎	
消化系统	腹膜炎	阑尾炎、胆囊炎、憩室炎、腹腔内脓肿、胰腺炎	结肠炎、小肠炎
泌尿生殖系统		肾盂肾炎、输卵管、卵巢脓肿、盆腔炎	膀胱炎、附睾炎、前列腺炎
神经系统	脑膜炎、海绵窦血栓形成	脑炎、脑脓肿	
皮肤、软组织		蜂窝织炎、压疮感染、软组织脓肿	
全身性疾病	脓毒症/感染性休克、脑膜炎球菌血症		

表 1-2 发热的非感染性病因

急危重症诊断	急症诊断	非急症诊断
急性心肌梗死	充血性心力衰竭	药物热
肺栓塞	脱水	恶性肿瘤
颅内出血	近期发作的抽搐	痛风
脑卒中	镰状细胞贫血	结节病
抗精神病药恶性综合征	移植后排斥反应	克罗恩病
甲状腺危象	胰腺炎	
急性肾上腺功能不全	深静脉血栓形成	
输血反应		
肺水肿		

1. 脓毒症

脓毒症（sepsis）是急诊发热中的常见病因。目前认为其是针对感染的宿主反应失调导致危及生命的器官功能障碍，即脓毒症相关器官功能衰竭评价（sepsis-related organ failure assessment，SOFA）高于基线水平 SOFA≥2 分（见表 1-3）。脓毒症每年发病率高达 437/10 万，并且还在持续上升。全球每年有超过 1 800 万例严重脓毒症患者，美国每年有 75 万例脓毒症患者，并且这一数字还以每年 1.5%～8.0%的速度上升。脓毒症的病情凶险，病死率高。全球每年约 14 000 人死于该病的并发症，美国每年约有 21.5 万人死亡。国外流行病学调查显示，脓毒症的住院率已经超过心肌梗死和脑卒中。近年来，尽管抗感染治疗和器官功能支持技术取得了长足进步，脓毒症患者住院期间病死率仍高达 25%～30%。如何早期识别、及时诊断、有效防治脓毒症的形成和发展，是提高急危重症救治成功率的关键所在。

表 1-3　SOFA 评分标准

系统	检测项目	0	1	2	3	4	得分
呼吸	PaO_2/FiO_2(kPa)	>53.33	40~53.33	26.67~40	13.33~26.67	<13.33	
	呼吸支持(是/否)				是	是	
凝血	血小板($\times10^9$/L)	>150	101~150	51~100	21~50	<21	
肝	胆红素(μmol/L)	<20	20~32	33~101	102~204	>204	
血液循环	平均动脉压(mmHg)	≥70	<70				
	多巴胺剂量[μg/(kg·min)]			≤5	>5	>15	
	肾上腺素剂量[μg/(kg·min)]				≤0.1	>0.1	
	去甲肾腺剂量[μg/(kg·min)]				≤0.1	>0.1	
	多巴酚丁胺(是/否)			是			
神经	GCS 评分	15	13~14	10~12	6~9	<6	
肾脏	肌酐(μmol/L)	<110	110~170	171~299	300~440	>440	
	24 h 尿量(mL)				201~500	<200	

注　GCS:格拉斯哥昏迷量表(Glasgow coma scale)。

脓毒症可以由任何部位的感染引起,其病原微生物包括细菌、真菌、病毒及寄生虫等。临床上感染部位以呼吸道、胃肠道及腹腔、泌尿系感染为主,感染病原菌最常见为革兰氏阴性菌。但并非所有脓毒症患者有引起感染的病原微生物的阳性血培养结果,由于受时间、次数及血量、抗生素使用的影响,脓毒症患者可获得阳性血培养的结果较少。

外周血 C 反应蛋白(C reactive protein,CRP)水平和血白细胞水平对脓毒症的诊断有一定的指导意义,但在反映严重程度上灵敏度和特异度均较低。而血小板压积(plateletcrit,PCT)是细菌感染导致全身炎症反应的检测指标之一。PCT 水平升高提示感染进一步加重,而 PCT 水平下降或正常提示治疗成功或严重感染中止。监测 PCT 可更好地评估脓毒症的严重程度及病情进展,可预测疾病的相关风险。可见,PCT 是一种反映脓毒症严重程度、进展及预后的标志物。PCT 比 CRP 应答更快,更具有特异性。此外,内毒素的监测,联合 APACHE-Ⅱ或 SOFA 评分系统对脓毒症严重程度及预后的评估更加可靠。

2. 重症肺炎

重症肺炎(pneumonia)是一种严重甚至具有致死性的重症感染性疾病。其感染起源于肺部,可快速进展并出现呼吸衰竭。该病多为快速进展性疾病。临床上,重症肺炎及其并发的全身炎症反应综合征、多器官功能衰竭(multiple organ failure,MOF)等严重威胁患者的生命,病死率为 30%~50%。

重症肺炎目前还没有普遍认同的诊断标准,如果肺炎患者需要通气支持(急性呼吸衰竭、气体交换严重障碍伴高碳酸血症或持续低氧血症)、循环支持(血流动力学障碍、外周低灌注),以及加强监护和治疗(肺炎引起的脓毒症或基础疾病所致的其他器官功能障碍),可认为是重症肺炎。

美国感染疾病学会/美国胸科学会(IDSA/ATS)于 2007 年发表了《成人社区获得性肺

炎(community acquired pneumonia，CAP)处理的共识指南》，指出诊断重症肺炎的主要标准：①需要有创机械通气；②感染性休克需要血管收缩剂治疗。次要标准：①呼吸频率≥30次/分；②氧合指数(PaO_2/FiO_2)≤250；③多肺叶浸润；④意识障碍/定向障碍；⑤氮质血症(BUN≥20 mg/dL)；⑥白细胞计数减少(<$4.0×10^9$/L)；⑦血小板计数减少(<$10.0×10^9$/L)；⑧低体温(<36℃)；⑨低血压，需要强力的液体复苏。符合上述1项主要标准或3项以上次要标准者可诊断为重症肺炎，考虑收入重症监护治疗病房(intensive care unit，ICU)治疗。有关CAP的鉴别诊断如表1-4所示。

表1-4 社区获得性肺炎(CAP)的鉴别诊断

肺炎类型	病程	症状	检查	其他
细菌性	突发性，甚至出现脓毒性休克	无上呼吸道症状，或先有上呼吸道症状后快速恶化	白细胞计数异常，胸片有片状或肺叶分布渗出性病变，PCT>0.25 ng/mL	
非典型(衣原体等)	无典型肺炎特征	咳嗽超过5天且没有急性恶化、痰液不多	白细胞计数正常或轻微上升，PCT<0.1 ng/mL	家庭群发史
非细菌性(病毒性)	无细菌性肺炎特征	上呼吸道症状	胸片块状浸润，白细胞计数正常或轻微上升，PCT<0.1 ng/mL	有接触史
流感病毒	无典型肺炎特征	类流感症状	流感病毒检测阳性	流感流行期

3. 细菌性脑膜炎

急性细菌性脑膜炎(bacterial meningitis)是细菌性脑膜炎中严重威胁人类生命健康的类型。有报道称，在美国细菌性脑膜炎每年的发病率为2/10万～3/10万，每年约有2 000人死于细菌性脑膜炎；而在发展中国家本病的发生率和病死率更高，我国至今尚无可靠的统计学资料。细菌性脑膜炎患者的病死率高达25%～33%，其中30%～50%有永久性后遗症。最近一项针对成人并发症的调查显示，75%的肺炎链球菌(streptococcal pneumoniae pneumonia，Sp)所致成人细菌性脑膜炎都存在颅内并发症，这是导致死亡的直接原因。

院外获得性细菌性脑膜炎中80%以上由流感嗜血杆菌b型(haemophilus influenza b，Hib)、脑膜炎奈瑟球菌(Neisseria，Nm)、肺炎链球菌所致，院内获得性细菌性脑膜炎多由革兰氏阴性杆菌和葡萄球菌引起。年龄因素对致病种类有明显影响。在成人细菌性脑膜炎中，Sp占第一位。此外，Nm和金黄色葡萄球菌也是较常见的病原菌。产单核细胞李斯特菌是绝大多数国家成人细菌性脑膜炎的主要致病菌之一，尤其常见于免疫功能低下的患者。

4. 病毒性脑膜炎

病毒性脑膜炎(viral meningitis)是最常见的脑膜炎类型，可影响所有年龄段人群。常见的感染病毒包括肠道病毒、单纯疱疹病毒(herpes simplex virus，HSV)2、水痘-带状疱疹病毒(varicella-zoster virus，VZV)等。肠道病毒感染引起的脑膜炎症状常轻微且不需要住院，HSV-2及VZV引起的脑膜炎常引起黏膜与皮肤表面感染，通过逆行感染，潜伏在感觉神经节中，并定期顺行传播至神经末梢和黏膜、皮肤的表面。在已发表的文章中也有腮腺炎病毒、麻疹病毒、人类免疫缺陷病毒及虫媒病毒在内的多种病毒引起的感染。

病毒性脑膜炎的经典三联征包括突发的发热(发生在感染后数小时至 2 天)、颈部强直和精神状态改变。其他症状包括恶心、呕吐以及对光线敏感等症状,肠道病毒性脑膜炎还可能伴有的症状包括局灶性囊泡、疱疹性咽峡炎以及广泛性斑丘疹和皮疹。癫痫或精神状态的突然恶化提示可能进展为脑膜脑炎。背部、臀部、会阴部或下肢疼痛,尿潴留、便秘、感觉异常、肢体无力常是 HSV-2 脑膜炎的并发症。在腮腺炎性脑膜炎中,50% 的患者可见唾腺肿胀。大多数病毒性脑膜炎的症状持续 7～10 d,免疫系统正常的患者通常可完全恢复。

病毒性脑膜炎与其他脑膜炎常需在最短的时间内做出鉴别诊断,通过腰椎穿刺脑脊液分析即可明确诊断。相关分析指标包括白细胞计数和分类,蛋白质和葡萄糖水平,革兰氏染色及病毒、细菌培养情况(见表 1-5)。

表 1-5 腰椎穿刺脑脊液检查结果

检测项目	正常	病毒性脑膜炎	细菌性脑膜炎
开放颅压(mmH$_2$O)	<180	<180	>180
蛋白质(mg/dL)	<40	正常,或<100	>100
葡萄糖(nmol/L)	≥2.5	≥2.5	<2.2
脑脊液葡萄糖/血清葡萄糖	≥0.6	≥0.6	<0.4
白细胞(个/mm³)	≤5	<1 000	>1 000
白细胞分类	70%淋巴细胞,30%单核细胞	单核白细胞	主要为多形核白细胞
革兰氏染色(%)	—	—	75～90
培养阳性率(%)	—	—	>70
聚合酶链反应	—	肠道病毒、单纯疱疹病毒、水痘-带状疱疹病毒、EB病毒	检测脑膜炎球菌、肺炎链球菌、流感嗜血杆菌

注 "—"表示无。

5. 肾综合征出血热

汉坦病毒(hantavirus, HTV)导致的临床综合征也称为流行性出血热、出血性肾病肾炎、Songo 热、朝鲜出血热和流行性肾病,目前这些疾病被世界卫生组织统称为肾综合征出血热(hemorrhagic fever with renal syndrome)。重度肾综合征出血热患者在采用先进的支持治疗后病死率已从 20 世纪 60 年代的 10%～15%降至目前的 5%以下。

汉坦病毒是一种属于布尼亚病毒科的包膜病毒属,人可通过吸入含病毒的气溶胶颗粒,或接触被感染啮齿动物的尿液、分泌物或粪便而感染汉坦病毒。人群对汉坦病毒普遍易感,隐性感染率较低,一般青壮年发病率高,病后有持久免疫力。鼠类是汉坦病毒的传播源,罕见人与人之间的传播。该病患者多居住在仓库旁边,有鼠类活动。

肾综合征出血热的潜伏期一般为 2~3 周,典型的临床经过分为五期:发热期、低血压休克期、少尿期、多尿期及恢复期。①发热期:主要表现为感染性病毒血症和全身毛细血管损害引起的症状。起病急,有发热、三痛(头痛、腰痛、眼眶痛)、皮肤黏膜三红(脸、颈和上胸部发红)、眼结膜充血,重者似酒醉貌,有恶心呕吐、胸闷、腹痛腹泻、全身关节痛等症状,口腔黏膜、胸背、腋下出现大小不等的出血点或瘀斑。②低血压休克期:多在发热的第 4~6 天,热退病重,感染的中毒症状及出血症状加重,主要表现为失血浆性低血容量休克及出血。③少尿期:24 h 尿量少于 400 mL。少尿期与低血压期常无明显界限。在此期,患者的胃肠道症状、出血症状及精神症状明显。④多尿期:由于肾脏组织损害逐渐修复,但由于肾小管回吸收功能尚未完全恢复,以致尿量显著增多,极易造成脱水及电解质紊乱。但随着尿量的增加,病情逐步好转。⑤恢复期:随着肾功能的逐渐恢复,尿量减至 3 000 mL 以下时,即进入恢复期。

在辅助检查中,早期白细胞计数正常或偏低,3~4 d 后即明显增高,大多为 $(15\sim30)\times10^9/L$,杆状核细胞增多,存在类似白血病反应;异型淋巴细胞占比(LY%)一般在 $10\%\sim20\%$,血小板数量明显减少。在尿常规指标中,尿蛋白浓度显著升高是本病的重要特点,也是肾损害的最早期表现。尿中还可见红细胞、管型或膜状物。在低血压休克期,尿素氮及肌酐浓度轻、中度增高;少尿期至多尿期达高峰,以后逐渐下降,升高程度及幅度与病情成正比。血清 K^+ 浓度在发热期可降低,少尿期上升,可为高血钾,多尿期又降低。血液中 Na^+ 和 Cl^- 浓度在全病程均降低,以休克和少尿期最显著。由于凝血因子大量消耗,血小板数量卜降,凝血酶原和活化部分凝血活酶时间(APTT)延长,纤维蛋白原(FIB)降低;继发性纤维蛋白溶解亢进,表现为纤维蛋白降解物增加。早期用免疫荧光试验、酶联免疫吸附试验(enzyme-linked immunoadsordent assay,ELISA)、胶体金法在血清、尿沉渣细胞可查汉坦病毒抗原。检测血清特异性抗体 IgM 1:20 以上和 IgG 抗体 1:40 为阳性,恢复期血清特异性 IgG 抗体比急性期有 4 倍以上增高者也可做出诊断。反转录聚合酶链反应(reverse transcription,PCR,RT - PCR)法检测血清中病毒 RNA,可用于早期诊断。

本病一般依据临床特点和实验室检查,结合流行病学资料,在排除其他疾病的基础上进行综合诊断,对典型病例的诊断并不困难。

本病的治疗原则是"三早一就"(早发现、早休息、早治疗和就地隔离治疗),需要按乙类传染病上报,密切观察患者的生命体征,针对五期临床情况进行相应对症支持治疗。

6. 甲状腺危象

甲状腺危象(thyroid crisis)又称甲亢危象,是所有甲状腺功能亢进症(简称:甲亢)症状的急骤加重和恶化,多发生于较重甲亢未予治疗和治疗不充分的患者,可危及患者生命。甲状腺危象可发生于任何年龄,女性多于男性,老年人较多见;目前尚无确切发病率的数据,估计占住院甲亢患者的 $1\%\sim2\%$;病死率较高,占住院甲状腺危象患者的 $10\%\sim75\%$。常见诱因有感染、手术、创伤、应激、^{131}I 治疗、不适当停用抗甲状腺药物等。除了甲状腺手术外,一些非甲状腺手术,如拔牙等也可诱发甲状腺危象;也见于妊娠、分娩及前置胎盘等情况。严重甲亢合并其他疾病有时与甲状腺危象很难截然区分,如不能明确区分时也应按甲状腺危象处理。

甲状腺危象的发生是由于大量甲状腺激素释放入血,增多的甲状腺激素可增强儿茶酚胺的作用。甲状腺危象前期时患者原有的症状加剧,伴中等发热、体重锐减、恶心呕吐。甲状腺危象期以高热或超高热为特征,体温可达 40 ℃ 或更高,同时伴显著心动过速,心率常在

160次/分以上,患者常见皮肤潮红、大汗淋漓、腹痛腹泻、颤抖、极度烦躁不安,甚至可出现精神症状、谵妄、昏迷。此外,患者还可合并严重电解质紊乱、肝肾功能异常。患者多死于高热虚脱、心力衰竭、肺水肿、水电解质代谢紊乱。少部分中老年患者表现为淡漠型甲状腺危象,表现为神志淡漠、嗜睡、虚弱无力、反射降低、体温低、心率慢、脉压差小,最后陷入昏迷而死亡(见表1-6)。

表1-6　甲状腺危象前期与危象期的临床表现

指　标	危象前期	危象期
体温	<39℃	>39℃
心率	120~159次/分	>160次/分
出汗	多汗	大汗淋漓
神志	烦躁嗜睡	躁动谵妄、昏睡昏迷
消化道症状	食欲减少恶心	呕吐
大便	次数增多	腹泻

7. 热射病

热射病(heat stroke, HS)即重症中暑,是热损伤相关疾病中最严重的综合征之一。热射病是由于暴露在高温、高湿环境中导致机体核心温度迅速升高,超过40℃,伴有皮肤灼伤、意识障碍(如谵妄、惊厥、昏迷)等多器官功能障碍的严重急性热致疾病,是中暑中最严重的类型。

热射病分为两种:经典型热射病即非劳力性热射病(class heat stroke, CHS)和劳力性热射病(exertional heat stroke, EHS)。经典型热射病多见于体温调节能力不足者(如年老体弱者、儿童)、伴有基础疾病者(如精神障碍、脑出血后遗症等)及长时间处于高温环境者(如环卫工人、交警、封闭车厢中的儿童)等。劳力性热射病常见于夏季剧烈运动的健康青年人,主要由于在高温、高湿环境中高强度体力运动而引起热射病,伴有意识障碍、横纹肌溶解、弥漫性血管内凝血(disseminated intravascular coagulation, DIC)、急性肝肾损伤等多器官多系统损伤的极为严重的临床综合征。劳力性热射病是一种最严重的中暑,特点为发病急、病情进展快,如不得到及时、有效的救治,病死率高达50%以上。

热射病的典型临床症状表现为高热、无汗、昏迷。根据其发病原因,临床表现可有变化。调查显示,25%的患者出现热射病典型症状时伴有心律不齐。劳力性热射病多见于健康年轻人,有高温、高湿环境下进行高强度体力活动的病史,一般表现为发热、头痛、头晕、反应迟钝,或忽然昏倒、神志不清,伴有恶心呕吐、呼吸急促等,继而体温上升至40℃以上,出现谵妄、嗜睡和昏迷,皮肤干热,面色潮红或苍白,开始时大汗、冷汗,继而无汗,有心动过速、休克等表现。同时可有中枢神经系统受损、凝血功能障碍、肝肾功能损害、呼吸功能不全、急性胃肠功能损害、心血管功能不全等一系列表现。劳力性热射病在热射病基础上可伴有严重的横纹肌溶解,故急性肾衰竭、急性肝衰竭、DIC出现较早,病情恶化快,病死率高。经典型热射病多见于年老、体弱和有慢性疾病的患者,一般为逐渐起病,前驱症状不明显,多为发病

1～2 d后症状加重,出现神志不清、谵妄、昏迷等,体温可达40～42℃,可有心力衰竭、肾衰竭等表现(见表1-7)。

表1-7 劳力性热射病与经典型热射病比较

劳力性热射病	经典型热射病
健康	致病因素/药物
青年	老年
体力运动	休息或非体力运动
散发	与气温升高有关
发汗	无汗
低血糖	血糖正常
DIC	轻微的凝血异常
横纹肌溶解	轻微的CK升高
急性肾衰竭	少尿
明显酸中毒	轻微酸中毒
高血钙	正常血钙

注 CK:肌酸激酶(creatine kinase)。

劳力性热射病的易感因素包括:肥胖,近期上呼吸道感染或发热,酒精摄入,可能导致脱水的疾病(腹泻、呕吐),缺乏睡眠、水或食物,皮肤病(无汗症、银屑病、栗疹),机体产热增加(甲亢),水土不服,缺乏锻炼,药物(抗胆碱能药、利尿剂、精神类药物、抗组胺药、感冒药、抗帕金森药物、β-受体阻滞剂、安非他命、迷幻药等),既往有热射病史,年龄,防护衣物等。诊断标准:有病史信息中任意一条加上临床表现中的任意一条,且不能用其他原因解释时。病史信息:①暴露于高温、高湿环境;②高强度运动。临床表现:①中枢神经系统功能障碍表现(如昏迷、抽搐、谵妄、行为异常等);②核心温度超过40℃;③肝脏、肾脏、横纹肌、胃肠等多器官(≥2个)功能损伤表现;④严重凝血功能障碍或弥散性血管内凝血。

热射病患者血液报告中,常可因血液浓缩出现血红蛋白水平升高、红细胞压积增加;白细胞、中性粒细胞占比增高的程度与中暑的严重程度有关,合并感染者明显升高,可伴有CRP、降钙素原、IL-6升高。血液生化指标中,电解质表现为高钾、低钠、低氯、低钙、高磷,肝肾功能出现不同程度的升高。由于可能出现横纹肌溶解,肌酸激酶(creatine kinase,CK)与肌红蛋白常可显著升高,CK>5 000 U/L表明肌肉损伤严重,CK>16 000 U/L提示与急性肾衰竭有关。凝血功能障碍可在发病第一天即出现,表现为血小板<100×10⁹/L,D-二聚体升高,凝血酶原时间延长3 s以上,部分活化凝血活酶时间延长10 s以上。

▶ 诊疗流程

发热患者的诊疗流程如图1-1所示。

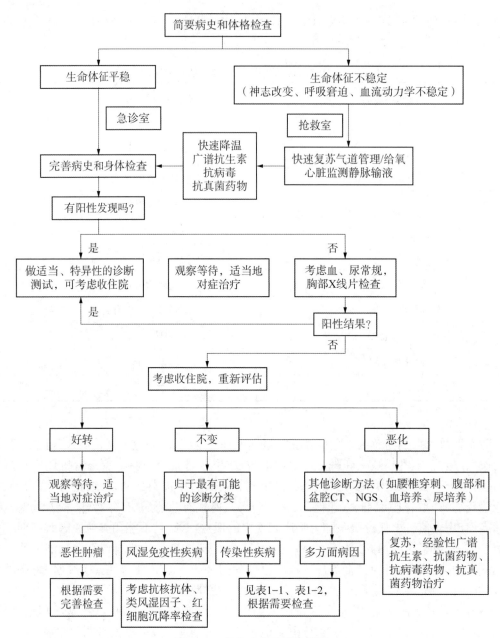

图 1-1 发热患者的诊治流程

注 NGS：下一代测序技术(next generation sequencing)，又称高通量测序技术。

▶ 诊治误区

1. 忽视热度、热程和热型

大部分发热疾病在热度上没有严格的限制。同一疾病，不同患者、不同病情、不同并发症可有不同的热度。所以热度不能作为鉴别诊断的重要指标，也不是衡量病情轻重的重要指标。短程热：发热时间<1个月，多见于感染性疾病；中程热：发热时间持续1～3个月，仍

以感染性疾病多见；长程热：发热时间＞3 个月，感染性发热中以肺结核及肺外结核多见，还有恶性肿瘤及血系统肿瘤。热型：只有未经治疗的典型病例才有典型热型。常见热型中，稽留热多见于肺炎球菌肺炎、斑疹伤寒的极期等，体温≥39 ℃达数天，波动范围不超过 1 ℃。弛张热体温≥39 ℃，波动幅度大，24 h 体温差≥2 ℃，见于败血症、脓毒血症。由于普遍应用抗生素，不合理地使用解热药和肾上腺糖皮质激素，使一些疾病的热型变为不典型，导致内科临床诊断难度增加。

2. 忽视伴随症状

发热的程度有高有低，伴随症状有轻有重，全面了解、客观分析发热患者的热型，对疾病的诊断和鉴别诊断至关重要。不同个体对发热的耐受性差别较大，与患者的年龄、身体状态以及基础疾病有关。发热伴有心脏杂音应注意感染性心内膜炎；发热伴面部蝶形红斑应考虑红斑狼疮；发热伴有全身淋巴结肿大要考虑淋巴瘤、急性淋巴细胞白血病；发热伴肝脾肿大患者应考虑血液病和某些感染性疾病。某些疾病可能以发热为唯一临床表现。

3. 依赖实验室和影像学检查而忽视病史和体格检查

病史的采集对发热的诊断至关重要，病史应详尽、全面，任何细微表现都不能认为与发热的诊断无关。发热多为常见疾病的非典型临床表现。感染性疾病引起的发热常伴有寒战和盗汗，以及体重减轻；风湿性疾病患者常表现为关节、肌肉疼痛；肿瘤患者常伴有乏力、体重减轻，早期可表现为食欲缺乏。既往史对诊断的意义不可忽视，如既往疾病史、手术史等。侵入性手术、口腔创伤史对感染性心内膜炎的诊断有重要意义。既往结核病史、应用激素或免疫抑制剂是诊断结核的线索。既往用药史、过敏史对于药物热、变态反应诊断有意义。全面、细致、反复进行体格检查是诊断发热病因过程中的重要部分。有报道，在异常体征中有60％具有提示诊断价值，其中有一半体征是在再次体检时发现的。大部分发热待查病例具有异常体征，有的异常体征比较容易发现，而有的异常体征则需要通过细致的体格检查才能发现。对发现异常体征的，应该辩证分析。有的可能与此次发热有关；而有的可能与此次发热无关，是既往疾病遗留或现有伴发疾病的异常体征。对发热待查病例每周至少应进行1～2 次全面的体格检查。

4. 滥用糖皮质激素

糖皮质激素具有抗炎、抗毒、抗休克以及免疫抑制的作用，因而对包括感染、结缔组织血管性疾病、肿瘤在内的大多数病因引起的不明原因发热都具有良好的退热作用。滥用糖皮质激素可以改变原有疾病的热型，掩盖病情，使诊断变得困难。长期应用糖皮质激素还将加重原有的感染性疾病或诱发二重感染（特别是真菌感染），使病情加重和复杂化。

5. 滥用抗菌药物

滥用抗菌药物将使细菌培养等病原学检查的阳性率大为下降，造成诊断困难。长期使用多种抗生素或不恰当使用抗生素可以导致药物热、二重感染（尤其是真菌感染）等，增加确诊的难度，增加后续处理的难度。

6. 不恰当使用非甾体抗炎药

不恰当使用该类药物会导致一些不良结果，如掩盖病情（体温正常化）、延误诊断；或使体温骤然下降伴大量出汗，可导致虚脱、电解质紊乱或休克，老年人和体弱者尤应注意。同时，此类药物还有很多不良反应，如造血功能障碍、皮疹、消化道出血、胃肠道反应等。

—病例解析—

　　该案例中患者有糖尿病病史,肝区叩击痛阳性,入院后进一步完善血气、血糖、血常规、PCT、肝肾功能指标、电解质、血培养检查。血常规检查:pH 值 7.35,乳酸(Lac) 2.8 mmol/L,白细胞计数 21×10^9/L,红细胞压积为 52%,血小板计数 120×10^6/L,PCT 35 ng/mL,肌酐 202 μmol/L,胆红素 29 μmol/L,血糖 21 mmol/L,天冬氨酸转氨酶(aspartate aminotransferase,AST)305 U/L,丙氨酸转氨酶(alanine aminotransferase,ALT)423 U/L。腹部 CT 检查提示肝区低密度灶,密度不均,约 4 cm。入院诊断为脓毒症,SOFA 5 分。肝脓肿可能由糖尿病引起,在治疗上经验性予以广谱抗生素的美罗培南抗感染、大量补液扩容、降糖、保肝等对症支持治疗,监测尿量、血糖、肾功能、电解质水平。进一步行 B 超检查,提示肝脓肿;因液化不全,未穿刺引流。患者入院后第 3 天热退,血培养双瓶报告阳性,提示大肠埃希菌感染。根据药敏结果调整抗生素,用哌拉西林他唑巴坦抗感染,1 周后复查血培养呈阴性,体温持续正常,感染指标恢复正常。患者出院后门诊继续使用抗生素 3 周后复查腹部 CT 或 B 超。

(高月,王海嵘)

参考文献

[1] Evans L, Rhodes A, Alhazzani W. Surviving sepsis campaign: international guidelines for management of sepsis and septic shock 2021 [J]. Intensive Care Med, 2021,47(11):1181 - 1247.

[2] Fleischmann-Struzek C, Mellhammar L, Rose N. Incidence and mortality of hospital- and ICU-treated sepsis: results from an updated and expanded systematic review and meta-analysis [J]. Intensive Care Med. 2020,46(8):1552 - 1562.

[3] Jacob S T, Crozier I, Fischer W A. Ebola virus disease [J]. Nat Rev Dis Primers, 2020,6(1):13.

[4] Kastenbauer S, Pfister H W. Pneumococcal meningitis in adults: spectrum of complications and prognostic factors in a series of 87 cases [J]. Brain, 2003,126(Pt 5):1015 - 1025.

[5] Limper M, Eeftinck Schattenkerk D, de Kruif M D, et al. One-year epidemiology of fever at the emergency department [J]. Neth J Med, 2011,69(3):124 - 128.

[6] Lopez J V, Rojo J M, Rodriguez O M, et al. Fever in emergency department: screening for severe disease] [J]. Rev Clin Esp, 2008,208(3):130 - 134.

[7] Nawar E W, Niska R W, Xu J. National hospital ambulatory medical care survey: 2005 emergency department summary [J]. Adv Data, 2007,(386):1 - 32.

[8] Schuchat A, Robinson K, Wenger J D, et al. Bacterial meningitis in the United States in 1995. Active Surveillance Team [J]. N Engl J Med, 1997,337(14):970 - 976.

[9] Sejvar J J. Clinical manifestations and outcomes of West Nile virus infection [J]. Viruses, 2014,6(2): 606 - 623.

[10] Shimoni Z, Niven M, Kama N, et al. Increased complaints of fever in the emergency room can identify influenza epidemics [J]. Eur J Intern Med, 2008,19(7):494 - 498.

[11] Swanson P A 2nd, McGavern D B. Viral diseases of the central nervous system [J]. Curr Opin Virol, 2015,11:44 - 54.

[12] Wacker C, Prkno A, Brunkhorst F M, et al. Procalcitonin as a diagnostic marker for sepsis: a systematic review and meta-analysis [J]. Lancet Infect Dis, 2013,13(5):426-435.

[13] Wunderink R G, Waterer GW. Community-acquired pneumonia [J]. N Engl J Med, 2014, 370 (19):1863.

[14] 全军热射病防治专家组,热射病急诊诊断与治疗专家共识组. 热射病急诊诊断与治疗专家共识(2021版)[J]. 中华急诊医学杂志,2021,30(11):1290-1299.

[15] 中华医学会急诊医学分会,中国医药教育协会急诊专业委员会,中国医师协会急诊医师分会,等. 甲状腺危象急诊诊治专家共识[J]. 中华急诊医学杂志,2021,30(6):663-670.

[16] 中华医学会急诊医学分会. 细菌性肝脓肿诊治急诊专家共识[J]. 中华急诊医学杂志,2022,31(3):273-280.

第二章 急性头痛

—病例导入—

病例A 患者,男性,60岁,因"突发头痛2h"至急诊科就诊。患者于2h前因搬重物时突然出现颞顶部持续性疼痛,疼痛较剧烈,伴出汗、恶心,无呕吐,休息后不缓解,无头晕、耳鸣及视物旋转,无胸痛、胸闷、气促症状,无黑矇及肢体活动障碍。查血压140/90 mmHg,头颅CT、磁共振成像(magnetic resonance imaging, MRI)未见明显异常。患者既往有"高血压病"病史10年,不规律口服降压药,血压控制一般。

患者因搬重物时突发剧烈头痛,急性起病,经休息后不缓解。查体:口角无歪斜,伸舌居中,颈软,无抵抗。两肺呼吸音清晰,心音低钝,心率89次/分,心律齐,各瓣膜听诊区未闻及杂音。

病例B 患者,男性,67岁,因"突发剧烈头痛1h"由救护车送至急诊。患者1h前于正常活动中突然出现头痛,呈撕裂样,位于前额部,自觉向全脑部放射,症状半小时左右达高峰,伴有恶心呕吐,呕吐为非喷射性。无明显言语及肢体活动不利,无抽搐,无意识障碍,无大小便失禁,查血压130/90 mmHg,头颅CT未见明显异常。患者既往无高血压、糖尿病病史,无偏头痛病史。

请问:

以上两例患者的症状大致相同,病因以及处理原则是否也大致相同呢?

▶ 病因学特征

头痛(headache)是临床常见症状,通常局限于头颅上半部,包括眉弓、耳轮上缘和枕外隆突连线以上部位的疼痛统称为头痛。

头痛通常分为以下三类。①原发性头痛:每一种原发性头痛都可视为一种独立的疾病,其分型及诊断标准如表2-1所示。②继发性头痛:由各种其他原因引起的头痛,一般只是某种疾病的一种症状。③颅神经痛、中枢和原发性颜面痛及其他头痛。急诊患者的绝大部分头痛为原发性头痛,急诊医学训练集中在鉴别和处理继发性头痛,如蛛网膜下腔出血、细菌性脑膜炎等致死性头痛的病因和治疗方面。目前已经出版的指南,对原发性头痛诊治出现误诊有增加的趋势,缺少一贯、有效的治疗方式。由此,运用循证医学的思路诊断、处理、治疗这些患者显得尤为重要。

表 2-1 原发性头痛的诊断标准

分类	诊 断 标 准
紧张型头痛	1. 至少发作 10 次头痛,持续 30 min~7 d 2. 至少符合以下 2 项: ● 压迫性或紧箍样(非搏动性)疼痛 ● 轻度或中度疼痛 ● 双侧疼痛 ● 日常活动疼痛不会加重(走路、上楼或是其他强度类似的活动) 3. 满足以下 2 项 ● 没有恶心或呕吐 ● 无畏光或畏声,或者不超过 1 项
无先兆偏头痛	1. 发作次数≥5 次,持续 4~72 h(未经治疗或未成功治疗),至少满足以下 4 项中的 2 项: ● 单侧疼痛 ● 搏动性疼痛 ● 中度或重度疼痛(抑制日常活动) ● 日常体育活动可以加重疼痛(走路、上楼) 2. 在头痛期间出现以下 2 项中至少 1 项 ● 畏光畏声 ● 恶心和(或)呕吐
丛集型头痛	1. 重/极重度,单侧眼眶、眶上和(或)颞部疼痛持续 15 min~3 h(若不治疗),在头痛期间至少满足以下 1 项: ● 结膜充血 ● 流泪 ● 鼻塞、鼻充血 ● 流涕 ● 前额和面部出汗 ● 瞳孔缩小 ● 上睑下垂 ● 眼睑水肿 2. 发作频率:隔日,每日 1~8 次
其他原发性头痛	1. 原发性劳力性头痛 2. 睡眠头痛 3. 原发性霹雳样头痛 4. 与性行为相关的原发性头痛

▶ 流行病学特征

　　头痛的发生率非常高。据估计,全世界大概有一半的成人存在头痛。世界上每天有15.8%的人正在经历头痛,然而大部分头痛患者并不会到急诊室寻求帮助。目前,头痛是急诊的第 5 位最常见主诉。在美国,大约 2%的急诊患者以头痛为主诉,人均花费大约为 1 800美元,即每年在医疗保险中头痛的花费达数十亿美元。在欧洲,紧张性头痛和偏头痛的治疗总费用超过 240 亿欧元。在中国 18~65 岁人群中,原发性头痛发病率为 23.8%,主要为紧张性头痛(10.77%)和偏头痛;城市患者治疗头痛每人每年花费约为 1 098.08 元人民币,平均每月 91.5 元。上海市儿童及青少年慢性头痛的患病率为 7.8%,12 岁前男性患病率高于女性,12 岁后女性患病率超过男性。

▶ 病理生理学特征

掌握头痛的基本病理生理,对于临床治疗和用药至关重要。头痛的发病机制大致可分为:①硬脑膜和脑血管疼痛感受器受刺激;②中枢疼痛通路调节失调;③颅神经、颈神经、肌肉、关节或者筋膜被牵拉或压迫。大多数头痛由某些物理因素或化学因素刺激头颅的痛觉敏感结构所致。这些痛觉敏感结构包括颅外、颅内以及颅骨本身的结构。颅外结构:包括头皮、皮下组织、肌肉、颅骨的骨膜和动脉。颅内结构:包括血管(脑底基底动脉环及近端主要分支、脑膜内的动脉、大静脉窦及其静脉分支)、硬脑膜(尤其颅底部)、脑神经(主要是三叉、舌咽、迷走)和第 1~3 颈神经,眼、外耳及中耳、鼻腔及鼻旁窦内的黏膜及牙齿对痛觉敏感。颅骨本身结构:大部分脑膜、脑实质以及脑室中的室管膜和脉络丛对痛觉均不敏感。因此,痛感并非直接来自脑实质,因为脑实质没有痛觉感受器。当然这些痛觉感受来源于颅骨血管,受中枢神经系统支配。

目前的假说:皮质抑制-原因不明的去极波-刺激脑血管神经元,从而激活包括三叉神经节在内的多个神经节;激活作用是通过神经肽包括 P 物质、降钙素基因相关肽(calcitonin-generelated peptide,CGRP)实现的,从而促进神经性炎症反应,导致与头痛有关的痛觉产生。这就是所谓的头痛神经血管理论,改变了原先的血管收缩-舒张理论,并成为头痛的病因。原来的血管收缩-舒张理论认为,血管收缩导致短暂缺氧,随后血管舒张导致头痛。现在则认为,血管舒张继发于皮质抑制和神经肽释放之后。目前的文献认为,神经肽释放和后来的神经源性炎症都是头痛的主要原因,特别是偏头痛。

尽管有很多很好的关于偏头痛的研究,神经血管理论仍然被认为是许多头痛共同的疼痛传导通路。药物治疗原发性头痛,主要是通过调控神经源性炎症过程实现的。非甾体抗炎药(nonsteroidal anti-inflammatory agent,NSAID)具有直接抗炎的作用。曲普坦类、麦角碱类以及 5-羟色胺受体激动剂似乎都是通过调节包括 CGRP 在内的神经递质,以减少神经信号和炎症反应。神经松弛剂包括甲氧氯普胺和普鲁氯嗪,对神经受体具有强烈的抗胆碱能、抗多巴胺能和抗组胺效应。NSAID、曲普坦类药物和神经松弛剂都可减少急性炎症反应,缓解慢性偏头痛主要是通过抑制神经传导的敏化作用和抑制慢性炎症状态实现的。三环抗忧郁药和 β-受体阻滞剂等药物都被认为能减少急性头痛多重发作引起的神经过度兴奋。

▶ 诊断及鉴别诊断

1. 危险征象

急诊科医生优先处理的并不是诊断原发性头痛,而是排除或者治疗各种直接或间接威胁患者生命的原因引起的头痛。一些严重基础疾病可导致急性或亚急性头痛,通过 SNNOOP10 一词可以记住相关危险征象(警示特征)。

- 全身性(systemic)症状,除发热外,还包括如下症状(或因素):
- 肿瘤(neoplasm)史
- 神经(neurologic)功能障碍(包括意识下降)
- 突然发作(onset)的头痛
- 发病年龄较大(older,年龄>50岁)
- 头痛模式(pattern)改变或近期新发头痛
- 体位性(positional)头痛
- 打喷嚏、咳嗽或运动诱发(precipitated)头痛
- 视盘水肿(papilledema)引起的头痛
- 进行性(progressive)头痛和不典型表现
- 妊娠(pregnancy)或产褥期头痛
- 眼痛(painful)伴自主神经症状
- 创伤后(post-traumatic)头痛发作
- 免疫系统病变(pathology),如人类免疫缺陷病毒(human immunodeficiency virus,HIV)感染等
- 镇痛药(painkiller)过度使用(如药物过度使用性头痛)

表2-2所示为引起头痛重要的继发原因。

表2-2 引起头痛重要的继发原因

原 因	标志性发现
蛛网膜下腔出血	霹雳样头痛(突发、重度)
脑膜炎	发烧、颈项强直、免疫抑制
颞动脉炎	间歇性咀嚼停顿、视觉改变、风湿性多肌痛
一氧化碳中毒	起伏性头痛、成群发病
急性青光眼	单侧视力改变、眼痛、眼红
颈动脉夹层	颈痛、创伤、脑卒中症状、霍纳综合征
静脉窦血栓	妊娠、产后、高凝、曾服用口服避孕药
脑内肿瘤	慢性进行性头痛、视盘水肿、恶性肿瘤病史
小脑梗死	共济失调、测距不准、眩晕、呕吐
特发性颅压高	视盘水肿、平躺后加重、肥胖
垂体卒中	低血压、低血糖、低钠血症、视野缺损、垂体肿瘤病史
先兆子痫	高血压、蛋白尿、水肿、妊娠
硬脑膜下血肿	创伤、凝血病
脑内出血	高血压、脑动脉瘤、动静脉血管畸形

2. 急诊评估

评估患者的基础在于排除继发危险因素,病史和查体是重中之重,是后续任何检查以及

影像学检查的基础。

　　1) 病史　病史的询问有一个详细的清单,对重要体征给出一个严重病因的提示(见表2-3)。此外,检查者还必须引出发作、部位以及头痛的性质,当然也包括相关症状(见表2-4、表2-5)。如果患者之前有头痛病史,区分是目前头痛还是原来头痛至关重要。

表2-3　危险继发因素的标志性体征

50岁以上患者新发头痛
几分钟之内发生的高强度疼痛(霹雳样头痛)
头后部疼痛伴有颈痛或者僵硬
视力改变
意识改变
晕厥
HIV感染或者免疫缺陷病史
恶性肿瘤病史
妊娠或产后
脑外科手术史
突发头痛

表2-4　头痛评估病史询问问题

病史询问	关注回答
发作 ● 头痛从什么时候开始? ● 发生时你正在干什么?	活动时(咳嗽、性高潮)突发考虑蛛网膜下腔出血
激发 ● 疼痛的加重和缓解方式,体位? 运动?	平卧或咳嗽使疼痛加重,可考虑颅内压升高
性质 ● 描述是怎样一种头痛 ● 疼痛的位置在哪?	枕部疼痛伴有构音障碍、复视、共济失调,应考虑后部脑出血、肿瘤和脑卒中
放射 ● 疼痛有移动或放射吗?	疼痛伴有向下放射或者颈项强直考虑蛛网膜下腔出血、脑膜炎、颈动脉/椎动脉夹层
严重程度 ● 多久你的疼痛程度到达最高?	霹雳样疼痛(数分钟内疼痛达到最大程度)应该考虑的继发病因,包括蛛网膜下腔出血、静脉窦血栓、颅内出血
● 疼痛有变化吗?	慢性、逐渐加重的头痛通常应考虑结构性团块或病灶
伴发症状 ● 还有其他症状吗?	伴有神经功能缺失、视觉改变、发热,应该考虑相对比较危险的病因

表 2-5　神经查体发现与头痛病因

脑神经/神经查体体征	可能病因
CN-Ⅱ视神经 视觉丧失或者视野缺损	● 单侧视野缺损,见于局部缺血、颞动脉炎、青光眼或者视神经炎 ● 双侧视野缺损,说明中枢神经系统至视交叉部位受累
CN-Ⅲ动眼神经 瞳孔收缩、眼睑上提、眼向外运动障碍	● 后交通动脉瘤、钩回疝、蛛网膜下腔出血或者团块病灶 ● 海绵窦血栓形成
CN-Ⅳ外展神经 眼横向运动障碍	● 颅内压增高或减少、脑疝
共济失调,协调性缺失 步态不稳,指鼻试验阴性	● 考虑小脑梗死或出血 ● 考虑后侧或脊椎损伤
意识状态改变	考虑肿块或者血管病灶、蛛网膜下腔出血、高血压性脑病、脑膜炎、静脉窦血栓形成、一氧化碳中毒、颈动脉夹层

2) 体格检查　是排除继发性头痛原因的主要检查手段,特别强调神经系统、眼科以及头颈部检查。

脑神经异常往往提示脑内和颈动脉病变。神经系统体征能够帮助定位脑内出血或者明确颈动脉夹层,如果症状不沿神经分布,很有可能是静脉梗死或者是静脉窦血栓形成。构音障碍、吞咽困难、复视、共济失调和头晕这些神经症状与后循环相关,预示脑干或者小脑病变。患者精神状态的改变往往预示恶性病因,如蛛网膜下腔出血、脑膜炎、颈动脉夹层、一氧化碳中毒或者脑卒中。

眼科检查能够提供包括颅内压、视敏度和视野缺损等相关信息。视敏度缺陷和瞳孔反射减弱往往提示颞动脉炎、青光眼、第 3 对脑神经麻痹或者霍纳综合征(与颈动脉夹层相关)。单眼眼压增高合并瞳孔固定可以诊断急性闭角型青光眼。如果眼内压正常,检查者可以考虑行眼底镜检查,评估有无视盘水肿。

鼻窦炎和鼻充血可以加重头痛的症状,因此许多偏头痛被误诊为鼻窦炎。牙周感染也可以引起转移性头痛。颈部检查时,颈项强直应该考虑脑膜炎和蛛网膜下腔出血。尽管克尼格征(Kernig sign)和布鲁津斯基征(Brudzinski sign)的灵敏度和特异度都不高,但是快速移动头颅每秒 2～3 次,检查有无疼痛加重,若出现 Kernig 征和 Brudzinski 征阳性,这是脑膜刺激的特异表现。

其他包括心肺在内的查体能够全面评估头痛患者的全身情况。急诊相应的查体推荐如表 2-6 所示。

表 2-6　急诊头痛患者体格检查示例

神经系统	● 视野、眼球运动、面部对称情况、舌头位置 ● 四肢肌力和肌张力 ● 步态、指鼻试验 ● 意识状态
眼科学检查	● 视敏度、瞳孔反射、眼内压、眼底检查、对光反射

（续表）

头颈部检查	● 颞动脉、颞下颌关节、口腔/牙齿 ● 颈强直、头痛重刺激、颈动脉杂音
胸腹部	● 心率、心律、杂音、搏动、腹部压痛情况

3) 辅助检查　明确诊断需要进行的辅助学检查。常见的辅助检查包括非增强头颅 CT、磁共振成像（magnetic resonance imaging，MRI）、磁共振静脉成像（magnetic resonance venography，MRV）检查，以及腰椎穿刺和脑脊液检查、视敏度检查和眼内压检查、红细胞沉降率检查、碳氧血红蛋白检查。这些检查需要有选择性地进行（见表 2-7）。

表 2-7　常见辅助检查

辅助检查	病　　因
非增强 CT	创伤、蛛网膜下腔出血、中枢系统肿瘤/肿块
脑部 MRI/MRA	大脑/硬脑膜静脉血栓形成、垂体卒中、高血压性脑病
腰椎穿刺和脑脊液检查	脑膜炎、蛛网膜下腔出血、自发性颅内压增高
视敏度和眼内压检查	急性青光眼
红细胞沉降率	颞动脉炎
碳氧血红蛋白	一氧化碳中毒

注　MRA：磁共振血管成像（magnetic resonance angiography）。

▶ 药物治疗

关于急诊原发性头痛治疗的文献报道很多，目前的研究大多集中在偏头痛治疗上。尽管如此，在这些研究中对于原发性头痛的错误分类、共同的疼痛传导通路，以及在急诊未做出明确诊断的偏头痛，因此会有更多关于原发性头痛治疗的研究出现（见表 2-8）。

表 2-8　常见原发性头痛治疗药物剂量及证据等级*

药物名称	剂量	ANN 证据等级
布洛芬	400~600 mg，口服	A
阿司匹林	1 000 mg，口服	A
萘普生	500~825 mg，口服	B
酮洛酸	15~30 mg，静脉注射	B
对乙酰氨基酚	900~1 000 mg，口服	B
阿司匹林/对乙酰氨基酚/咖啡因	500 mg/500 mg/130 mg，口服	A
双氢麦角胺	0.5~1 mg，静脉注射	B

（续表）

药物名称	剂量	ANN*证据等级
氯丙嗪	0.1 mg/kg,静脉注射	B/C
甲氧氯普胺	20 mg,静脉注射	B
普鲁氯嗪	10 mg,静脉注射	B
舒马曲坦皮下注射	6 mg,皮下注射	A
舒马曲坦口服	100 mg,口服	A
阿片类药物	/	B
地塞米松	6～10 mg,口服/静脉注射	C

注 ＊ANN:美国神经学会(American Academy of Neurology)。

1. NSAID 类药物

NSAID 被认为是治疗偏头痛的一线药物,安全且不良反应较小,能有效缓解疼痛。所有的 NSAID 类药物减轻炎症反应都是通过环氧合酶(cyclooxygenase,COX)-1、COX-2信号转导通路实现的,常见的不良反应有恶心和轻度腹痛。在使用该类药时应注意患者是否存在上消化道出血、肾功能异常和不稳定性高血压。

1) 布洛芬 2010 年一项包括 9 个随机对照试验的荟萃分析显示,布洛芬可以显著改善偏头痛患者的症状。常见的不良反应包括恶心呕吐、畏光畏声等症状,一般在 2 h 内可以改善。极少患者会出现不良事件,但是几乎都很轻微和短时间内即消失。两个大型的随机对照试验(randomized controlled trial,RCT)也发现类似的结果。目前布洛芬针剂也已经在美国上市,但是没有针对头痛患者的临床试验。

2) 阿司匹林 2010 年一项 13 个 RCT 的荟萃分析提示,阿司匹林对比安慰剂治疗急性偏头痛显示与布洛芬相似的结果,阿司匹林使用剂量为 900～1 000 mg 时,2 h 需要治疗人数为 24%,安慰剂则为 11%,2 h 头痛缓解率为 52% $vs.$ 32%。阿司匹林与布洛芬一样,也有不良反应,常见的不良反应有恶心呕吐、畏光畏声等。

3) 酮洛酸 可用于头痛伴有明显恶心呕吐的患者,酮洛酸与 NSAID 相比较,能够减少胃肠反应。但目前没有关于口服 NSAID 和静脉使用酮洛酸相比较的临床研究。

从目前的研究来看,口服 NSAID 类药物可作为能够耐受口服药、无禁忌,且对 NSAID 不过敏的头痛患者的一线治疗方案。对于有恶心呕吐的患者,推荐静脉或肌内注射 15～60 mg 酮洛酸,可以有效减轻头痛及相关伴随症状。

4) 对乙酰氨基酚 因出于安全性考虑而摄入量较少的对乙酰氨基酚比其他治疗偏头痛的药物效果要差。对乙酰氨基酚缓解偏头痛的机制目前尚未明确,主要考虑该药能够作用于 COX-2 受体进而控制炎症反应。2011 年,一项包含 9 个 RCT 的循证医学研究显示,1 000 mg 对乙酰氨基酚可以用于治疗偏头痛。虽然对乙酰氨基酚的不良反应相对小,但在美国的临床研究中发现,过量使用会导致肝衰竭。此外,一项新的流行病学研究显示,小儿使用对乙酰氨基酚与哮喘的发生有一定相关性。相较于布洛芬,目前对乙酰氨基酚在美国已有注射剂面世,且已被评估可与其他制剂制成口服制剂用于治疗急性偏头痛。一项 1 555例的 RCT 研究显示,500 mg 对乙酰氨基酚和 500 mg 阿司匹林以及 130 mg 咖啡因的复方制剂可以迅速且显著地减轻患者的疼痛(相较于安慰剂而言)。

2. 麦角碱

麦角碱是第一个被用于治疗偏头痛的药物。麦角碱类药物的发现帮助了偏头痛病理生理学过程的理论形成。不像曲普坦,只是选择性地拮抗5-羟色胺(5-hydroxytryptamine,5-HT)1;麦角碱可以影响很多的5-羟色胺受体。最常见的麦角碱是双氢麦角碱(dihydroergotamine,DHE),相较其他麦角碱类,不良反应要小。一项系统回顾研究显示,DHE在治疗急性偏头痛时,相较舒马曲坦和吩噻嗪,并没有显示明显的优效,但是当DHE与一个止吐药物联合使用时可以发现,其治疗效果高于哌替啶、丙戊酸以及酮洛酸。此外,因为DHE的超广谱对5-羟色胺的拮抗作用,使得其对难治性、复发性偏头痛显示出很好的效果。恶心、困倦和头晕是DHE常见的不良反应。由于其不良反应,且曲普坦类药物使用更为简单,目前DHE在急诊的使用越来越少。

3. 神经松弛剂

神经松弛剂或者说是多巴胺拮抗剂,被认为可作用于边缘系统和基底神经节而用于调节头痛。这类药物同时具有抗5-羟色胺、抗组胺和反交感神经生理的作用。神经松弛剂在急诊中常作为头痛患者的辅助用药。急诊常见的神经松弛剂有氯丙嗪、胃复安和普鲁氯嗪。

在目前的研究中,氯丙嗪、甲氧氯普胺、普鲁氯嗪都显示优于安慰剂的治疗效果。因此,推荐普鲁氯嗪10 mg静脉注射和苯海拉明25 mg静脉注射(预防静坐不能),或者甲氧氯普胺10~20 mg静脉注射作为二线选择。

4. 曲普坦类药物

曲普坦类药物是5-HT1受体拮抗剂,是治疗急性偏头痛的一线药物。起初认为其是通过收缩脑部血管来缓解偏头痛的。目前认为,曲普坦类药物介导了血管活性肽在三叉神经的分布从而缓解偏头痛。尽管有许多种类曲普坦,但下面仅就舒马曲坦进行讨论,相关文献已证明其有效,有多种制剂且售价最低。

舒马曲坦有口服剂、栓剂、鼻内制剂以及皮下注射剂。目前认为可能由于舒马曲坦的半衰期较短,特别容易导致头痛复发。关于舒马曲坦不同制剂对于头痛治疗的研究,目前仍没有哪一种制剂能够有效阻止头痛复发。

关于舒马曲坦的不良反应:该药使用后的患者有1%~10%会出现胸痛、胸部紧迫感、出汗和头晕等症状。这些症状往往都是温和的,并且具有自限性。使用该药时,应告知患者避免出现焦虑。即使这样,曲普坦类药物仍存在相对和绝对禁忌证(见表2-9)。

表2-9　曲普坦类药物禁忌证

序　号	禁　忌　证
1	未受控制的高血压
2	缺血性心肌病
3	变异型心绞痛
4	心律失常

（续表）

序　号	禁　忌　证
5	存在动脉粥样硬化的危险因素
6	原发性血管炎
7	基底部和偏瘫的偏头痛
8	24 h 内使用过麦角碱
9	使用过 MAOI 或者 SSRI
10	24 h 内使用过曲普坦

注　MAOI：单胺氧化酶抑制剂；SSRI：选择性 5-羟色胺再摄取抑制剂。

5. 阿片类药物

许多指南上不鼓励使用阿片类药物治疗偏头痛。但对于急诊科医生来说，使用阿片类药物起效快，对多种疼痛有效，而且相对安全。尽管如此，头痛学专家们仍担心因使用阿片类药物而导致慢性偏头痛发生。这些内科医师基于临床应用和 RCT 等在内的许多证据提出这一观点，但均未提及在急诊处理重度疼痛时使用阿片类药物会导致头痛进展的证据。

目前的指南推荐阿片类药物仅用于重度、难治性头痛。首先，急诊科患者通常都伴有难治性头痛，在家治疗无效，须用多种药物治疗。其次，目前并不能确定在急诊时有限地使用阿片类药物会导致头痛进展为慢性偏头痛状态。急诊科医生在治疗重度原发性头痛患者时，早期经常会使用阿片类药物。

6. 类固醇

皮质类固醇被认为能够预防急性偏头痛患者头痛复发。从目前的研究来看，皮质类固醇可通过抑制神经炎症反应而减轻头痛症状。

▶ 诊疗流程

原发性头痛的临床诊疗路径如图 2-1 所示。

▶ 诊治误区

（1）头痛患者每一次新的发作，都可能是新的原因所致。因此，即使对于之前存在良性头痛的患者，急诊科医师的首要任务仍然是排除恶性病因导致的可能性，而不要简单地认为是偏头痛。

（2）即使给予偏头痛敏感性药物治疗，对于头痛的诊断仍然需要必要时借助进一步的影像学检查。

（3）不要试图给予每一位原发性头痛患者特异性诊断，因为在急诊室有时很难完成这种诊断；且一旦误诊，将会对患者以后的诊疗过程造成干扰。

（4）对于原发性头痛患者，为了避免剂量依赖性药物用量增加，给予止痛药物时尽量避免阿片类药物单药治疗，推荐仅在紧急情况下给予此类药物，并要与其他药物联合使用。

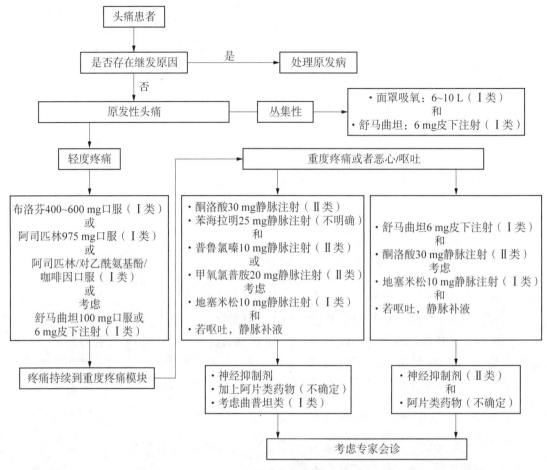

图 2-1　原发性头痛的临床诊疗路径

（5）因头痛多次至急诊科诊疗的患者应该建议其进行适当的门诊随访。

（6）不要试图在出院前完全治愈所有患者的头痛，其中一些人的头痛很难完全消除。出院时，应告知患者如何控制疼痛以及特别的注意事项，并告知其所有药物的不良反应。

（7）如果通过临床症状和体格检查能够排除危险的继发因素导致的头痛，就不需要进行实验室检查及影像学检查。

（8）由于 24 h 后 CT 检查对于蛛网膜下腔出血的诊断敏感度会快速下降。因此，对于怀疑蛛网膜下腔出血所致头痛的患者症状存在 6 h 后，腰椎穿刺仍然是一项基本的检查，可以早期提高对蛛网膜下腔出血的诊断成功率。

──病例解析──

病例 A　患者完善心电图检查后提示，$V_1 \sim V_5$ 导联 ST 段弓背向上抬高 0.5 mV 且心肌酶谱水平升高，考虑急性心肌梗死引起的头痛。给予急诊经皮冠状动脉介入治疗（percutaneous coronary intervention, PCI），术后 2 h 患者头痛症状明显缓解。因此，经过影像学检查排除脑血管病变后，应积极考虑心血管疾病导致的头痛，特别是与劳累、激动有关的头痛。及早进行心电图检查,并认真观察心电图的动态演变,才能最大限度地减少漏诊和误诊的发生。

病例 B 患者描述头痛为撕裂样疼痛,休息后亦未缓解,易与出血性脑血管病、颅内感染性疾病或血管性头痛混淆,故应积极完善检查。患者入院后行头颅 MRI 检查,提示右侧枕叶片状长 T_1 加权像信号,考虑为右侧枕叶脑梗死。急性脑梗死是神经内科常见疾病,虽然表现为剧烈头痛者少见,但也需要考虑此病。

（王世义）

参 考 文 献

［1］ Castien R, Duineveld M, Maaskant J, et al. Pericranial total tenderness score in patients with tension-type headache and migraine. A systematic review and meta-analysis ［J］. Pain Physician, 2021,24(8): E1177 - E1189.

［2］ Edvinsson L. Tracing neural connections to pain pathways with relevance to primary headaches ［J］. Cephalalgia, 2011,31(6):737 - 747.

［3］ Kelley N E, Tepper D E. Rescue therapy for acute migraine, part 3: opioids, NSAIDs, steroids, and post-dscharge medications ［J］. Headache, 2012,52(3):467 - 482.

［4］ Matthew NT. Pathophysiology of chronic migraine and mode of action of preventive medications ［J］. Headache, 2011,51(Suppl 2):84 - 92.

［5］ Perry J J, Stiell I G, Sivilotti M L, et al. High-risk clinical characteristics for subarachoidhaemorrhage in patients with acute headache: prospective cohort study ［J］. BMJ, 2010,341:c5204.

［6］ Perry J J, Stiell I G, Sivilotti M L, et al. Sensitivity of computed tomography performed within six hours of onset of headache for diagnosis of subarachnoid haemorrhage: prospective cohort study ［J］. BMJ, 2011,343:d4277.

［7］ Stovner L J, Hagen K, Linde M, et al. The global prevalence of headache: an update, with analysis of the influences of methodological factors on prevalence estimates ［J］. J Headache Pain, 2022,23 (1):34.

［8］ Swadron S. Pitfalls in the management of headache in the emergency department ［J］. Emerg Med Clin N Am, 2010,28:127 - 147.

［9］ Torelli P, Campana V, Cervellin G, et al. Management of primary headaches in adult emergency departments: a literature review, the Parma ED experience and a therapy flow chart proposal ［J］. Neurol Sci, 2010,31:545.

［10］ 贾建平. 老年人头痛［J］.中华老年医学杂志,2001,20(5):397 - 399.

［11］ 乌欣蔚,杨晓苏. 慢性每日头痛的研究进展［J］.中国全科医学,2014,17(34):4133 - 4136.

［12］ 张林妹,周水珍,柴毅明,等. 上海市儿童及青少年慢性头痛的流行病学调查［J］.中华儿科杂志,2007, 45(4):262 - 266.

第三章 急性胸痛

病例导入

晚上8点,急诊抢救室还像往常一样忙碌。刚处理完一个休克患者,医师正要去吃饭时,听到了救护车的声音。救护车到了,急救人员用转运床送来一名中年男性患者(患者A)。只见他眉头紧锁,面色苍白,右手捂着胸口,旁边有一名中年女性和一名青年女性,不停地安慰着患者A:"到医院了,马上就会好的。"并喊着:"医生,他胸口痛得厉害,快救救他呀!"此时,有经验的护士已经为患者A测量好生命体征,心率76次/分,血压102/55 mmHg,呼吸20次/分,SaO_2 99%。医师立即给患者行心电图检查及体格检查。

还没等患者A做完心电图检查,又一辆救护车呼啸而至,由转运床送来一名中年女性患者(患者B)。她同样面色苍白,双手捂着胸口,在转移床上翻来覆去,并有呕吐。护士同样予以测量生命体征,心率62次/分,血压92/50 mmHg(右臂),呼吸24次/分,SaO_2 96%。并同样安排患者B做心电图检查。陪同的青年男性抓住急诊科医师说:"医生,我妈从下午就胸口痛了,实在撑不住才来的,她不会有事吧?"

请问:

1. 要如何处理这两名患者?

2. 两名患者都主诉胸痛,病因会一样吗? 要如何明确病因?

3. 是先处理好患者A后再处理患者B吗? 可以让他们"稍等",吃完饭再处理吗?

▶ 病因学特征

2020年欧洲心脏病学会(European Society of Cardiology,ESC)和急性心血管治疗协会(Acute Cardiovascular Care Association,ACCA)在管理共识中明确指出:急性胸痛(chest pain)是发病24 h内的非创伤性疼痛或其他胸部不适的感觉。按照胸痛部位定义:前部位于鼻基底和脐之间,后部位于枕骨和第12胸椎椎体之间;疼痛性质:包括刺痛、灼痛、压迫感、紧绷感、烧灼及类似的不适感。急性胸痛是临床上最常见的症状之一,占三级医院急诊室就诊疾病的20%～30%。急性胸痛是急诊科常见的就诊症状,涉及多个器官系统,包括危及生命的高危胸痛。例如,急性冠状动脉综合征(acute coronary syndrome,ACS)、以急性主动脉夹层(acute aortic dissection,AAD)为主的急性主动脉综合征(aortic syndrome,AAS)、以急性肺栓塞(acute pulmonary embolism,APE)为主的急性肺动脉综合征及张力性气胸等,也包括稳定性心绞痛、胃食管反流病、肋间神经痛、神经痛等中、低危胸痛。ACS高居致命性胸痛病因的首位,虽然AAD和APE的发生率较低,但临床中容易漏诊及误诊。因此,快速、准确地鉴别诊断是急诊处理的难点和重点。由于ACS的发病率高,致死、致残率高,早期识别和早期治疗可明显降低病死率,改善远期预后,成为急性胸痛患者需要鉴别诊断的主要疾病。

为解决急诊胸痛诊治过程中存在的问题,规范胸痛救治流程,从1981年起世界各地陆续建立了胸痛中心(chest pain center,CPC)或者日本的心血管病监护病房(cardiovascular care unit,CCU)网络。其原则是按照科学程序,通过严格的流程和现代化管理措施,整合医院内外各种医疗资源,确保患者能在第一时间按照医疗常规和指南进入急救通道,得到及时、规范的诊断治疗。新型胸痛中心动员社会、政府、医院、患者自身等各方努力,目的是为患者提供安全、高效、及时的治疗。各国研究结果均显示,胸痛中心的建立显著降低胸痛确诊时间,降低ST段抬高型心肌梗死(ST segment elevated myocardial infarction,STEMI)再灌注治疗时间,缩短住院时间,及再次就诊次数和再住院次数,减少不必要的检查费用,改善患者健康相关生活质量和就诊满意度。

我国在2011年颁布了《"胸痛中心"建设中国专家共识》。经国家卫计委医政医管局授权,由中华医学会心血管病学分会所主导的中国胸痛中心认证工作于2013年3月开始筹备,经过5个多月的反复修改和广泛征求意见,完成了中国胸痛中心认证体系和标准的制订,并于2013年9月14日在广州正式启动了中国胸痛中心的认证工作。《中国胸痛中心质控报告(2021)》显示,近年来接受经皮冠状动脉介入治疗(PCI)治疗的STEMI患者平均入门到导丝通过(door to wire,D2W)时间呈整体下降趋势,2012年为115 min,2021年标准版胸痛中心单位D2W时间为74 min,基层版胸痛中心单位D2W时间为77 min。基层版胸痛中心单位行溶栓治疗的STEMI患者入门至开始溶栓(D2N)时间呈下降趋势且达标率持续提升,接受溶栓的STEMI患者中69%能够在30 min内开始溶栓。胸痛中心建设之前,急性心肌梗死(acute myocardial infarction,AMI)患者的平均病死率在10%以上,2021年标准版和基层版胸痛中心单位STEMI患者院内病死率分别为3.39%和3.85%。通过胸痛中心的建设,显著优化了救治流程,改善了患者的预后。

▶ 流行病学特征

研究显示,人群中20%~40%的个体一生中曾有胸痛主诉,年发生率约为15.5%。随着年龄增长,胸痛症状发生率逐渐增多;其中老年人群中高发,以男性为主。我国北京地区的横断面研究显示,胸痛患者占急诊就诊患者的4.7%。在2020年中国胸痛中心统计的1 869 010例胸痛患者中,ACS胸痛患者647 472例次(33.57%),非ACS心源性胸痛患者498 705例次(26.68%),非ACS血管急症患者27 957例次(1.5%),其他病因714 876例次(38.25%)。鉴于冠状动脉疾病仍是主要病因及死因,对急诊科医师来说,ACS的鉴别应该放在首位,即包括识别心肌梗死及不稳定型心绞痛。国内一项ACS临床研究报道,高达20%的患者出院诊断与客观检查结果不符,可能存在漏诊和误诊,提示需要提高院前诊断的准确率。

对于那些最后并未诊断为急性心肌梗死的胸痛患者,Fruergaard等提供了一些流行病学的数据。对204例患者进行完整的检查后,90%以上的患者诊断明确。这些检查包括肺显像、心脏彩超、运动平板心电图、心肌显像、Holter(动态心电图)、肺通气、胃镜检查,以及食管 pH 值 3 h 监测、食管测压、Bernstein 试验、胸廓及胸椎的查体、支气管扩张试验、腹部超声检查等。疾病类型分别有胃食管疾病(42%)、缺血性心脏病(31%)、胸廓疾病(28%)、心包炎(4%)、胸膜炎/肺炎(2%)、肺栓塞(2%)、肺癌(1.5%)、主动脉夹层(1%)、主动脉狭窄(0.5%)。在胃食管疾病患者中,30%为胃食管反流,13%为食管动力不佳,10%为消化性溃疡,5%为胆石症,另有 10%的胸痛患者无明确病因。而 2013 年日本东京数据表明,在 17 640 例患者中,主动脉夹层 1 260 例(0.07%),肺栓塞 527 例(0.03%)。

有研究表明,很多有焦虑的患者就诊于急诊胸痛中心。156 名参与试验的患者中,50 例(32%)患者达到惊恐性障碍的诊断标准。然而,即使有焦虑或其他精神障碍的患者,也不能直接排除冠心病或者其他疾病的可能。

▶ 病理生理学特征

急性胸痛很难诊断,因为患者的一系列症状往往不能提示涉及的脏器系统。胸壁及肌肉、心血管、肺、胃肠道等脏器系统的传入通路相同。因此,这些系统的任何病理过程均可以有相似的主诉。虽然大多数 ACS 患者有胸痛症状,但其他诸如呼吸困难、恶心呕吐、臂或下腭疼痛等伴随症状可能更为重要。

已有证据表明,一些合并症,特别是糖尿病,会改变患者的信号感知情况,使得患者无胸痛或其他主诉。

然而,在一项血管成形术研究中,对于球囊扩张过程中出现的胸部不适,糖尿病患者与非糖尿病患者的描述非常相似。

年龄和性别对 ACS 症状的影响越来越受到人们的关注。女性的 ACS 更多是由微血管疾病引起的,而 Takotsubo 综合征在女性中的发生率几乎是男性的 10 倍。ACS 一个诊断不足的病因是自发性冠状动脉夹层,而这主要发生在女性人群中。

▶ 诊断及鉴别诊断

胸痛的病因涵盖多个系统,有多种分类方法。从急诊处理和临床实用角度,可将胸痛分为可能危及生命的胸痛和不危及生命的胸痛两大类(表 3-1)。表 3-2 所示为致死性疾病的鉴别。

表 3-1 胸痛的分类与常见病因

可能危及生命的胸痛	不危及生命的胸痛
急性冠脉综合征(ACS)	稳定型心绞痛
● ST 段抬高性急性心肌梗死	消化系统
● 非 ST 段抬高性急性心肌梗死	● 胆道系统疼痛
● 不稳定型心绞痛	● 胃食管反流
急性主动脉综合征	● 消化性溃疡

（续表）

可能危及生命的胸痛	不危及生命的胸痛
● 急性主动脉夹层为主	肺
急性肺动脉综合征	● 肺炎
● 急性肺栓塞为主	● 胸膜炎
张力性气胸	胸壁
Boerhaave综合征（食管破裂穿孔）	● 肌肉疼痛
心包炎	● 肋软骨炎
心肌炎（年轻患者猝死最常见的原因）	● 肋间神经痛
急性胸部综合征（镰状细胞贫血患者）	精神性
	● 焦虑症
	带状疱疹

表3-2　致死性胸痛疾病的鉴别

诊断	临床特点	阳性体征	心电图检查	胸部X线片检查	其他检查	其他重要信息
ACS	通常是胸骨下或偏左的胸部压迫或紧缩感	无特异	提示AMI：ST段抬高，Q波出现，新出现的LBBB	无特异	诊断AMI：TnI（若没有，CK-MB也可以）升高	PCI或CABG术后几天或几周内出现ACS症状，可以推测是手术血管或桥血管的堵塞
	逐渐起病	可以有心力衰竭体征	单个心电图诊断ACS敏感度不高	可有心力衰竭表现	单组生化指标阴性并不足以排除AMI	
	疼痛放射至肩部或伴随乏力症状者，相对危险度增加		V_1、V_2导联R波明显且ST段压低，高度提示后壁AMI			
	"不典型"症状（如呼吸困难、虚弱）更常见于老年、女性、糖尿病患者					
	老年患者可仅表现为呼吸困难、虚弱、晕厥或神志改变					
主动脉夹层	突发的剧烈撕裂性疼痛	上肢或颈动脉搏动消失有提示意义	15%患者有缺血改变	常见的：纵隔变宽或正常主动脉结节轮廓消失（高达76%）		根据涉及的分支动脉可以表现为许多疾病（如AMI、脑卒中）

(续表)

诊断	临床特点	阳性体征	心电图检查	胸部X线片检查	其他检查	其他重要信息
	起病时最痛	右上肢和左上肢收缩压的差异>20 mmHg有提示意义	30%的患者有非特异性的ST-T改变	10%的患者无异常		
	最常始于胸部,可始于背部	高达30%的患者有神经系统检查异常				
	可以表现为脑卒中、ACS、肠系膜缺血、肾绞痛	根据所涉及的动脉,表现各异				
肺栓塞	许多可能的表现,包括胸膜痛和无痛性呼吸困难	没有敏感性或特异性	通常异常但无特异性	绝大多数是正常的	只有在低风险患者中为阴性时,高灵敏度D-二聚体才有助于排除肺栓塞	
	通常急性起病	肢体检查一般正常	右心劳损的表现(如RAD、RBBB、RAE)有提示意义	可能表现为肺不张、半侧膈肌抬高、胸腔积液	床旁心脏超声可能显示重度或亚重度肺栓塞患者的右心劳损和右心室壁运动异常	
	呼吸困难通常为主要表现	呼吸困难通常是主要特征,肺部检查一般无特异性,可能出现局灶性喘息,常见呼吸急促				
张力性气胸	常突然发生	同侧呼吸音减弱或消失				
	最初的疼痛通常是尖锐的、胸膜痛	皮下气肿并不常见		气胸		
	呼吸困难通常是主要表现					
心包压塞	心包炎引起的疼痛通常是剧烈的胸前疼痛,吸气或仰卧会加重,而坐姿会减轻症状	严重的心包压塞会造成阻塞性休克,并导致颈静脉扩张、奇脉	明显积液时,可有低电压和电交替	可显示心脏增大	超声显示心包积液伴压塞	

（续表）

诊断	临床特点	阳性体征	心电图检查	胸部X线片检查	其他检查	其他重要信息
	常见呼吸困难	心包积液会引起心包摩擦	急性心包炎可出现弥漫性PR段压低和（或）ST段抬高			
纵隔炎（食管破裂）	发病前常有剧烈呕吐	急病面容、休克、发热		大多数患者有以下异常：纵隔气肿、胸腔积液、气胸		
	近期上消化道内镜检查或器械操作增加了穿孔风险	听诊纵隔区时可及嘎扎声（Hamman征）				
	牙源性感染可能是病因					
	可能同时出现呼吸道和胃肠道不适					

注 ACS：急性冠脉综合征；AMI：急性心肌梗死；CABG：冠状动脉旁路搭桥术（coronary artery bypass graft）；CK-MB：肌酸激酶-MB（creatine kinase-MB）；PCI：经皮冠状动脉介入治疗；RAD：电轴右偏（right axis deviation）；RAE：右房增大（right atrial enlargement）；RBBB：右束支传导阻滞（right bundle branch block）。

1. 急性冠状动脉综合征

急性冠状动脉综合征（ACS）包括ST段抬高型心肌梗死（STEMI）、非ST段抬高型心肌梗死（non-ST segment elevated myocardial infarction，NSTEMI）及不稳定型心绞痛（unstable angina，UA）。由于其高发病率和高病死率，ACS是急诊科医生关注的首要疾病。而ACS患者在所有的急诊室就诊的胸痛患者中占了很大比例。

在以下情况下更可能发生急性心肌梗死误诊：年轻患者、症状不典型患者、经验不足的医生。一项回顾性研究分析了超过10 500名可能为急性心肌梗死或不稳定型心绞痛患者，研究发现心肌缺血漏诊的独立预测因素：<55岁女性、非白色人种、主诉呼吸急促和心电图检测结果仅一次正常。急性心肌梗死漏诊的赔偿占急诊科医生医疗事故赔偿的1/4，是最大的单一疾病类别。《AHA/ACC胸痛评估与诊断指南（2021版）》提出根据多个临床路径为胸痛患者进行ACS危险分层，如HEART路径、EDACS、NOTR、2016 ESC/GRACE等。临床工作中可以采用心脏评分表、TIMI评分表、Grace危险评分方法对胸痛进行评估（见表3-3至表3-6）。

表3-3 急诊胸痛患者的心脏评分

项目	患者情况	评分
病史	高度怀疑	2
	中度怀疑	1

（续表）

项目	患者情况	评分
	轻度怀疑或排除	0
心电图检查	ST 段显著压低	2
	非特异性改变(复极化异常/左束支传导阻滞/PM)	1
	正常	0
年龄	≥65 岁	2
	45～65 岁	1
	≤45 岁	0
危险因素	≥3 个冠心病危险因素或有动脉粥样硬化治疗史	2
	1～2 个危险因素	1
	无已知危险因素	0
肌钙蛋白	≥3 倍正常值上限	2
	1～3 倍正常值上限	1
	<正常值上限	0

表 3-4　心脏评分危险分层

HEART 评分	6 周内发生主要心血管不良事件的风险	推荐的临床决策
0～3 (低危)	0.90%	早期出院
4～6 (中危)	12%	继续观察,可行非侵入性操作如复查肌钙蛋白或 CT 等明确
7～10 (高危)	65%	早期积极干预,包括侵入性检查手段如冠脉造影等

表 3-5　非 ST 段抬高 ACS 的 TIMI 危险评分

项目	评分	TIMI 危险计分(分)	心血管事件发生率(%)
年龄≥65 岁?	1	0,1	4.7
≥3 个冠心病的危险因素?	1	2	8.3
已知的冠心病(狭窄≥50%)?	1	3	13.2
过去 7 天服用阿司匹林?	1	4	19.9
严重的心绞痛(24 h 内发作≥2 次)?	1	5	26.2
ST 段改变≥0.5 mm?	1	6,7	40.9
心肌标志物阳性?	1	低危:0～2 分;中危:3～4 分;高危:5～7 分	

表 3-6 Grace 危险评分方法

项目		评分	项目		评分
年龄（岁）	<40	0	肌酐（mmol/L）	0～68.25	2
	40～49	18		70～138.25	5
	50～59	36		140～208.25	8
	60～69	55		210～278.25	11
	70～79	73		280～348.25	14
	≥80	91		350～698.25	23
心率（次/分）	<70	0		≥700	31
	70～89	7	KIllip 分级	Class Ⅰ	0
	90～109	13		Class Ⅱ	21
	110～149	23		Class Ⅲ	43
	150～199	36		Class Ⅳ	64
	≥200	46	心肌标志物升高	是	15
动脉收缩压（mmHg）	<80	63		否	0
	80～99	58	ST 段变化	是	30
	100～119	47		否	0
	120～139	37	入院时心搏骤停	是	43
	140～159	26		否	0
	160～199	11			
	≥200	0			

注 低危组：评分≤108 分，院内死亡风险 1%；中危组：评分 109～140 分；高危组：评分>140 分，院内死亡风险>3%。

心电图是早期快速识别 ACS 的重要工具，对于就诊于急诊科的胸痛患者，应该在入院 10 min 内完成心电图检查，标准 18 导联心电图有助识别心肌缺血部位。典型 ST 段抬高性急性心肌梗死的心电图特点：同基线心电图比较，至少 2 个相邻导联 ST 段提高≥0.1 mV 或者 T 波改变，并呈动态变化；原心电图 T 波倒置在症状发作时"伪正常化"也具有诊断意义。

但是，因为初始心电图诊断急性心肌梗死的敏感度仅为 20%～60%，因此在行心电图检查的同时还应该完成病史和查体，对患者缺血事件完成风险评估。男性、年龄增加、症状典型的胸痛患者冠心病的可能性更高。典型的心绞痛位于胸骨后，呈压榨性、紧缩感、憋闷或烧灼感等，可放射至颈部、下颌、上腹部、肩部或左前臂，一般持续 2～10 min，休息或含服硝酸甘油后 3～5 min 内可缓解。诱发因素包括劳累、运动、饱餐、寒冷、情绪激动等。但也有些患者为无症状或者以其他症状就诊，如恶心呕吐、出冷汗等。同时还应该注意询问既往史，如高血压、糖尿病、高血脂、家族史、吸烟史等，均有助于筛查。查体中，如有新出现的胸骨左缘收缩期杂音，要高度警惕室间隔穿孔；部分患者可合并心律不齐，出现心动过缓、房室传导阻滞、心动过速,特别要警惕室性心动过速和心室颤动。

心肌损伤标志物是鉴别和诊断 ACS 的重要检测手段,其中肌钙蛋白的 2 种亚型 cTnI 或 cTnT 是首选的标志物;肌酸激酶同工酶(CK-MB)对判断心肌坏死也有较好的特异性。心肌梗死后,cTn 需至少在 2~4 h 后由心肌释放入血,10~24 h 达到峰值(见表 3-7)。因此,需要复查心电图、心肌损伤标志物,观察动态心电图变化以诊断 ACS,可减少漏诊及误诊。《急诊胸痛心血管标志物联合检测专家共识(2022 版)》及《AHA/ACC 胸痛评估与诊断指南(2021 版)》均推荐高敏肌钙蛋白(hs-cTn)诊断 ACS。胸痛就诊后如条件允许应立即(0 h)检测 hs-cTn,结合医院的诊疗流程及验证后推荐使用 0/1 h 快速算法;也可根据医院实际情况,选择 0/2 h 或 0/3 h 算法作为替代;同时需参照方法学特定的界值进行判定。hs-cTn 在 0 h 水平极低,或 0 h 水平低且 0~1 h 及 2 h 未改变,可排除 NSTEMI。hs-cTn 在 0 h 水平高,或 0~1 h 及 2 h 绝对值变化大,则高度怀疑 NSTEMI。

表 3-7　心肌梗死时心肌损伤标志物的时相变化

心肌标志物	开始升高时间(h)	达峰值时间(h)	持续时间(d)
CK-MB	6	18~24	3~4
cTnI	2~4	10~24	7~14
cTnT	2~4	10~24	7~21

2. 肺栓塞

急性肺栓塞仍是急诊医学中一个最隐匿和致命的疾病。院外患者肺栓塞每年发病率约 1‰。数据表明,若一个急诊科医师平均每月工作 15 d,则每年可能接诊 2~4 例肺栓塞患者。未获得治疗的肺栓塞患者,病死率高达 30%;如获得及时诊断和治疗,病死率下降至 8%。因此,早期诊断肺栓塞风险评估就尤为重要。肺栓塞的风险因素包括年龄增加、制动、近期外科手术/创伤、既往栓塞疾病和恶性肿瘤活动期。目前多采用 Well's 评分表(见表 3-8)及 Geneva 评分表(见表 3-9)对患者进行风险评估。

表 3-8　Well's 评分表

项　目	评分
深静脉血栓的临床症状和体征(下肢肿胀和深静脉触痛)	3
肺栓塞的可能性大于其他疾病	3
心率>100 次/分	1.5
最近 4 周内有手术史或制动史	1.5
既往有深静脉血栓史或肺栓塞史	1.5
咯血	1
恶性肿瘤史(正在治疗或近 6 个月内治疗过或姑息治疗)	1

注　<2 分:低度临床可能;2~6 分:中度临床可能;>6 分:高度临床可能。

　　两分法:≤4 分,不大可能;>4 分,很可能。

表 3-9 Geneva 评分表

项　目	评分
年龄＞65 岁	1
既往有深静脉血栓史或肺栓塞史	3
1 个月内手术史(全麻下)或下肢骨折史	2
活动性恶性肿瘤(实体或血液恶性肿瘤活动性或 1 年内接受治疗)	2
单侧下肢疼痛	3
咯血	2
心率 75～94 次/分	3
心率≥95 次/分	5
单侧下肢深静脉触痛伴下肢水肿	4

注　0～3 分:低度临床可能;4～10 分:中度临床可能;≥11 分:高度临床可能。

临床诊断肺栓塞很困难,因为肺栓塞的症状多变且无特异性。通常说的胸痛、呼吸困难、咯血三联征多出现在栓塞性患者,而且多为住院患者。值得注意的是,有的肺栓塞患者症状并不典型,甚至无症状。肺栓塞患者胸痛的性质和位置并不特定。若胸痛部位在胸廓,则深吸气时疼痛加重,且无触痛,此时应怀疑肺栓塞。有数据表明,仅剑突下疼痛的患者一般不考虑肺栓塞。在 PIOPED 研究中,没有一个肺栓塞患者的手臂有放射痛。虽然咯血不常见,但若患者有咯血,应高度怀疑肺栓塞。呼吸困难及气促是肺栓塞患者最常见的症状,呼吸频率增快是最常见的体征,见于 80% 的肺栓塞患者;严重者可出现烦躁不安、惊恐甚至濒死感,可能与患者低氧血症有关。晕厥或意识丧失可以是肺栓塞的首发或唯一症状。肺栓塞并无具有诊断意义的体征,虽然下肢水肿提示静脉血栓甚至肺栓塞可能,但多数肺栓塞患者并无这一体征。患者可有异常心电图表现,包括 $V_1 \sim V_4$ 导联及 Ⅱ、Ⅲ、aVF 导联的 T 波改变及 ST 段异常。部分患者可有 SIⅢQⅢ征(Ⅰ 导联 S 波加深,Ⅲ 导联出现 Q 波及 T 波倒置),但有研究表明这个敏感度及特异度均不理想。其他心电图改变包括右束支传导阻滞、肺型 P 波、电轴右偏等右心室负荷增加的表现。

多数急性肺栓塞患者血气分析显示,$PaO_2 < 80 \, mmHg$ 伴 $PaCO_2$ 下降。血浆 D-二聚体水平 $< 500 \, \mu g/L$,在低危患者中可以基本除外急性肺栓塞。cTn、脑钠肽(brain natriuretic peptide, BNP)、N 末端脑钠肽前体(NT-proBNP)对于急性肺栓塞并无诊断价值,但可用于危险分层及判断预后。

大面积肺栓塞患者的胸片可能表现为汉氏驼峰、实变影(肋膜为底的阴影,见图 3-1)、Westermark 征(肺门影增深、肺外野肺血减少)等。虽然有时这些影像学表现很实用,但特异度及敏感度均不高;而胸片最常见的是肋膈角钝、肺不张等非特异性表现。血管造影是诊断肺栓塞的"金标准",但对技术及时间等均要求较高。肺栓塞可通过计算机体层血管成像(CT angiography, CTA)明确诊断,但对于亚段及外周肺动脉的栓子其敏感度有限。资料显示,CTA 对肺栓塞诊断的敏感度为 53%～100%,特异度为 78%～100%。多排螺旋 CT

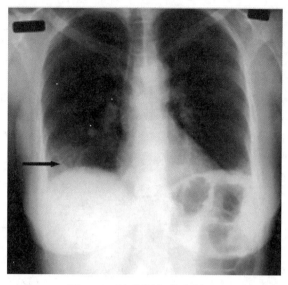

图 3-1　汉氏驼峰(箭头所示)

肺血管成像对段以上的肺栓塞具有确诊价值,敏感度和特异度均超过 94%,推荐作为临床首选的影像学检查。肺通气灌注显像正常的患者可以排除肺栓塞,但特异度不高,且不适合在急诊室进行。床旁心脏超声并不有助于直接诊断肺栓塞,但是在大面积肺栓塞患者及病情危重患者中可以快速评估血流动力学,观察右心室大小及功能,评估患者的预后。

3. 主动脉夹层

主动脉夹层(aortic dissection)是可能立即威胁生命的疾病,需要紧急手术干预,在未治疗的急性主动脉夹层患者中,病死率可达 75%～80%。大多数患者有主动脉壁结构异常或由长期高血压所导致的内膜撕裂。血液进入主动脉壁层之间,形成一个假腔。这个假腔可能增大,阻塞支流并最终导致诸如大脑、心脏、肾脏、或肠等重要器官的缺血或梗死。主动脉的逆行撕裂可能损害主动脉瓣环,导致主动脉瓣关闭不全,或者血液进入心包腔内产生心脏压塞。

目前最常用 Stanford 分型法对主动脉夹层进行分型,主要依据为夹层相对主动脉弓的位置。Stanford A 型指累及升主动脉的主动脉夹层,Stanford B 型仅累及锁骨下动脉开口以下的降主动脉。Stanford A 型主动脉夹层通常需要立即手术干预,而 Stanford B 型主动脉夹层通常先试用药物治疗。DeBakey 分型:将同时累及升主动脉及降主动脉者归为 I 型,仅累及升主动脉者为 II 型,仅累及降主动脉者为 III 型。目前,DeBakey 分类相对较少使用。

主动脉夹层患者常主诉胸痛突然发生;其性质多为刀割样、撕裂样或针刺样的持续性疼痛,较少有放射痛,疼痛难以忍受,可伴有烦躁、面色苍白、大汗、四肢厥冷等休克表现。疼痛有时可随着夹层扩展向心端或远心端蔓延。一般情况下,主动脉夹层患者心电图无明显异常,但约 8% 的主动脉夹层累及冠状动脉,有时会出现类似急性心肌梗死的心电图,从而导致初步诊断误诊。主动脉血管增强 CT(见图 3-2)敏感度高并且能快速进行,是诊断主动脉夹层的首选检查。经食管超声诊断主动脉夹层有较高的敏感度,虽然对升主动脉的图像并不理想,但可以明确发现主动脉的撕裂及心脏堵塞。但经食管超声诊断在急诊室较难开展。近来,床旁心脏超声已经越来越受到重视,因为无须搬运患者、快速,可降低检查的风险。心脏超声发现游离瓣可以做出诊断,诊断的敏感度为 59%～83%,特异度为 63%～93%,尤其对 Stanford A 型主动脉夹层,敏感度高达 78%～100%。由于主动脉夹层患者病死率高,完善相关检查时,应向患者及家属充分告知风险性。

4. 食管破裂

食管破裂(esophageal rupture)或 Boerhaave 综合征是一种罕见且可能致命的疾病。此病大多发生在内镜检查或治疗后,有一部分由呕吐导致。一项回顾性研究发现,44 例胸痛患者经过 15 年后明确诊断为食管破裂,30 例患者在内镜检查后发病。

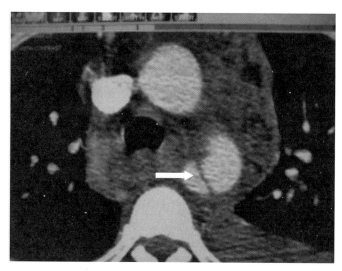

图 3-2　主动脉夹层的增强 CT(箭头所示为病变位置)

　　大多数患者食管破裂表现为胸痛或腹痛,最常见的体征是呼吸音减弱,虽然纵隔爆裂音(Hamman's crunch)是纵隔炎非常特异的体征,但很少能够在查体中被发现,有时会被误认为是心包摩擦音;皮下气肿可能出现在胸部或颈根部。胸片是最敏感的筛查工具。如果患者有气胸、纵隔积气和(或)胸腔积液,临床医师应考虑食管破裂可能(见图 3-3)。通常以吞咽试验为初步检查,但漏诊率可高达 25%,因此不能作为排除诊断的标准。内镜检查和胸部CT 扫描都有助于诊断。

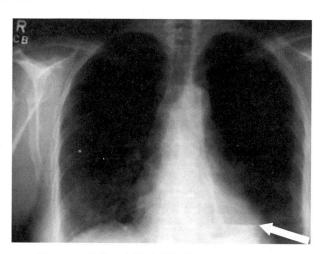

图 3-3　继发于食管破裂的胸腔积液(箭头所示)

5. 自发性气胸

　　自发性气胸(spontaneous pneumothorax)是指因肺部疾病使肺组织和脏层胸膜破裂,或靠近肺表面的肺大疱、细微气肿疱自行破裂,使肺和支气管内空气逸入胸膜腔。自发性气胸分为原发性和继发性。原发性多见于男性青壮年,继发性多见于患有慢性支气管炎、支气管哮喘、肺气肿、肺结核者。自发性气胸是急诊胸痛的病因之一,严重时(尤其是张力性气胸)

可危及生命,及时处理可治愈。张力性气胸是指较大的肺气泡破裂或较大、较深的肺裂伤或支气管破裂,裂口与胸膜腔相通,且形成单向活瓣,又称高压性气胸。吸气时空气从裂口进入胸膜腔内,而呼气时活瓣关闭,使腔内空气不能排出,致使胸膜腔内压力不断升高,压迫肺使之逐渐萎陷,并将纵隔推向健侧,挤压健侧肺,导致呼吸和循环功能产生严重障碍。

95%的患者主诉突发剧烈胸痛,伴有呼吸困难,严重程度与气胸面积有关。但也有5%的患者无症状,可能与其既往整体基础差有关。大多患者于平静时发病,只有10%的患者在运动时发病。胸痛多与呼吸活动有关。原发性气胸的患者一般呼吸困难症状相对较轻,只有气胸面积超过单侧肺组织的25%时才会出现低氧血症;而继发性气胸的患者,即使较小的气胸也会出现严重的呼吸困难及低氧血症。部分患者发病前有剧烈咳嗽史,在继发性气胸患者中尤其明显。若合并血胸且出血量大时,可出现低血容量的症状,如头晕、出冷汗,甚至晕厥等。在体格检查中,可能发现呼吸频率快、心率快、SPO_2低,甚至血压低,也可能无阳性发现。胸部查体可能发现气管偏向健侧、患侧胸廓饱满等,听诊可以发现患者呼吸音减弱。但对合并肺气肿的患者,听诊可能不易发现阳性体征,尤其合并包裹性气胸时。怀疑气胸的患者,应予以胸片检查,有助于诊断和鉴别。张力性气胸患者胸膜腔内的高压空气若被挤入纵隔,扩散至皮下组织,形成颈部、面部、胸部等处皮下气肿,胸片可以发现患侧外带肺纹理消失,内侧可看到外凸弧形的细线条形阴影及压缩的肺组织,还可以观察到气管及纵隔有无移位、有无液气胸(见图3-4)。胸部CT检查有助气胸病因的鉴别及气胸面积的评估,但美国胸科医师学会(ACCP)指南不建议将其作为基本检查。

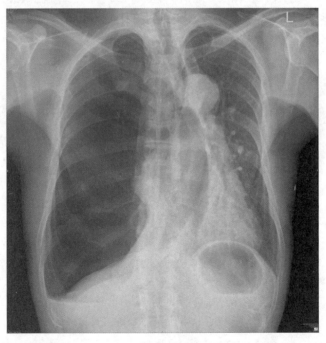

图 3-4 右 侧 气 胸

接诊气胸患者时要评估患者是否稳定。根据ACCP指南,以下患者判断为病情稳定患者:呼吸<24次/分,脉搏60~100次/分,血压正常,不吸氧时$SPO_2 \geqslant 90\%$,并且能够说一个完整的句子;否则为病情不稳定患者,需要立即给予吸氧、监护等。

▶ 诊疗流程

急性胸痛是急诊科常见的就诊症状,涉及多个器官系统,包括致死性疾病。通过健康宣教、建立胸痛中心等,相关病死率已有下降,但仍容易漏诊及误诊。因此,快速、准确鉴别诊断是急诊处理的难点和重点。中国《2019 年急性胸痛急诊诊疗专家共识》更新了胸痛诊治流程。《AHA/ACC 胸痛评估与诊断指南(2021 版)》提出以患者为中心的流程,快速识别ACS 等高危疾病。最终总结见急性胸痛评估流程图(见图 3-5)。

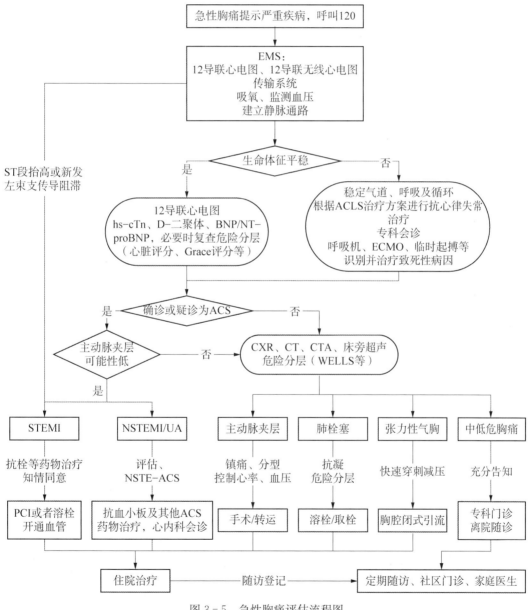

图 3-5　急性胸痛评估流程图

1. 评估病情和稳定生命体征

提示 ACS 的胸痛特征:胸痛为压迫性、紧缩性、烧灼感、刀割样或沉重感;无法解释的上腹痛或腹胀;放射至牙齿、耳朵、颈部、下颌、肩部、背部或左臂或双上臂;胃灼热、胸部不适伴恶心和(或)呕吐;伴持续性气短或呼吸困难;伴无力、眩晕、头晕或意识丧失;伴大汗。须注意,女性、糖尿病患者和老年患者有时症状不典型。分诊时应对有上述胸痛症状的患者立即给予心电图检查。

非 ACS 胸痛的特征:胸痛为锐痛,与呼吸或咳嗽有关;疼痛部位多变不固定;胸痛与转动身体或按压身体局部有关;持续时间很短的胸痛(<15 s)。非典型胸痛不能完全除外 ACS。传统的危险因素预测急性缺血的价值有限,其价值低于临床症状、心电图发现和心肌标志物。

在急诊或胸痛中心因急性胸痛就诊的患者,首先应立即评估病情严重程度,识别致命性疾病。

(1) 如果患者存在危及生命的症状和体征,包括突发晕厥或呼吸困难、血压<90/60 mmHg、心率>100 次/分、双肺啰音,立即建立静脉通路和吸氧等,稳定气道、呼吸及循环,根据加强心脏生命支持(advanced cardivascular life support,ACLS)治疗方案进行抗心律失常治疗,并请专科会诊。必要时予以呼吸机、体外膜肺氧合器(extracorporeal membrane oxygenerator,ECMO)、临时起搏等措施。最重要的还是识别并治疗致死性病因。

(2) 病情稳定的患者,10 min 内完成第一份心电图及体格检查,主要注意颈静脉有无充盈、胸痛与呼吸的关系、双肺呼吸音是否一致、双肺有无啰音、双上肢血压是否一致、心音是否可听到、心脏瓣膜有无杂音、腹部有无压痛和肌紧张。

(3) 了解病史,包括此次胸痛发作的时间,以及既往胸痛病史、心脏病史、糖尿病和高血压病史、药物治疗史。

(4) 尽快完善心肌标志物(推荐 hs - cTn)、D -二聚体、BNP/NT - proBNP 心血管三项标志物,以及血气分析、肾功能、血常规检测,必要时完善床旁胸片和床旁超声心动图检查。

(5) 经上述检查,确诊或疑似 ACS 且主动脉夹层危险性低时,按以下步骤处理。

2. 根据症状、心电图和心肌生化标志物确诊或疑似 ACS

(1) 心电图及临床表现 STEMI 的,诊断和治疗目标是尽可能降低再灌注治疗时间,挽救生命,改善预后。在充分告知下,根据情况行 PCI 或者溶栓以开通血管。临床研究明确显示,早期再灌注治疗是急性心肌梗死救治成功的关键,1 h 内成功再灌注的患者,病死率只有 1.6%,甚至可以阻止心肌梗死发生,而 6 h 内接受再灌注治疗的患者病死率增加到 6%。ACC/AHA 推荐开始溶栓治疗的时间窗是发病后 30 min 内,开始球囊扩张的时间窗是发病后 90 min 内。无论采用溶栓治疗还是 PCI,均受到医疗设备和患者因素的影响。

(2) 心电图及临床表现及危险分层(TIMI 评分、心脏评分、Grace 评分)考虑为 NSTEMI 或者不稳定型心绞痛的患者,应与患者及家属充分沟通,并告知病情,给予抗血小板及其他 ACS 药物治疗,请心内科会诊,决定下一步治疗方案。

(3) 对就诊时心电图和肌钙蛋白正常,且不能排除 ACS 的患者,须重复观察 6 h 后心电图或肌钙蛋白变化。如果患者持续胸痛,或需要应用硝酸甘油缓解,提示高危,建议短期、连续复查心电图和肌钙蛋白。

3. 不考虑 ACS 的患者

经上述评估不考虑 ACS 的患者,应根据病史,完善胸部 X 线片、CT、CTA、床旁超声检查,进一步排除致死性胸痛,如主动脉夹层、肺栓塞、张力性气胸、心包压塞等。其中胸痛三联 CTA 可同时鉴别 ACS、AAD、APE 三种高危胸痛,也是辅助胸痛患者明确诊断并评估病情的常用手段。根据不同的诊断,请专科会诊,决定下一步治疗方案。

▶▶ 指南和共识要点

（1）胸痛是急诊常见的临床症状,病因涵盖多个系统,误诊率及病死率高,应引起临床医师尤其是急诊科医师的高度重视。

（2）胸痛不仅意味着胸部的疼痛。胸部、肩部、手臂、颈部、背部、上腹部或下颌的疼痛、压迫感、紧绷感或不适感,以及呼吸急促和疲劳都应被视为等同于胸痛。

（3）在急诊时,每一位胸痛患者均须优先排查致命性胸痛,如 ACS、主动脉夹层、肺栓塞、食管破裂、自发性气胸(尤其是张力性气胸)等。

（4）规范化的胸痛评估与诊断对早期识别胸痛病因、挽救生命、改善预后、合理使用医疗资源有重要意义,如胸痛中心或者日本的心血管病监护病房(CCU)网络。其原则是按照科学程序、通过严格的流程和现代化管理措施,整合医院内外各种医疗资源,确保患者能在第一时间按照医疗常规和指南进入急救通道,得到及时、规范的诊断治疗。

（5）胸痛患者首先要关注生命体征。生命体征不平稳的患者须马上紧急处理,在抢救的同时积极明确病因。对生命体征稳定的胸痛患者,详细询问病史是病因诊断的基石。在大多数情况下,结合临床病史、体格检查以及特定的辅助检查,可以准确判断患者胸痛的原因。

（6）对胸痛患者的救治,时间是很宝贵的,不仅因为高危胸痛患者随时会有变化,而且关系到治疗的时间窗(如 ACS)。

（7）对胸痛患者均应在第一时间检测心电图,并由有经验的医师解读,有助高危患者的筛选。

▶▶ 诊治误区

误区一:这个患者才 30 岁,这么年轻,不会是急性心肌梗死。

虽然 30 岁不是心肌梗死的高发年龄段,但是不能以此为依据就排除心肌梗死。随着生活水平提高,冠心病已经呈现"年轻化",30 岁的年轻人患急性心肌梗死不再是罕见病例,年龄不是排除急性心肌梗死的因素。

误区二:患者是自己走进来的,前面还好好的啊,怎么一下就开始进行心肺复苏了?

胸痛患者可能为致命性病因,急性心肌梗死、主动脉夹层等的病情都随时会发生变化的,甚至会发生脑猝死,不要因为看似"平稳"就掉以轻心。

误区三:患者的心电图及心肌标志物检查(一次)是正常的,而且胸痛也缓解了,我让她回去了。怎么她今天来就急性心肌梗死了呢?

对于胸痛患者,尤其是高危患者,一次心电图或心肌标志物正常,有时不能完全排除急性心肌梗死,应观察病情的动态变化,以防漏诊。

误区四:这个患者血压正常,双上肢血压差不明显,不会是主动脉夹层。

虽然双上肢血压差有助提示主动脉夹层的诊断,但无双上肢血压差并不能排除主动脉夹层,这是因为病变不累及头臂干或左锁骨下动脉时,双上肢血压差可不明显。主动脉夹层的"金标准"还是主动脉增强 CT。

误区五:这是个胸痛患者,应该尽快完善检查明确病因,用药是之后的事情。

的确,明确病因对胸痛患者很重要。但是对胸痛患者首先要做的是评估生命体征。评估病情是否平稳,不要贸然进行检查,尤其是一些有风险的检查。若生命体征不平稳,应该积极稳定病情,同时寻找病因。

误区六:这个患者生命体征不平稳,必须等生命体征稳定后行增强 CT 检查才能明确是否是主动脉夹层或肺栓塞。

虽然生命体征不平稳的患者不宜行 CT 检查。但若是主动脉夹层或大面积肺栓塞,在无对应治疗的情况下,生命体征不会平稳,患者可能在不明原因下死亡。因此,在不能行 CT 检查的情况下,可以选择其他替代检查,如床旁超声心动图有助诊断。

误区七:患者无双下肢水肿症状,不考虑有下肢静脉血栓,也就不考虑肺栓塞可能。

合并下肢静脉血栓的患者易发生肺栓塞,但并不是所有肺栓塞患者合并下肢静脉血栓。同时,无下肢水肿也不是排除下肢静脉血栓的依据。

误区八:既然胸痛病因多种多样,那就"广撒网",相关的检查都做就可以了。

对于胸痛患者,体格检查和询问病史极为重要,可以提供检查方向,做到有的放矢,而"广撒网"不仅会增加患者的痛苦及经济负担,还有可能延误治疗,增加风险。急性胸痛评估流程如图 3-5 所示。

──病例解析──

由前所述可知,这两名患者不能"稍等",要立即处理,并且不应有先后,应同时快速处理,因为患者病情随时可能变化,甚至死亡。因此可呼叫另一名医生协助,同时对两名患者进行诊疗。

患者 A 即刻行心电图检查(见图 3-6),提示 ST 段 $V_1 \sim V_6$ 弓背向上抬高 0.5～5 mm,立即给予心电监护、吸氧、开通静脉通道,并向患者及家属询问病史,得知患者胸痛已 4 h,左侧压榨性痛,持续不能缓解,既往有高血压及吸烟史。询问急救人员得知,在转运途中患者生命体征平稳,心电监护未发现恶性心律失常,无意识丧失。考虑患者为急性 ST 段抬高性心肌梗死,立即进入 STEMI 流程,依据循证,进入胸痛中心,开启导管室的快速流程和绿色通道。在急诊科、心内科、影像科的协作下,进行急诊 PCI。图 3-7 所示为该患者的急诊造影结果,提示前降支完全堵塞。

患者 B 入院心电图如图 3-8 所示,未发现 ST 段抬高。但患者胸痛明显,持续不能缓解,血压偏低,人略烦躁,立即给予心电监护,吸氧,开通静脉通道。向患者及家属询问病史,患者 7 h 前无明显诱因突发胸骨后疼痛,呈刀割样、持续,伴恶心呕吐,呕吐物为胃内容物,并有出冷汗。患者既往有高血压病史,心电图虽无 ST 段抬高,但结合胸痛情况,生命体征不平稳,还应考虑主动脉夹层、肺栓塞,甚至 NSTEMI 等严重的疾病。

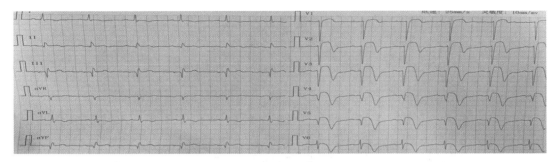

图3-6 患者A的心电图表现

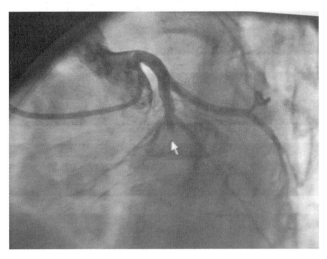

图3-7 患者A冠状动脉造影结果

注 箭头所示为病变部位。

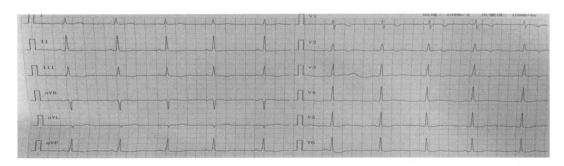

图3-8 患者B的心电图表现

按照诊治流程,在确保生命体征平稳的同时,完善体格检查、血生化检查等,还应进行影像学检查。结合患者胸痛表现及既往病史,高度怀疑主动脉夹层可能。在患者生命体征平稳,并充分向患者及其家属讲解风险及获益后,患者完善了主动脉增强CT检查(见图3-9)。CT影像可见升主动脉、主动脉弓及降主动脉夹层伴附壁血栓形成。至此,主动脉夹层诊断明确,患者及时转入胸外科行主动脉置换术。

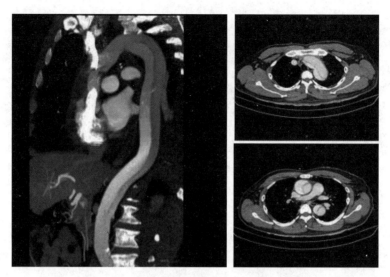

图 3 - 9　患者 B 主动脉 CTA 检查结果

（俞芸，王海嵘）

参 考 文 献

［1］ Adlam D, Alfonso F, Maas A, et al. European Society of Cardiology, acute cardiovascular care association, SCAD study group: a position paper on spontaneous coronary artery dissection ［J］. Eur Heart J, 2018,39(36):3353 - 3368.

［2］ Baliga R R, Nienaber C A, Bossone E, et al. The role of imaging in aortic dissection and related syndromes ［J］. JACC Cardiovasc Imaging, 2014,7(4):406 - 424.

［3］ Gulati M, Levy PD, Mukherjee D, et al. 2021 AHA/ACC/ASE/CHEST/SAEM/SCCT/SCMR Guideline for the evaluation and diagnosis of chest pain: a report of the American College of Cardiology/American Heart Association Joint Committee on clinical practice guidelines ［J］. Circulation, 2021;144(22):e368 - e454.

［4］ Khan N A, Daskalopoulou S S, Karp I, et al. Sex differences in acute coronary syndrome symptom presentation in young patients ［J］. JAMA intern Med, 2013,173(20):1863 - 1871.

［5］ Labovitz A J, Noble V E, Bierig M, et al. Focused cardiac ultrasound in the emergent setting: a consensus statement of the American Society of Echocardiography and American College of Emergency Physicians ［J］. J Am Soc Echocardiogr, 2010,23(12):1225 - 1230.

［6］ Regitz-Zagrosek V, Oertelt-Prigione S, Prescott E, et al. Gender in cardiovascular diseases: impact on clinical manifestations, management, and outcomes ［J］. Eur Heart J, 2016,37(1):24 - 34.

［7］ Stepinska J, Lettino M, Ahrens I, et al. Diagnosis and risk stratification of chest pain patients in the emergency department: focus on acute coronary syndromes. A position paper of the Acute Cardiovascular Care Association ［J］. Eur Heart J Acute Cardiovasc Care, 2020,9(1):76 - 89.

［8］ Templin C, Ghadri J R, Diekmann J, et al. Clinical features and outcomes of takotsubo (stress) cardiomyopathy ［J］. N Engl J Med, 2015,373(10):929 - 938.

［9］ ten Wolde M, Söhne M, Quak E, et al. Prognostic value of echocardiographically assessed right ventricular dysfunction in patients with pulmonary embolism［J］. Arch Intern Med, 2004,164(15):1685-1689.

［10］ 急诊胸痛心血管标志物联合检测共识专家组,中国医疗保健国际交流促进会急诊医学分会.急诊胸痛心血管标志物联合检测专家共识［J］.中华急诊医学杂志,2022,31(4):11.

［11］ 徐巧莲,万献尧.急性肺血栓栓塞的诊断和治疗［J］.中国呼吸与危重监护杂志,2011,10(3):308-312.

［12］ 中国胸痛中心联盟,中国心血管健康联盟,苏州工业园区心血管健康研究院,等.《中国胸痛中心质控报告(2021)》概要［J］.中国介入心脏病学杂志,2022,30(5):7.

［13］ 中华心血管病杂志编辑委员会,胸痛规范化评估与诊断共识专家组.胸痛规范化评估与诊断中国专家共识［J］.中华心血管病杂志 2014,42(8):627-632.

［14］ 中华医学会急诊医学分会,中国医疗保健国际交流促进会胸痛分会,陈玉国.急性胸痛急诊诊疗专家共识［J］.中华急诊医学杂志,2019,28(4):413-420.

第四章 急性背痛

—病例导入—

患者 A 男,57 岁,因"持续性胸背部撕裂样疼痛 2h"就诊。患者自述就诊前 2h 无明显诱因下出现胸部及背部剧痛,疼痛如撕裂样,不能忍受,伴大汗、气急。有高血压病史,未服用降压药物控制。患者自服保心丸后症状无缓解,遂由 120 送院就诊。

患者 B 女,87 岁,因"跌倒后腰背部疼痛 2 天"就诊。患者 2 天前不慎跌坐在地后出现腰背部持续性疼痛,位于中央,呈持续性,无法坐立,平卧位疼痛稍缓解。有骨质疏松史。因疼痛不能缓解,由家属送至急诊科就诊。

请问:

1. 针对急性背痛患者,应考虑的诊断是什么?

2. 患者的背痛是否高危,应如何进行鉴别诊断?

目前,因急性背痛(acute backache)来院急诊科就诊的患者越来越多。由于疼痛是患者的一个主观主诉,不易通过直接的方法测量,且常伴随其他症状,为诊断最复杂的症状之一。急诊背痛存在大量的鉴别诊断,有些诊断如果忽略可能危及生命。对于急诊科医生,应本着减少病痛、降低治疗费用、缩短病情评估时间,并杜绝遗漏严重病因的原则来处理这些病例。特别对于胸背痛患者,首先要考虑是否存在主动脉夹层、肺栓塞、急性冠状动脉综合征(ACS)、自发性食管破裂及张力性气胸等高危性疾病。对于腰背痛患者,首先要考虑马尾综合征、脊髓感染、蛛网膜下腔出血、肿瘤、内脏性疾病等。背痛时最重要的是判断疼痛发作剧烈程度及是否存在危险因素。快速判断引起背痛的危险因素,并准确评估患者的病情,给予合理的治疗意见,避免遗漏严重病因。

▶ 病因学特征

引起背痛的原因是多方面的。背痛可分为骨骼肌肉性背痛(机械性因素导致的背痛)、特异性背痛(系统性病因导致的背痛)、内脏疾病引起的背痛和其他背痛(包括未知原因的背痛),如表 4-1 所示。其中以脊柱和肌肉骨骼病变引起背痛最常见,占所有背痛病例的 90% 以上,病史及体格检查应侧重寻找神经系统症状和体征。特异性疾病或内脏性病变引起的背痛患者往往会伴随其他症状,背痛可能不是患者就诊的主要原因,但情况往往较危急。急性背痛一般多与机械性因素有关,或者与破坏性病变导致的机械因素有关(如肿瘤侵蚀导致的骨折或压迫）。

表 4-1 背痛的常见病因

骨骼肌肉性背痛	特异性背痛	内脏疾病牵涉性背痛
拉伤（韧带、肌肉、筋膜）	肿瘤性	心脏疾病
椎间盘突出压迫	感染性	肺栓塞
椎间盘源性疼痛	免疫性	主动脉夹层
脊柱关节退行性变	蛛网膜下腔出血	肾脏疾病
椎体滑脱	气胸	消化道病变
椎管狭窄	变形性骨炎	骨盆疾病
外伤性骨折	镰状细胞贫血	
脊柱侧凸	带状疱疹 骨硬化或韧带骨化	

　　临床工作中，急诊科医生应该高度重视并明确背痛患者病史和查体中的危险因素（见表 4-2）。如果患者的病史和各项体格检查中包含一些危险因素，说明患者背部疼痛的潜在病因非常严重。重视这些危险因素有助急诊科医生快速、准确地评估患者病情，给予合理的治疗意见，并避免遗漏严重病因。

表 4-2 评估背痛的危险因素

病　史	查　体
疼痛部位、性质、持续时间、伴随症状	血压、呼吸、氧饱和指数
是否有外伤史	胸部体征
既往史	神经系统体征
服药史	腹部体征
二便变化	
体重变化	

▶ 流行病学特征

　　成年人群中，背痛是最常见的健康问题之一。据统计，70%～80%的成年人一生中曾受到过背部疼痛的困扰。在美国，腰背痛占就诊主诉的第 5 位。背痛也是造成失业的重要原因之一。在美国有 1%永久丧失劳动力的人群是由背痛引起的。通常认为，背痛的发作是自限性的。据统计，50%的急性背痛患者制动 2 周后疼痛好转，70%的患者制动 1 个月后恢复正常；但仍有 10%的患者背痛持续 3 个月后不好转，需要到医院就诊，其中部分背痛患者潜在的病因非常严重，甚至危及生命。

病理生理学特征

背部的解剖学结构包括皮肤、皮下组织、筋膜、肌肉、韧带、椎骨、椎间盘、硬膜、脊髓和神经、大血管(主动脉和下腔静脉)、腹膜后组织或器官(肾脏、肾上腺、胰腺和淋巴结)以及胸腔、腹腔或盆腔脏器。这些组织或器官的任何病理过程均可能产生背部疼痛。

脊柱依靠椎间盘、关节突关节、前后纵韧带、黄韧带、棘上、棘间韧带、横突韧带等将各脊椎连接而成。骶棘肌、腰背肌和腹肌等协调增强稳定性。以上任何一种结构的病损,均会使脊柱的稳定和平衡受到损害而产生疼痛症状。内脏病变通过直接侵袭或循环通道可以累及胸膜、腹膜与脊柱腰段周围组织,也可以通过感觉传入纤维刺激疼痛,从而牵涉背部皮肤筋膜引起背痛。

诊断及鉴别诊断

一、诊断

1. 胸背痛

胸背痛一般是指定位于肋缘以上背部区域的疼痛、肌肉紧张或僵硬,伴或不伴有其他胸部症状。

1) 主动脉夹层(aortic dissection) 是心血管疾病的危重急症,如不及时诊治,48 h 病死率可高达 50%。主动脉夹层的年自然发病率为 2~3/10 万人。主动脉夹层患者中 80% 合并高血压,其中有 1%~5% 会表现为急性心肌梗死。

主动脉夹层的病因包括主动脉的钝性创伤、主动脉壁炎症反应、先天性主动脉畸形(主动脉二尖瓣化畸形、狭窄和主动脉缩窄)和遗传性疾病(马方综合征、特纳综合征)。询问病史时应侧重注意是否存在这些危险因素。

主动脉夹层的分型方法中应用最为广泛的是 Stanford 分型和 Debakey 分型。Debakey 分型将主动脉夹层分为三型:Ⅰ型主动脉夹层起源于升主动脉,扩展超过主动脉弓到降主动脉,甚至腹主动脉(此型最多见);Ⅱ型主动脉夹层起源并局限于升主动脉;Ⅲ型主动脉夹层起源于胸降主动脉左锁骨下动脉开口远端,并向远端扩展,可直至腹主动脉。Stanford 大学的 Daily 等将主动脉夹层分为两型:无论夹层起源于哪一部位,只要累及升主动脉者都称为 A 型;夹层起源于胸降主动脉且未累及升主动脉者称为 B 型。目前临床上多采用 Stanford 分型方法。

疼痛为本病突出而有特征性的症状,约 96% 的患者有突发、剧烈而持续不能耐受的疼痛。撕裂口在降主动脉时,肩胛间最痛,背、腹疼痛也强烈提示降主动脉夹层。

对怀疑主动脉夹层的患者最重要的是尽快明确诊断。在急诊室遇到的典型主动脉夹层患者往往是 60 岁左右的男性,其中 90% 具有高血压病史和伴突发剧烈胸背痛史。如果并存主动脉瓣严重反流可迅速出现心力衰竭、心包压塞,导致低血压和晕厥。主动脉分支动脉闭塞可导致相应的脑、肢体、肾脏、腹腔脏器缺血症状,如脑梗死、少尿、截瘫等。

约 20% 的患者可发生周围动脉搏动消失。夹层导致主动脉增宽亦会有压迫邻近脏器的临床表现。例如,左侧喉返神经受压时可出现声带麻痹,在夹层穿透气管和食管时可出现咯血和呕血;夹层压迫上腔静脉出现上腔静脉综合征,压迫气管表现为呼吸困难,压迫颈胸神经节出现霍纳综合征,压迫肺动脉出现肺栓塞体征;夹层累及肠系膜和肾动脉时可引起肠麻痹乃至坏死和肾梗死等体征。60%以上的患者胸部 X 线平片可发现主动脉影增宽。急诊CT 扫描偶可发现主动脉双管征,其诊断主动脉夹层的敏感度和特异度可达 98%。

确定主动脉夹层的病因、分型是决定其治疗策略的重要依据,在获得完整的病史和CTA 或 MRA 等影像学资料后应尽快做出综合判断。对血流动力学稳定的急性主动脉夹层患者,急诊的初步治疗措施主要是控制疼痛和血压。对于血流动力学不稳定的患者,应立即抢救,维持生命体征,紧急手术。

2) 肺栓塞(pulmonary embolism)　以各种栓子阻塞肺动脉或其分支为发病原因的一组疾病或临床综合征的总称,包括肺血栓栓塞症(pulmonary thromboembolism,PTE)、脂肪栓塞综合征、羊水栓塞、空气栓塞等,其中肺血栓栓塞症为肺栓塞的常见类型。肺栓塞的临床表现多种多样,包括呼吸困难、胸痛、背痛、咯血、头晕等。肺栓塞的堵塞部位及栓子大小决定了疾病的严重程度。若栓子堵塞在左右肺动脉主干,可出现血流动力学不稳定。堵塞在分支血管的小栓子可能仅出现呼吸或心率加快。体格检查可能仅发现低氧或心率增快,多须病史及辅助检查明确诊断。肺栓塞患者常有制动、长期卧床、骨折外伤、手术、肿瘤或药物使用(如避孕药)的病史,故急诊科医生在询问病史时应仔细采集相关信息。辅助检查中血浆 D-二聚体浓度>500 μg/L 对判断肺栓塞有非常好的敏感度(98%),但其特异度不高。多数研究者认为,血浆 D-二聚体≤500 μg/L 可基本排除肺栓塞的诊断。急诊肺动脉CTA 可帮助急诊科医生明确肺栓塞的诊断。

3) 急性冠脉综合征(ACS)　是一组心肌缺血引起的临床综合征,主要包括不稳定型心绞痛(UA)、ST 段抬高型心肌梗死(STEMI)和非 ST 段抬高型心肌梗死(NSTEMI)。临床诊断主要依靠存在胸背部疼痛、心电图改变、心肌酶谱及心肌损伤标志物异常。该疾病的患者常有明确的冠心病史或反复胸背部不适的病史,不适部位可放射至左肩,甚至累及背部。此外,询问病史时应着重了解患者近期疼痛程度是否加重、疼痛性质是否改变、持续时间是否延长及是否在休息或活动后出现疼痛等的情况,这对评估 ACS 严重程度有重要意义。辅助检查方面,急诊心电图可发现缺血性改变(ST 段压低)或典型的 ST 段抬高型心肌梗死表现,而心肌酶谱及心肌损伤标志物能帮助明确诊断。ACS 在急诊疾病中的占比较高,在临床工作中应更加提高警惕。

4) 自发性食管破裂　在频繁、剧烈呕吐后,食管下端可发生撕裂,进而破入纵隔或胸膜腔,患者常感到剧烈疼痛,可放射至胸背部或肩部,可出现一侧胸腔积液或积气、皮下气肿等体征。注意与自发性气胸、贲门黏膜撕裂症鉴别,胃镜、腹部超声及胸腹部 CT 检查有助鉴别。

5) 气胸(pneumothorax)　指胸膜腔内积气。自发性气胸常在突然用力后出现一侧剧烈胸痛或胸背痛,伴有呼吸困难,体征有气胸或胸腔积液。外伤患者亦可能因为肋骨骨折导致气胸或血气胸,查体能发现胸廓局部压痛。部分气胸患者可只感觉轻微胸痛或胸背痛,而无明显的呼吸困难,气胸的体征不明显,容易漏诊。胸部 X 线片或 CT 检查有助本病的诊断。床旁超声可显示胸膜滑移征消失,M 型超声可发现平流征或肺点。张力性气胸是可迅速致死的急危重症,应立即行胸腔闭式引流,使气体排出,促使肺膨胀。

2. 腰背痛

腰背痛一般是指定位于肋缘至臀皱褶下缘区域的疼痛、肌肉紧张或僵硬,伴有或不伴有腿部疼痛或其他症状。腰背痛并不是疾病的名称,而是一些疾病的症状或综合征。腰背痛病因复杂,除腰背部局部病变引起的损伤外,也可由特异性疾病和内脏器官疾病引起,最常见的病因是由椎间盘变性引起的腰背痛。但腰背痛的病因多样,亦存在严重后果,也是需要快速处理的疾病,应引起急诊科医生的高度重视。急性腰背痛常见且危急的疾病如下。

1) 蛛网膜下腔出血(subarachnoid hemorrhage,SAH)　是各种原因引起的颅内和椎管内血管突然破裂,血液流至蛛网膜下隙的统称。其病因包括颅内动脉瘤、脑动静脉畸形、高血压脑动脉硬化和烟雾病等。动脉瘤破裂好发于 30~60 岁,女性多于男性,而血管畸形多见青少年。发病前常无先兆,患者突然出现剧烈头痛、烦躁、脑膜刺激征与血性脑脊液,开始时仅蛛网膜下腔血液向下流刺激脊膜和脊神经根,有剧烈头痛、颈项痛,可致剧烈的腰背痛和下肢痛。绝大多数病例发病数小时出现脑膜刺激征,以颈项强直最为明显。意识障碍与出血量有关,患者一般神志清楚,也可有不同程度意识障碍。少数患者急性期出现精神症状,如欣快、谵妄、幻觉等,2~3 周后自然消失。急诊头颅 CT 检查能帮助诊断的确立。

2) 内脏疾病　主要见于腹膜后疾病、腹腔疾病及盆腔疾病。

(1) 腹膜后疾病。①肾结石:主要症状是疼痛和血尿,疼痛一般为腰部肾区或上腹部的钝痛、隐痛或绞痛,为阵发性,常突然发生,呈刀割样痛,可经下腹部放射到大腿内侧,有时伴有恶心呕吐、面色苍白、脉搏细弱、血压下降。血尿多在活动或剧烈绞痛后发生,伴有尿频、尿急、尿痛等合并感染时可出现发热。②肾盂肾炎:常有腰部酸痛,慢性期无尿路刺激征或症状较轻,临床上容易误诊;急性期常有明显的尿路刺激症状、脓尿,并伴有寒战、发热、白细胞计数增高等细菌感染的表现。③肾周脓肿:常伴有腰部胀痛,弯腰时疼痛症状明显加重,可出现肿块。常有全身严重感染表现,CT 或 MRI 检查有助于明确诊断。④慢性肾小球肾炎:部分患者主诉有腰痛,特别是 IgA 肾病患者,原因未明。患者常有血尿、蛋白尿、管型尿、高血压和肾功能不全。尿红细胞相差显微镜检查发现畸形红细胞,肾活检有助于明确诊断。⑤肾上腺和腹膜后疾病:肾上腺肿瘤和腹膜后肿瘤常导致腰背痛,多为持续性胀痛或钝痛。腹膜后肿瘤以淋巴瘤多见;腹膜后纤维化也可压迫输尿管等结构而引起腰背痛。⑥主动脉瘤:胸腹主动脉瘤可出现腰背部疼痛,尤其当动脉瘤破裂形成主动脉夹层时,患者表现为突发性腰背部剧烈疼痛,多见于有高血压史的老年人,应注意鉴别诊断。⑦胰腺疾病:急性胰腺炎可出现左背部放射性痛,胰腺的痛觉神经也可由内脏神经纤维束传至第 6~11 胸神经节,因此急性胰腺炎的急腹症常向左侧腰背部神经放射。⑧胰腺癌:尤其是腺体和尾部肿瘤,常有顽固性难忍的腰背部疼痛;患者夜间不能入睡,不能平卧,疼痛在脊柱屈曲时减轻、坐位时感到舒适。患者常有黄疸、消瘦和衰竭。

(2) 腹腔疾病。①胆囊炎:可因刺激膈神经末梢而产生肩背部疼痛,这类患者同时也可伴有右上腹胆囊区压痛。②消化系统溃疡:胃及十二指肠溃疡患者可表现为胸背部疼痛,疼痛偏左侧,在同一区域可查及压痛点;穿透性溃疡有明显疼痛,非穿透性溃疡也可有背部放射痛。尤其是十二指肠球后溃疡,患者通常已有消化系统症状,有时伴有上腹部疼痛,疼痛与脊柱活动无关。

(3) 盆腔疾病。①前列腺炎:多见于 30~40 岁的男性,常与慢性精囊炎同时存在。主要症状为腰痛、会阴部不适感、尿道灼热感、尿频和神经衰弱症状。检查前列腺发现白细胞增多、卵磷脂减少。②子宫内膜异位症:腰骶部或下腹部阴道疼痛,常在月经来潮前出现,月经期持续疼痛,少数在月经干净后可以加重。伴有月经失调、月经量过多和性交痛,月经期前出现恶心呕吐。③慢性盆腔炎:下腹部或腰部隐痛或明显疼痛,月经周期不规则,闭经或偶尔月经量非常多,白带有异味,有大量的阴道分泌物,时常出现尿痛、食欲下降,伴有恶心呕吐。

3) 腰椎间盘突出症(lumber intervertebral discherniation) 是椎间盘变性,纤维环破裂,髓核突出或压迫神经根、马尾神经所表现的一种综合征。腰背痛是大多数腰椎间盘突出患者最先出现的症状,发生率约91%。由于纤维环外层及后纵韧带受到突出髓核刺激而产生疼痛,有时亦影响到臀部。腰椎间盘突出压迫坐骨神经、马尾神经时,会引起坐骨神经痛和马尾综合征。

马尾综合征的发生率极低,但在急诊中是需要紧急处理的疾病。若考虑该疾病须立即行影像学检查(CT/MRI)并减压。询问病史时应注意患者有无尿潴留、尿失禁、括约肌功能减弱、肛周感觉减退或下肢无力,同时注重神经系统查体(直腿抬高试验、踝反射、跖屈、背屈等)。马尾病变可以导致永久性瘫痪和膀胱功能障碍,要早期识别和治疗。

CT 与 MRI 检查诊断腰椎间盘突出的作用相似。CT 检查的敏感度为 $62\%\sim90\%$,特异度为 $70\%\sim87\%$;MRI 检查的敏感度为 $60\%\sim100\%$,特异度为 $43\%\sim97\%$。对怀疑椎间盘突出的患者行 X 线片检查没有诊断价值,应行 CT/MRI 检查以明确诊断。

4) 椎体压缩骨折 此类患者常因外伤或跌倒后出现背痛至急诊科就诊。椎体压缩骨折的典型症状常有坐位或直立后背部疼痛加剧,平卧时症状可明显缓解。查体可发现脊柱压痛。行脊柱 X 线片或 CT 检查能明确诊断。值得注意的是,部分患者可能没有创伤史,可能因高龄、骨质疏松、长期使用糖皮质激素或肿瘤等因素导致自发性骨折。

椎体压缩性骨折的患者须制动平卧,可行腰带固定及手术治疗。椎体具有承重功能,急诊科接诊该类患者时应高度注意是否存在椎体压缩性骨折,避免漏诊等情况。

5) 感染性疾病 在免疫功能低下的患者(糖尿病、静脉吸毒、器官移植、肿瘤患者)中,引起背痛的原因主要是感染,包括硬脊膜外脓肿、脊髓骨髓炎。硬脊膜外脓肿虽然罕见,却是严重腰痛的原因之一。该病常有发热和不适等初始症状,通常不具特异性,局限性腰痛可能会逐渐发展为神经根性疼痛,若不治疗还可出现神经功能障碍。危险因素包括近期脊柱注射或硬膜外置管、注射吸毒以及其他感染,如邻近骨或软组织感染或菌血症。对此类患者,应尽早完善脊髓 MRI 检查以明确病因。

脊椎骨髓炎患者大多存在腰痛,症状常在数周或数月间逐渐加重,可能伴或不伴发热。椎间盘也可能出现感染(椎间盘炎),临床表现包括体位性不适、触痛、神经系统体征/症状,但具体症状可能取决于感染程度。流行病学数据显示,脊椎骨髓炎的发生率随着年龄增加而增加,男性发病率高于女性。该病可能多为与医疗相关或术后并发症,由菌血症血源性传播引起。其他危险因素包括免疫功能低下和注射吸毒等。

6) 肿瘤 年龄>50 岁且首次发作腰背痛,既往有肿瘤病史的患者,应高度警惕肿瘤的可能。恶性肿瘤患者的腰背痛典型表现为持续性、进展性后背痛,经休息后不能缓解。恶性肿瘤患者夜间疼痛加剧,夜间接诊时遇到持续腰背痛的患者应引起重视。疼痛可发生于脊髓压迫症状出现前数周甚至数月,脊髓压迫症状一旦出现,病情进展迅速。

骨转移性肿瘤患者中约1%会出现后背痛,常见的肿瘤来源为乳腺癌、肺癌、前列腺癌、肾癌及甲状腺癌、骨髓瘤及淋巴瘤。胸背痛较常见,因大部分肿瘤转移常侵犯胸椎,而前列腺肿瘤常侵犯腰椎。溶骨性病变常见于肾母细胞瘤、骨髓瘤、非霍奇金淋巴瘤、黑色素瘤、非小细胞肺癌及甲状腺癌。

值得注意的是,如果有癌症病史的患者突发剧烈疼痛,应考虑病理性骨折,也可能因脊髓受压或脊柱失稳引起神经系统症状。急诊进行影像学检查有助确诊。

7) 强直性脊柱炎(ankylosing spondylitis)　是脊椎的慢性进行性炎症,好发于青年男性,以腰背部疼痛和僵硬为主要临床表现,疼痛持续存在,夜间显著,休息时加重。随着疾病的发展,脊柱前屈和侧弯活动受限。正常的颈椎和腰椎生理性前凸消失,可累及下肢关节,伴有附着点炎(如跟腱炎),还可出现关节外表现,如虹膜炎及主动脉根部病变。实验室检查红细胞沉降率和 CRP 可升高,90%的患者人类白细胞抗原-B27(HLA-B27)阳性。X 线片显示骶髂关节骨质虫蚀样破坏、关节融合、椎体方形变、椎小关节模糊、椎旁韧带骨化呈"竹节样脊柱"。MRI 检查对本病早期诊断有重要价值,可以发现骶骨和髂骨在邻近骶髂关节面附近有骨髓水肿,还可见椎体、椎骨骨髓水肿以及棘间韧带附着点炎等表现,在压脂相的 T_2 加权像(T_2WI)中呈高信号。MRI 增强扫描可发现骶髂关节滑膜炎,而多功能超声检查对外肘关节的附着点炎症具有较好的诊断意义。

8) 脊柱痛风(gout)　是嘌呤代谢紊乱引起高尿酸血症,尿酸沉积在关节所引发的炎症。该病最常累及第一跖趾关节,也可以累及任何关节,严重时累及脊柱、髋部、肩部、骶髂关节、胸锁关节和肩锁关节等。病变累及脊柱或骶髂关节时表现为腰背部疼痛,可以是持续的慢性钝痛,也可以是急性发作性剧痛,伴或不伴有神经根痛。尿酸盐可沉积在腰椎椎弓根、椎板和黄韧带。脊柱痛风石或滑膜囊肿可导致椎管狭窄,引起神经性跛行。影像学检查可发现因尿酸盐沉积侵蚀椎骨,导致骨质破坏或硬化。脊柱近关节区或关节内形成软组织团块影,密度高于周围软组织,边界清楚,周围有钙化,可压迫脊髓或马尾神经。CT 扫描可有类似炎症或肿瘤表现。MRI 有助鉴别诊断,在 T_2WI 中表现为低密度影,周围有纤维组织包绕。但增强对比时,痛风石也可强化,与炎症和肿瘤较难区别。出现脊柱痛风者,往往病情十分显著,有多年高尿酸血症和反复痛风发作病史,全身多关节受累、畸形并有多处痛风石形成,结合影像学检查,比较容易做出鉴别诊断。

二、鉴别诊断

临床上多数背痛呈良性过程,但少数是严重疾病的表现之一。如果延误诊治,可能出现严重后果。因此,急诊科医师接诊急诊背痛患者首先应鉴别、排除严重疾病(见表 4-3)。

表 4-3　急诊科医师如何鉴别背部疼痛

疾病严重程度分类	病　因
威胁生命的疾病	主动脉夹层(上中背部) 急性冠脉综合征(ACS) 肺栓塞(上中背部) 蛛网膜下腔出血(下中背部) 自发性食管破裂 急性气胸(尤其是张力性气胸)

（续表）

疾病严重程度分类	病 因
立即威胁生命的脊髓疾病	马尾综合征 少数肿瘤 血肿 脓肿 椎间盘突出（很少引起严重的威胁生命的症状）
比较紧急的情况	心脏疾病:心内膜炎 肾脏疾病:肾盂肾炎、肾结石、肾动脉夹层 腹部因素:胃肠穿孔 脊柱疾病:不稳定性骨折 妇科疾病:胎盘早剥
严重但不十分凶险	脊椎疾病:脊髓炎、脊柱结核、肿瘤、骨折、滑脱 椎间盘疾病:椎间盘突出、椎间盘炎 风湿性疾病:强直性脊柱炎 代谢性疾病:骨质疏松症、甲状旁腺功能亢进症、脊柱痛风 腹部疾病:胰腺炎 妇科疾病:盆腔炎
不太严重（但可能在急诊科就诊）	肾脏疾病:输尿管绞痛 妇科疾病:怀孕、子宫内膜异位症、痛经 肌肉、骨骼疾病:腰骶病变 胸部疾病:反流性食管炎、胸膜炎 心脏神经症 带状疱疹

对于急性背痛患者,要详细询问背痛的部位、程度、范围、持续时间、伴随症状、有无外伤、有无类似发作病史等,结合体格检查、辅助检查的综合分析,进行病因学诊断。急性背痛的临床表现各异,病情千变万化,危险性也存在着较大的区别。虽然多数背痛无生命危险,但有少数背痛可能预示有严重的不良预后,如主动脉夹层、ACS、肺栓塞、自发性张力性气胸、蛛网膜下腔出血等高危疾病。越是严重的疾病,其预后就越具有时间依赖性,即诊断越早,治疗越及时,预后越好。反之则带来灾难性后果。

诊断及鉴别诊断时要重点注意的因素如下:

（1）病史和伴随情况。在接诊急性背痛的患者时,要尽可能利用有限的时间仔细询问病史和体格检查。在询问现病史时,需要注意背痛诱发和加重的因素,背痛的部位、性质、持续时间、缓解方法,是否为放射性疼痛,有无晕厥、胸闷、气急、发热、单侧肢体水肿等特殊的伴随症状等。同时要询问患者既往有无高血压、糖尿病、冠心病等疾病,目前使用药物的剂量、临床疗效、有无不良反应、服药依从性好坏等情况。并了解患者近期有无手术、外伤、长期卧床等情况。

（2）在体格检查时强调既要全面又要有的放矢,尤其要注意生命体征的变化。有些疾病经过仔细的体格检查就能够发现特征性的表现。例如,一侧呼吸音消失提示气胸,剧烈胸背痛患者存在脉搏不对称及血管杂音强烈提大动脉夹层,心包摩擦音则是心包炎的重要体征,主动脉瓣狭窄或关闭不全各有特征性杂音,局部触压痛则可能是骨骼脊柱疾患。

(3) 必要的辅助检查以进一步明确病因。血常规是判断有无感染必不可少的检查,心电图、肌钙蛋白、心肌酶学检查是确诊急性心肌梗死的重要手段,D-二聚体对急性肺栓塞的诊断有较好的支持价值,动脉血气分析、胸部 X 线片检查有助于判断有无气胸和呼吸衰竭。超声检查可以帮助判断有无气胸及肝脏、胆囊膈下病变存在,心脏超声、主动脉 CTA 对主动脉夹层有很高的检出率。胸、腰椎 X 线片检查可以及时发现椎体的改变和骨质破坏等。心电图对诊断也有所帮助,如肺栓塞时心电图出现 $S_I Q_{III} T_{III}$ 改变;张力性气胸时出现肺型 P 波,电轴偏移;主动脉夹层大多表现为左心室肥大,非特异性 ST - T 改变等。

急诊的特点决定了急诊科医师在处理急性背痛患者时要本着快速、便捷的原则,首先,要考虑有无主动脉夹层、ACS、肺栓塞、自发性张力性气胸、蛛网膜下腔出血等高危疾病,力争在最短的时间内完成明确诊断或排除诊断的检查,"只求必需,不苛求全面"。急性背痛最常用的检查有心电图、心肌酶谱、肌钙蛋白、凝血功能、血常规、影像学、超声等检查,为及时诊断和治疗赢得宝贵时间,提高抢救成功率。

▶ 诊疗流程

1. 诊断流程

急诊科医师应该评估每一例患者的气道、呼吸、循环(ABC)等基本生命体征,对背痛患者也是这样。详细询问背痛的部位、程度、范围、持续时间、伴随症状、有无外伤、有无类似病史及既往病史等,结合体格检查、辅助检查予以综合分析,进行病因学诊断。

仔细评估患者的生命体征,确定患者是否有异常低血压、低氧血症、发热,或不明原因的心动过速,这些迹象可以提示背痛的病因,或是否与肌肉骨骼结构有关。若患者有发热,应注意药物及毒品的使用情况,因为感染性心内膜炎、硬膜外脓肿患者初期都可以出现背痛。对已知患有恶性肿瘤的患者,存在因严重病理改变引起背痛的可能(如细胞病变或溶骨性病变引起椎体骨折)。

对主诉为腰背部疼痛患者的基本体检,应是一个全面的神经系统检查。神经系统检查提供了基准,随后急诊科医师将能检测并对比患者情况。该基准包括阴性和阳性的反应强度,有关感觉、反射、步态,以及(如果相关)直肠感觉、尿潴留的检查和评估。全面的体格检查可结合 X 线片、CT、MRI 等辅助检查,以明确诊断。

急性胸背痛和急性腰背痛的诊断流程如图 4-1 和图 4-2 所示。

2. 诊治要点

(1) 急诊背痛可能是某些危及生命疾病的临床表现,包括急性心肌梗死、主动脉夹层等。急诊科医师须提高警惕,仔细询问病史及查体有助危险评估及诊断。

(2) 对于不明原因、常规心电图等不能确诊的背痛,伴或不伴晕厥的患者,应行胸部和(或)腹部 CT 检查,必要时行增强 CT,以排除主动脉夹层。

(3) 对反复胸背痛而心电图、心肌酶谱、心肌肌钙蛋白正常的可疑冠心病患者,建议进行冠状动脉造影检查。冠状动脉造影为冠心病诊断的"金标准",是一项有价值的检查手段。

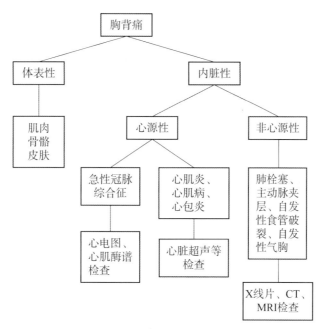

图 4-1 急性胸背痛的诊断流程

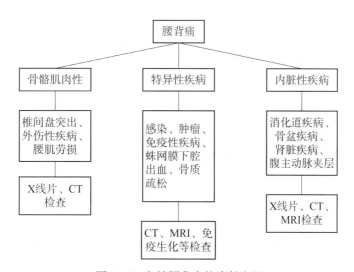

图 4-2 急性腰背痛的诊断流程

(4) 对某些患者的检查结果判断需谨慎,并结合症状和体征等进行综合分析,必要时予以复查。如心搏骤停、心肺复苏术后因心肌缺血再灌注损伤,也可表现为心肌梗死样心电图,心肌酶谱、肌钙蛋白均可异常。故遇到来院时未及时检查或因病情急剧恶化来不及进行相关检查的情况,将会对原发病的诊断带来较大的困难。另外,对外伤导致的胸背痛患者的心肌酶谱异常,特别是肌酸激酶同工酶明显升高,不能立即认为是心肌损伤,须排除横纹肌损伤,以防止误诊。必要时复查肌钙蛋白。

(5) 对存在高血压病、高脂血症、糖尿病、动脉硬化症、高凝状态者、静脉血栓形成、主动脉夹层动脉瘤等患者,应高度注意外伤、发热、应激状态等诱发 ACS、肺梗死等威胁生命的危重症的可能。

（6）对急性背痛患者必须注意病情的动态观察，及时复查。在诊疗过程中，要注意在初次检查无异常发现，患者症状无缓解且持续存在，或症状加重，以及可能存在威胁患者生命的疾病时，应密切观察患者的病情变化，监测血压、呼吸、氧饱和度、心电图等，必要时予以动态观察心电图，以及复查心肌酶谱、肌钙蛋白、D-二聚体、血常规、影像学、超声等，注意排除可能威胁生命的疾病。

（7）背痛患者首先应排除骨折引起的背痛，然后才考虑非创伤性病因。急诊科医师要在众多表现为急性背痛的患者中识别出高危疾病，并给予及时、适当的处理，必须提高警惕，快速做出诊断和鉴别诊断。

──病例解析──

患者 A　既往存在高血压病史（未服用降压药物控制），有吸烟、饮酒史；本次发病无明显诱因。体格检查：右上肢血压 200/105 mmHg，左上肢血压 165/60 mmHg；心、肺、腹、神经系统查体无特殊发现，心电图、心肌酶谱、肌钙蛋白均无异常，D-二聚体浓度>500 μg/L。根据患者的症状和体征，目前该患者首要排除主动脉夹层，立即行胸部增强 CT 检查（见图 4-3），明确诊断为主动脉夹层（Stanford A 型），立即予以急诊降压、控制心率、缓解疼痛，并转胸外科进一步诊治。

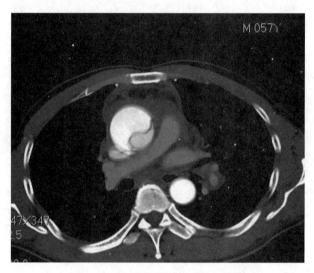

图 4-3　主动脉增强 CT 检查图像

患者 B　既往有骨质疏松病史。此次为患者 2 天前跌坐在地后出现背部疼痛，疼痛在坐位和立位时明显，患者常因疼痛而选择平卧以缓解疼痛症状。体格检查提示：脊柱压痛及叩击痛明显，四肢肌力及肌张力正常，病理征未引出。X 线片及椎体 MRI 检查提示第 12 胸椎压缩性骨折（见图 4-4）。结合患者病史，考虑为椎体压缩性骨折、骨质疏松，转脊柱外科进一步诊疗。

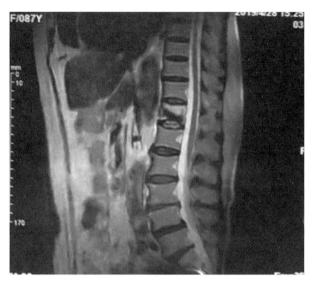

图 4 - 4　胸腰椎 MRI 检查图像

（李永德，王海嵘）

参 考 文 献

［1］ American College of Radiology. ACR Appropriateness Criteria. Low back pain ［OL］. Available at: http://www. acr. org/SecondaryMainMenuCategories/quality_safety/app_criteria/pdf/ExpertPanelon NeurologicImaging/LowBackPainDoc7. aspx. 2012 - 04 - 05.

［2］ Borczuk P. An evidence-based approach to the evaluation and treatment of low back pain in the emergency department ［J］. Emerg Med Pract, 2013, 15(7):1 - 23; Quiz 23 - 24.

［3］ Brinjikji W, Luetmer P H, Comstock B, et al. Systematic literature review of imaging features of spinaldegeneration in asymptomatic populations ［J］. AJNR Am J Neuroradiol, 2015, 36(4):811 - 816.

［4］ Chou R, Fu R W, Carrino J A, et al. Imaging strategies for low-back pain: systematic review and meta-analysis ［J］. Lancet, 2009, 373(9662):463 - 472.

［5］ Chou R, Qaseem A, Owens D K, et al. Diagnostic imaging for low back pain: advice for high-value health care from the American College of Physicians ［J］. Ann Intern Med, 2011, 154(3):181 - 189.

［6］ Chou R, Qaseem A, Snow V, et al. Diagnosis and treatment of low back pain: a joint clinical practice guideline from the American College of Physicians and the American Pain Society ［J］. Ann Intern Med, 2007, 147(7):478 - 491.

［7］ Deyo R A, Jarvik J G, Chou R. Low back pain in primary care ［J］. BMJ, 2014, 349:g4266.

［8］ Gibson J N A, Waddell G. Surgical interventions for lumbar disc prolapse: updated Cochrane review ［J］. Spine (Phila Pa 1976), 2007, 32(16):1735 - 1747.

［9］ Hooten W M, Cohen S P. Evaluation and treatment of low back pain: a clinically focused review for primary care specialists ［J］. Mayo Clin Proc, 2015, 90(12):1699.

［10］ Hoy D, Bain C, Williams G, et al. A systematic review of the global prevalence of low back pain ［J］. Arthritis Rheum, 2012,64(6):2028 - 2037.

［11］ Jarvik J G, Hollingworth W, Heagerty P J, et al. Three-year incidence of low back pain in an initially asymptomaticcohort: clinical and imaging risk factors ［J］. Spine (Phila Pa 1976), 2005,30(13): 1541 - 1548.

［12］ Jensen T S, Karppinen J, Sorensen J S, et al. Vertebral endplate signal changes (Modic change): a systematicliterature review of prevalence and association with non-specific low back pain ［J］. Eur Spine J, 2008,17(11):1407 - 1422.

［13］ Klompas M. Does this patient have an acute thoracic aortic dissection ［J］. JAMA, 2002,287(17): 2262 - 2272.

［14］ Loblaw D A, Perry J, Chambers A, et al. Systematic review of the diagnosis and management of malignant extradural spinal cord compression: the Cancer Care Ontario Practice Guidelines Initiative's Neuro-Oncology Disease Site Group ［J］. J Clin Oncol, 2005,23(9):2028 - 2037.

第五章 急性腹痛

—病例导入—

上午 9 点,一名 68 岁的女性患者"因中上腹痛 4.5 h"来院就诊。该患者既往有冠心病和高血压。体格检查:体温 36.6 ℃,血压 186/62 mmHg,SaO_2 96%,痛苦面容,心率 117 次/分,心律齐,各瓣膜区未及杂音,双肺听诊未及啰音,腹软、未及明显包块,中上腹压痛,无肌紧张和反跳痛,肝肾区叩痛阴性,肠鸣音正常。

请问:

1. 面对这名急性腹痛患者,急诊科医生应具有什么样的诊断思路?
2. 如何选择与之相适宜的实验室、影像学检查?
3. 如何快速识别哪些患者存在严重病因且可能需要尽快干预?

临床上腹痛(abdominal pain)的快速诊断、鉴别诊断和恰当处置是对急诊科医生专业知识和经验的巨大挑战。腹痛鉴别诊断是众多医生面临的主要难点,从良性病到致命性疾病不等,根据《国际疾病分类(International Classification of Diseases,ICD)-10》的分类标准有数百种诊断编码可能与腹痛有关。腹痛原因既包括内科疾病,也包括外科疾病;既包括腹内疾病,也包括腹外疾病。此外,相关的症状往往缺乏特异性,使得情况变得复杂。

流行病学及病因学特征

腹痛是最常见的急诊主诉之一,占所有成年急诊就诊人数的 5%~10%;因腹痛而住院的成年人占 18%~42%,这个数字在老年人中上升至 2/3,并且有许多人需接受手术治疗。据报道,临床上最初和最终诊断为腹痛的准确率分别低于 50% 和 65%。大多数急性腹痛患者呈现一个良性的过程或具有自限性,仅约 20% 的患者需住院进一步评估观察或外科手术干预。腹痛十分常见且病因众多,在临床上腹痛常会导致医疗纠纷案件。

腹痛源自许多器官-系统,包括消化、泌尿、呼吸、循环和内分泌系统等,而消化系统和泌尿生殖系统病变是最常见的病因。根据位置不同,腹痛可分为上腹痛综合征、下腹痛综合征和弥漫性腹痛综合征。还有一些不太常见的原因,包括腹型偏头痛、血管性水肿、肠脂垂炎、嗜酸性粒细胞性胃肠炎、急性间歇性卟啉病和家族性地中海热等。在临床工作中,许多腹痛的病因在急诊结束时仍不清楚,这些不明原因的腹痛被称为非特异性腹痛。有文献报道,约 40% 的住院患者出院时仍没有被明确诊断为腹痛,约 56% 为误诊,所以在临床上应避免"强制"诊断。须特别关注以下四类人群的腹痛,即老年人、免疫力低下患者(尤其是 HIV 感染者)、生育年龄妇女和术后患者,常易被误诊。老年患者常主诉模糊、无特异性,常无腹部体征的迹象,从而导致诊断性检查耗费大量的时间。免疫力低下患者可能发生的疾病范围非常广泛,包括很多不常见的疾病。妊娠可引起生理和解剖变化,会影响常见疾病的表现。术后患者可因多种术后并发症(如肠麻痹、手术部位感染、血肿形成及神经损伤)等而引起腹痛。此外,老年患者发生血管性疾病(如缺血性肠病、腹主动脉瘤破裂、心肌梗死)的风险增加,而盆腔炎和阑尾炎被频繁误诊于育龄妇女;另外,宫外孕和妊娠可能会导致漏诊和预后不良。

▶ 病理生理学特征

腹部的疼痛感受器可对机械性和化学性刺激产生应答。伸展是参与内脏伤害性感受的主要机械性刺激,人体也可感受到膨胀、收缩、牵拉、压迫及扭转。接受这些感觉的内脏感受器位于浆膜表层、肠系膜内以及空腔脏器壁内。内脏黏膜感受器主要对化学性刺激产生应答,而其他内脏伤害感受器可对化学性或机械性刺激产生应答。腹腔脏器的神经受体受两种不同类型的神经支配,分别为有髓鞘的 A 级神经纤维和无髓鞘的 C 级神经纤维。前者分布在皮肤、肌肉、腹膜壁层,对痛刺激敏感,表现为锐痛,定位较清晰;后者分布在肠系膜、腹膜脏层、骨膜及腹腔脏器,由于神经纤维纤细、稀疏且分散,对痛刺激敏感度不高,且在信号传递过程中容易受到干扰和影响,表现为钝痛或烧灼感,定位较模糊。这些内脏神经属于自主神经系统,其细胞体位于脊神经背根神经节中,最终通过脊髓背角细胞、丘脑核和脑干网状结构,将痛刺激传入躯体感觉中枢。在脊髓水平,存在脊髓传入纤维和抑制神经元复杂的相互作用,有髓鞘的脊神经产生"牵涉痛",其本质提示这一水平的伤害情况。

腹腔脏器的胚胎发育有助进一步了解内脏痛的特征、发生部位和意义。胃肠道起源于内胚层和中胚层,分为前肠、中肠和后肠。前肠自口咽部开始,延伸到胆总管入口处的十二指肠,包括肝、胰、胆道系统和脾;中肠自十二指肠到横结肠的远端;后肠包含结肠的剩余部分到齿状线。腹腔脏器的脏层腹膜受双侧自主神经支配,因此内脏痛(由牵拉、化学刺激而非撕裂所致)出现在中线。上腹痛多与前肠相关,脐周痛与中肠相关,下腹痛与后肠相关,盆腔痛来源于泌尿生殖系统疾病。

壁层腹膜与脏层腹膜相连,是由 A 级神经纤维支配,传递信号速度快而准确,能够精确地定位病变部位。

牵涉痛是指某些内脏器官病变时,在体表一定区域产生感觉过敏或疼痛感觉,表现为患者感到身体体表某处有明显的痛感。牵涉痛是由于有病变的内脏神经纤维与体表某处的神经纤维会合于同一脊髓段,来自内脏的传入神经纤维除经脊髓上达大脑皮质,反应为内脏疼痛外,还会影响同一脊髓段的体表神经纤维,传导和扩散到相应的体表部位而引起疼痛。比如,胚胎期的横膈在胸腔内,由膈神经支配(第 3~5 颈神经根)。经过正常的妊娠期,横膈向尾部迁移,作为肺和纵隔腔器官发育,但仍保留原来的神经支配。当左侧横膈壁层腹膜受到刺激(如膈下脓肿或脾破裂等),患者会经历左肩痛(Kerr's 征),提示对应的颈躯体感觉纤维第 3~5 颈神经根受到刺激。牵涉痛的性质一般为钝痛,机体感知的疼痛接近体表。除疼痛外,与牵涉痛相关的其他两个因素是皮肤痛觉过敏和腹壁肌张力增高。

诊断及鉴别诊断

病史是发现腹痛病因的关键。使用标准化病史形式进行询问可以增加患者的满意度和诊断的准确率。表5-1中列出了一些高质量的病史采集时的提问,以协助医生查明可能原因。不同的腹痛部位须考虑的不同鉴别诊断如图5-1所示。

表5-1　病史采集需要涵盖的问题

1. 你几岁了?(高龄意味心、腹腔血管栓塞等风险性增加)
2. 腹痛或呕吐,哪一个症状先出现?(腹痛先出现情况更严重,提示外科疾病如血管栓塞、动脉夹层、胆道疾病、胰腺炎等)
3. 腹痛持续多久了?(腹痛持续时间少于48h情况更严重)
4. 既往腹部做过手术吗?(有腹部手术史的患者需要考虑肠梗阻)
5. 疼痛是持续性的还是间歇性的?(持续性腹痛的患者病况更严重)
6. 你是否有不洁饮食?(考虑不洁食物导致急性胃肠炎或者食物中毒)
7. 既往是否有类似情况发生?(首次发作情况更严重)
8. 你是否有肿瘤、憩室炎、胰腺炎、肾功能不全、胆结石或炎症性肠病史?(若有这些疾病史的,情况更严重)
9. 你是否有心血管疾病,如高血压、房颤等?(考虑肠系膜缺血和腹主动脉瘤)
10. 你是否患有艾滋病?(考虑隐性感染或药物相关性胰腺炎)
11. 你每天饮多少酒?(考虑胰腺炎、肝炎或肝硬化)
12. 你是否怀孕了?(做妊娠试验,以明确是否存在异位妊娠)
13. 你是否服用了抗生素或类固醇药物?(可能掩盖感染)
14. 你是否服用了止痛药物?(可能掩盖疼痛程度)
15. 腹痛是否最初发生在中腹,然后转移至右下腹?(对阑尾炎高度特异)

体检从患者的生命体征开始。一般而言,发热提示感染性疾病,但其灵敏度和特异度差异很大,多数老年患者尽管没发热,但急性胆囊炎、阑尾炎穿孔等发生率还是比较高。另外,不要依赖测量耳温和口腔温度排除发烧,在患者有耳垢或呼吸急促的情况下,测量耳温和口腔温度可出现体温读数假阴性,而直肠温度一般比较可靠。呼吸频率增加可能是疼痛和膈肌受到刺激的结果,也可能是因为早期败血症、贫血或代谢性酸中毒导致的。当患者存在低氧血症时,应关注有无肺部病因。

腹痛的诱发因素或缓解因素和腹痛的位置有助缩小鉴别诊断的范围。十二指肠溃疡引起的疼痛可能会在进食后缓解并在进餐数小时后复发,而慢性肠系膜缺血引起的疼痛通常在进食后的1h内起病。坐起并将身体前倾可缓解胰腺炎引起的疼痛,而腹膜炎患者的任何动作都会引发疼痛,故患者通常会保持仰卧姿势不动。关注疼痛是否与摄入含乳糖或麸质

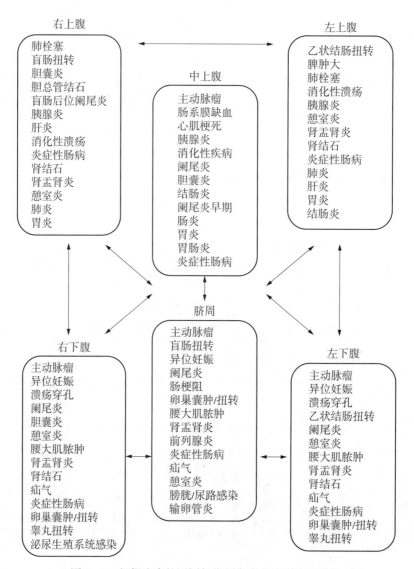

右上腹
肺栓塞
盲肠扭转
胆囊炎
胆总管结石
盲肠后位阑尾炎
胰腺炎
肝炎
消化性溃疡
炎症性肠病
肾结石
肾盂肾炎
憩室炎
肺炎
胃炎

中上腹
主动脉瘤
肠系膜缺血
心肌梗死
胰腺炎
消化性疾病
阑尾炎
胆囊炎
结肠炎
阑尾炎早期
肠炎
胃炎
胃肠炎
炎症性肠病

左上腹
乙状结肠扭转
脾肿大
肺栓塞
消化性溃疡
胰腺炎
憩室炎
肾盂肾炎
肾结石
炎症性肠病
肺炎
肝炎
胃炎
结肠炎

脐周
主动脉瘤
盲肠扭转
异位妊娠
阑尾炎
肠梗阻
卵巢囊肿/扭转
腰大肌脓肿
肾盂肾炎
前列腺炎
炎症性肠病
疝气
憩室炎
膀胱/尿路感染
输卵管炎

右下腹
主动脉瘤
异位妊娠
溃疡穿孔
阑尾炎
胆囊炎
憩室炎
腰大肌脓肿
肾盂肾炎
肾结石
疝气
炎症性肠病
卵巢囊肿/扭转
睾丸扭转
泌尿生殖系统感染

左下腹
主动脉瘤
异位妊娠
溃疡穿孔
乙状结肠扭转
阑尾炎
憩室炎
腰大肌脓肿
肾盂肾炎
肾结石
疝气
炎症性肠病
卵巢囊肿/扭转
睾丸扭转

图 5-1　根据腹痛的不同部位须考虑的鉴别诊断思路

的食物有关,会有助识别对此类成分过敏的患者。食源性疾病患者一般会在摄入特定的食物后发病。不同的疾病通常具有特定的发病部位。例如,累及肝脏或胆道系统的疾病,疼痛通常位于右上腹,也可放射至上腹正中或背部。肝脏在肝被膜"拉伸"时才会感到疼痛,因此右上腹疼痛多数与胆道系统有关。疼痛的放射性也很重要,肾绞痛会放射至腹股沟,而胰腺炎所致的疼痛通常放射至背部。疼痛的起病情况、频率和持续时间十分重要。胰腺炎的疼痛一般会逐渐发生,在达到顶峰后保持不变;而穿孔和腹膜炎会突然出现疼痛,且疼痛在初始时就可达最大程度。疼痛的性质同样需要考虑,绞痛常见于胃肠炎或肠梗阻,而烧灼痛/咬痛为胃食管反流和消化性溃疡病的特征。

疼痛的严重程度通常与疾病的严重程度相关,特别是急性疾病。例如,胆绞痛和急性肠系膜缺血引起的疼痛都非常剧烈,而胃肠炎引起的疼痛则不太明显。年龄和一般健康状况可能会影响患者的临床表现,尤其是老年患者的疼痛通常较轻。严重的腹部疾病如无任何腹部压痛是罕见的。有时难以区分腹部器官与腹部肌肉组织压痛,此时嘱患者抬起头和(或)双腿离床,当腹部肌肉收缩时压痛明显增加,病变可能源于腹壁。此法在区分腹腔内脏与腹壁疼痛中的准确率达 95%。压痛区域假想为对应的患病器官解剖位置可能会导致误诊,阑尾炎压痛位置变异就是一个例证。肌紧张是自主防护,有时是恐惧和焦虑的反应,甚至是对医生的冷手反应。对非自主防护(刚性)触诊更可能与外科疾病相关。腹膜刺激征被认为是外科疾病的标志。它包括"反弹"时的痛苦,咳嗽时疼痛加剧。肠鸣音的特征是判断梗阻或穿孔最有用的诊断依据,有异常肠鸣音的中老年腹痛患者通常预后不良。

年轻女性下腹部疼痛时进行妇科检查是必要的,有时上腹部疼痛也有必要进行妇科检查,脓液自输卵管流入腹腔可能会导致左上腹疼痛。盆腔检查也有助区分盆腔炎和阑尾炎。95%的女性盆腔炎患者的宫颈中有脓血渗出;如果脓液不存在,怀疑盆腔炎的诊断应重新考虑,有阑尾炎可能。

大多数腹痛患者都应接受直肠检查,特别是考虑前列腺、直肠周围疾病时。老年患者的梗阻症状和体征可能是由粪便嵌塞引起的,直肠指诊发现触痛可能是盲肠后阑尾炎患者唯一的异常表现。但患者若为局限性上腹痛或可能因非胃肠道疾病出现腹痛时,一般不需要进行直肠检查。

▶ 诊疗流程

1. 急性腹痛诊疗流程

对因急性腹痛到急诊就诊的患者,应根据急诊分诊系统立即进行分诊。急性腹痛诊断评估流程如图 5-2 所示。对于生命体征不平稳的患者,首先进行复苏和高级生命支持。扩容、缓解恶心呕吐以及适当控制疼痛是对每一个非外伤性腹痛患者最基本的处理。对于存在血管疾病风险的上腹痛患者建议常规进行心电图检查,排除 ACS。

(1)分诊的内容包括呼吸频率、脉搏、血氧饱和度、血压、体温。以疼痛评分及精神意识状态为依据,将腹痛分为急腹症和非急腹症两种。

(2)对急腹症患者应立即进行病史采集、体格检查、血常规＋CRP 及其相关的实验室检查,对育龄期妇女还应进行妊娠试验。病史采集可参考表 5-1。

体格检查包括生命体征(包括体温、呼吸频率)、腹部体检(腹部有无压痛、压痛的位置、是否伴有肌紧张和腹膜刺激征、腹部听诊是否存在肠鸣音亢进)、盆腔检查(有下腹痛的年轻女性患者必须进行)、直肠指检。实验室检查包括最常用的全血细胞计数、CRP、淀粉酶/脂肪酶、电解质、血糖、血尿素氮、肌酐、AST、ALT、胆红素等。疑似泌尿生殖系统疾病的患者,若考虑膀胱炎或肾盂肾炎导致下腹痛时,应做出尿液分析。综合分析检查结果做出鉴别诊断。

(3)经过鉴别诊断考虑急腹症的患者,必要时应完善影像学检查。可以选择的影像学检查方法有腹部平片、超声、CT、MRI 等。怀疑消化性溃疡病时,可能需要进行内镜检查。对经影像学检查诊断尚不明,且高度疑诊急腹症的患者可考虑选择有创的腹腔镜检查。

(4)在急腹症的评估和诊断过程中,最重要的是甄别外科和妇产科急腹症,需要时立即请相关专科会诊以明确诊断。急腹症患者需要外科治疗的可选择手术(剖腹或腹腔镜)、内镜介入、血管内介入以及经皮介入等治疗方法;不需要外科治疗的患者,若病情较轻者可门诊随访治疗,重症者或经治疗观察数小时病情不能缓解者则应收入病房。

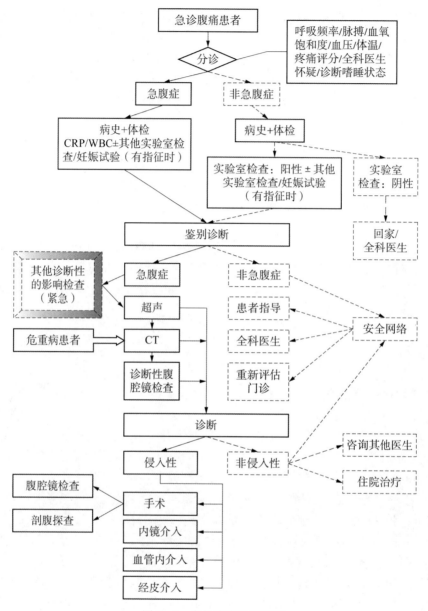

图 5-2　急性腹痛诊疗流程

2. 特殊人群急性腹痛诊疗流程

急性腹痛的病因学诊断很复杂,尤其在老年人、免疫力低下者和生育年龄妇女中,临床表现变化多端,容易导致误诊和延误治疗。因此,对特殊人群的评估和诊断流程有其特殊性。

1) 老年患者急性腹痛诊疗流程(见图 5-3)　老年人腹痛的发生率和病死率明显增高。因为在老年患者中,即使存在严重疾病,也可能缺乏相应的体征。老年人对手术的耐受性比年轻人差,容易出现危及生命的情况。而且,老年人是发生血管性疾病的高风险人群。

有研究显示,随着年龄每增加 10 岁,急性腹痛患者的病死率逐渐上升,而诊断的准确率显著下降,老年腹痛患者的病死率是年轻腹痛患者病死率的 6～8 倍。老年患者占急诊科患

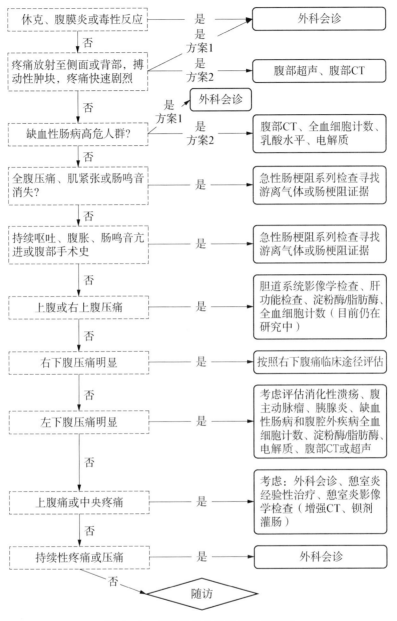

图 5-3 老年患者急性腹痛诊疗流程

者的 20%，其中 3%～4% 是因为腹痛就诊，而医生首诊明确急性腹痛病因的准确率不足 30%。在这些患者中，有 1/3～1/2 需要入院治疗，且其中 1/3 需要外科手术干预。因此，对于大多数老年急性腹痛患者需要及时请外科会诊。一些研究显示，若老年腹痛患者未在急诊科明确病因，病死率会增加。

　　2) 育龄期妇女急性腹痛诊疗流程(见图 5-4) 由于妊娠相关的疾病和妇科疾病，给表现为下腹痛的育龄期妇女带来一个独特的难题，即使诊断复杂化。在这些人群中妊娠的比例高达 13%，诊断的第一步就是要排除妊娠。医生不能依赖患者的月经史、使用节育环或输卵管结扎手术史来排除妊娠。即使患者否认性生活史，也存在妊娠的可能。

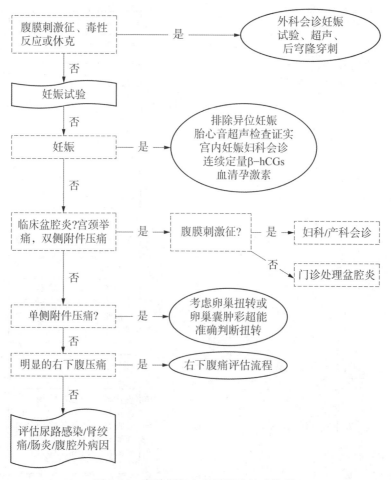

图 5-4　育龄期妇女急性腹痛诊疗流程

一旦妊娠相关疾病如异位妊娠得以排除,医生需要考虑的是泌尿系统疾病(尿路感染或肾盂肾炎)、胃肠道疾病(胃肠炎、肠炎或阑尾炎)和盆腔疾病(盆腔炎症性疾病或卵巢疾病)。月经史、是否存在胃肠道症状对鉴别阑尾炎和盆腔疾病是不可靠的,即使实验室检查以及全血细胞计数对诊断帮助也不大,需要进行右下腹痛评估诊断(见图 5-5)。

由于妊娠的关系,阑尾炎典型的右下腹痛可以表现为右上腹痛。

▶ 指南和共识要点

(1)"急性腹痛"的定义统一为时长不超过 5 d 的非外伤性腹痛,根据是否需要在 24 h 内治疗又分为急腹症和非急腹症。

(2)病史采集、体格检查及相应的实验室检查不足以明确病因,但可以区分急腹症和非急腹症。

(3)对症状轻、急腹症发生率低的患者可以门诊随访,不需要额外的影像学检查。

(4)对初步诊断为急腹症的患者需完善影像学检查。CT 的敏感度和特异度高,考虑到 CT 具有放射性,可以首选超声检查,对妊娠的急腹症患者可考虑行 MRI 检查。

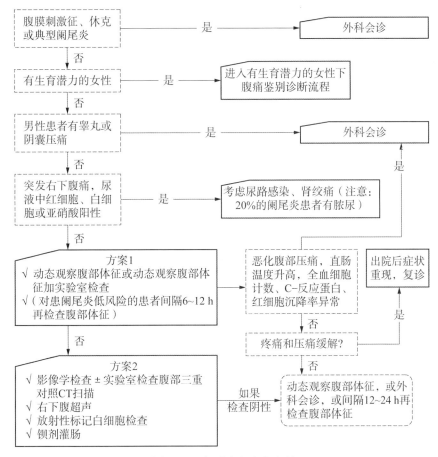

图 5-5　右下腹痛诊疗流程

（5）对外科或妇产科急腹症及时做出判断，需要时立即请相关专科会诊。

（6）诊断性腹腔镜检查并发症的风险高，在没有进行足够的影像学检查前不推荐，只有在高度疑似急腹症且通过影像学检查无法确定病因时才实施。

（7）一旦诊断为脓毒症，就应该立即进行抗感染治疗，根据病原体及指南选择抗菌素。

（8）使用阿片类止痛药可以缓解疼痛的强度，但不会掩盖腹部体征。

▶ 诊治误区

（1）腹痛原因众多，急诊科医生的诊疗原则是首先排除危及生命的腹痛，先救人后诊病。

（2）熟悉与急性腹痛相关的实验室和影像学检查方法及各自特点，做出合理的选择。

（3）当辅助检查结果与临床判断相悖时，要适时地进行复查，动态观察评估，不要过早下定论，原因不明腹痛是一个可选的诊断。

（4）特殊人群：老年患者即使腹痛原因是致死性的，腹部体征也可以不明显，实验室检查也可能呈假阴性；女性患者（生育年龄）须排除与妊娠相关的腹痛。

（5）不明原因的腹痛还需要考虑全身性疾病，临床常见须鉴别的主要是糖尿病酮症酸中毒和 ACS。

　　(6)面对原因不明的急性腹痛患者,急诊科医生需要做出决定:哪些患者、什么时候请会诊? Brewer 等在一项回顾性研究中提出,当原因不明的腹痛患者存在以下 5 种情况时,可以考虑请外科会诊:①腹痛时间<24 h;②腹痛伴呕吐;③腹部检查有肌紧张和反跳痛;④高龄;⑤有外科手术史。

　　(7)当每一位原因不明的腹痛患者离院时,均须给予明确的告知,包括什么时候、出现什么情况等应立即返回医院就诊。

　　(8)在急性腹痛诊治过程中应及时记录病情的变化,并与患者家属保持良好的沟通,把医疗纠纷的风险降到最低。

——病例解析——

　　老年女性患者,中上腹痛 4.5 h,有冠心病和高血压病史。腹部检查示:中上腹压痛,无肌紧张和反跳痛,肠鸣音正常。急诊科医生立即给予生命体征监测和补液等对症治疗,同时行心电图和实验室检查。血常规检查示:白细胞计数 5.81×10⁹/L,中性白细胞占比 72.5%,血红蛋白 122 g/L,血小板计数 207.00×10⁹/L,血小板压积 0.53 μg/L,血淀粉酶 98 U/L,血糖浓度 6.7 mmol/L,D-二聚体水平 5.29 mg/L,肌钙蛋白阴性,肝肾功能正常。心电图检查显示:窦性心动过速。腹部 CT 平扫示左肾囊肿。患者腹痛病因不明,腹痛症状持续,治疗效果不佳。鉴于上述循证依据和流程,遂请外科会诊。考虑该患者症状与体征不符,并有高血压病史,结合 D-二聚体水平升高,增加了血管性疾病的可能性,故行主动脉 CTA 检查,结果示腹主动脉夹层、左肾囊肿(见图 5-6)。遂收入外科 ICU,密切监测生命体征,严格控制心率、血压,并行镇痛等对症治疗,必要时行介入治疗。

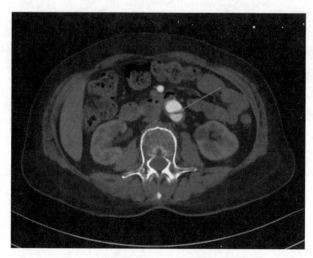

图 5-6　主动脉 CTA 示腹主动脉夹层

（代会,王海嵘）

参 考 文 献

[1] Bender J S. Approach to the acute abdomen [J]. Med Clin North Am, 1989,73(6):1413-1422.

[2] Brewer B J, Golden G T, Hitch D C, et al. Abdominal pain: an analysis of 1,000 consecutive cases in a university hospital emergency room [J]. Am J Surg, 1976,131(2):219-223.

[3] Bugliosi T F, Meloy T D, Vukov L F. Acute abdominal pain in the elderly [J]. Ann Emerg Med, 1990,19(12):1383-1386.

[4] Bugliosi T F, Meloy T D, Vukov L F. Acute abdominal pain in the elderly [J]. Ann Emerg Med, 1990,19(12):1383-1386.

[5] Cooper G S, Shlaes D M, Salata R A. Intraabdominal infection: differences in presentation and outcome between younger patients and the elderly [J]. Clin Infect Dis, 1994,19:146-148.

[6] Cooper G S, Shlaes D M, Salata R A. Intraabdominal infection: differences in presentation and outcome between younger patients and the elderly [J]. Clin Infect Dis, 1994,19(1):146-148.

[7] De Burlet K, Lam A, Larsen P, et al. Acute abdominal pain-changes in the way we assess it over a decade [J]. N Z Med J, 2017,130(1463):39-44.

[8] deDombal F T. The OMGE acute abdominal pain survey. Progress report, 1986 [J]. Scand J Gastroenterol (Suppl), 1988,144:35-42.

[9] Fenyö G. Acute abdominal disease in the elderly: experience from two series in Stockholm [J]. Am J Surg, 1982,143(6):751-754.

[10] Gans S L, Pols M A, Stoker J, et al. Guideline for the diagnostic pathway in patients with acute abdominal pain [J]. Dig Surg, 2015,32(1):23-31.

[11] Gerhardt R T, Nelson B K, Keenan S, et al. Derivation of a clinical guideline for the assessment of nonspecific abdominal pain: the Guideline for Abdominal Pain in the ED Setting (GAPEDS) Phase 1 Study [J]. Am J Emerg Med, 2005,23(6):709-717.

[12] Gunn A A. The acute abdomen: the role of computer-assisted diagnosis [J]. Baillieres Clin Gastroenterol, 1991, 5(3 Pt 1):639-665.

[13] Hustey F M, Meldon S W, Banet G A, et al. The use of abdominal computed tomography in older ED patients with acute abdominal pain [J]. Am J Emerg Med, 2005,23:259.

[14] Kizer K W, Vassar M J. Emergency department diagnosis of abdominal disorders in the elderly [J]. Am J Emerg Med, 1998,16:357.

[15] Lewis L M, Banet G A, Blanda M, et al. Etiology and clinical course of abdominal pain in senior patients: a prospective, multicenter study [J]. J Gerontol A Biol Sci Med Sci, 2005,60:1071.

[16] Marco C A, Schoenfeld C N, Keyl P M, et al. Abdominal pain in geriatric emergency patients: variables associated with adverse outcomes [J]. Acad Emerg Med, 1998,5(12):1163-1168.

[17] Marco C A, Schoenfeld C N, Keyl P M, et al. Abdominal pain in geriatric emergency patients: variables associated with adverse outcomes [J]. Acad Emerg Med, 1998,5(12):1163-1168.

[18] Miettinen P, Pasanen P, Lahtinen J, et al. Acute abdominal pain in adults [J]. Ann Chir Gynaecol, 1996,85(1):5-9.

[19] Powers R D, Guertler A T. Abdominal pain in the ED: stability and change over 20 years [J]. Am J Emerg Med, 1995,13(3):301-303.

[20] Sanson T G, O'Keefe K P. Evaluation of abdominal pain in the elderly [J]. Emerg Med Clin North Am, 1996,14:615.

[21] Stengel C L, Seaberg D C, MacLeod B A. Pregnancy in the emergency department: risk factors and

prevalence among all women [J]. Ann Emerg Med, 1994,24(4):697-700.

[22] Walker S J, West C R, Colmer M R. Acute appendicitis: does removal of a normal appendix matter, what is the value of diagnostic accuracy and is surgical delay important [J]. Ann R Coll Surg Engl, 1995,77(5):358-363.

第六章 高 血 压

患者 A 一名 35 岁肥胖男性,IT 人士,工作作息"996"(指上午 9 点上班,晚上 9 点下班,一周工作 6 天)。近半年来因工作繁重而一直加班,容易出现疲劳、心悸、颈项板紧感,劳累时加重。因休息后症状能缓解,故未予以重视。此次来我院急诊前 1 h 患者出现心悸加重伴胸闷。测血压 190/100 mmHg,心率 112 次/分,SPO$_2$ 99%。立即予以卡托普利口服,降压治疗后病情好转。

患者 B 一名 65 岁女性,既往有高血压病、糖尿病、高血脂病史,长期规律服用 ARB 类、CCB 类、胰岛素等药物治疗,并积极参加广场舞等活动。前段时间因疏忽未规律服用药物,在家拖地时出现头晕胸闷、视物模糊,伴心悸,自测血压达 195/105 mmHg,自行含服氨氯地平片后来我院就诊。当时测血压 175/95 mmHg,心率 90 次/分,血糖浓度 9.2 mmol/L,查体未见明显神经定位体征。立即予以卡托普利口服,同时予以头颅 CT、心电图等相关检查。

请问:

1. 上述两例患者的这些症状是否因高血压引起?是否需要更换高血压药物?

2. 今后日常生活中还需要注意养成哪些生活习惯?

▶ 流行病学及病因学特征

高血压(hypertension)是心血管疾病、肾脏疾病以及脑卒中共同的独立危险因素。根据世界卫生组织 2013 年发布的报告,在全球范围内高血压的发病率是 40%,约 55% 的致死性心血管疾病与高血压有关。在中国,高血压的发病率在 2002—2010 年显著升高,从 20% 上升至 34%。但国内的高血压预防及管理水平多年来仍不能跟上发病率升高的节奏。比如,仅 35.7% 的高血压患者了解自己的病情,其中不到 18% 的患者血压得到了有效控制。据估计,中国 2005 年记录的死亡事件中,20% 与高血压有关,这其中包括 233 万件心血管疾病死亡事件,占死亡事件总数的 80%。高血压不仅会造成患者过早死亡,也会增加患者的生活成本。一项在中国农村地区开展的调查显示,约 4.1% 的家庭因高血压而导致贫困。高血压的预防和控制多年来一直是我国卫生政策的重点,2009 年医疗改革的主要目标是建立廉价、有效的基本医疗系统,通过完善基本医疗、基本药物系统和全民医疗保险,高血压等非传染性疾病将得到有效控制。

　　高血压急症是急诊科及各个科室常见的临床现象,是一种危及生命的紧急状态。根据文献报道,高血压急症的年发病率为(1~2)/百万,其中大多数分布在发展中国家。目前我国的1.6亿高血压患者中,有1%~2%的患者会发生高血压急症。高血压急症发病急、预后差,如未经及时救治,严重的高血压急症患者12个月内的病死率高达50%。

　　根据美国《预防、检测、评估与治疗高血压全国联合委员会第七次报告(JNC7)》,目前的定义:高血压1级是指收缩压为140~159 mmHg,或舒张压为90~99 mmHg的高血压状态;高血压2级是指收缩压≥160 mmHg,或舒张压≥100 mmHg的高血压状态。2003—2004年,一项包括了4 872名美国成年人的调查显示,29%的美国成年人患有慢性高血压,其中仅37%的患者血压得到有效控制。高血压急症及亚急症的一个独立危险因素是较少与医疗保障体系发生关系,包括不进行体检、较少就医等行为。另外,美国籍非洲裔血统和男性也是高血压急症及亚急症的独立危险因素。一项对449名美国高血压患者的观察性研究发现,高血压亚急症的发生率是高血压急症发生率的4倍,其中最常见的终末器官损害包括脑卒中(占29%)、肺水肿(占23%)、高血压脑病(占18%)、充血性心力衰竭(占15%)、心肌梗死或不稳定性心绞痛(占13%)。

　　在高血压急症及亚急症病因中,原发性高血压明显比继发性高血压更常见。日本的一项前瞻性研究包括了1 020例高血压患者,其中仅有9%的高血压患者被发现存在继发性病因。与此相似,在苏格兰,一项针对3 783例高血压患者的回顾性研究中,仅8%的患者在就医记录中记录或者提示了继发性病因的存在。

　　在有关到急诊科就医的患者中高血压发病率方面,美国一项针对患者在急诊科分诊时监测血压的多中心前瞻性研究入选了1 396例患者,研究发现20%的患者存在血压升高的现象,其中6%的患者收缩压>180 mmHg或舒张压>110 mmHg。在英国,一项包括765例患者的单中心前瞻性筛查研究发现,28%到急诊科就医的患者存在高血压。在因脑卒中、主动脉夹层等疾病来到急诊科就诊的患者中,高血压患者的比例显著升高。美国一项名为全国非卧床患者医疗护理调查(National Hospital Ambulatory Medical Care Survey)的回顾性研究调查了563 704例脑卒中患者,研究显示接受调查的脑卒中患者中,有69%的患者有高血压。另一项包括464名主动脉夹层患者的国际多中心研究发现,所研究的患者中49%的患者收缩压≥150 mmHg。

▶ 病理生理学特征

　　高血压按病因可分为原发性与继发性。继发性高血压有确定的病因,如原发性醛固酮增多症、库欣综合征、嗜铬细胞瘤或肾血管疾病等。约有10%的高血压是继发性的,另外90%的高血压因为其血压升高的病理生理学机制尚不明确而属于原发性高血压。

　　对于原发性高血压患者,升高的血压可通过与心血管系统、肾脏及中枢神经系统的相互作用而使原有疾病发生不同程度的进展。升高的血压会增加心脏泵血的后负荷,进而引起心肌重构的一系列过程。能够削弱这一过程的抗高血压药物包括血管紧张素转化酶抑制剂(angiotensin converting enzyme inhibitor, ACEI)和β受体阻滞剂两类。心肌重构可以是正常的生理过程,如婴儿出生后,体循环阻力增加,促进左心室心肌重构,使其容量及室壁厚度均超过右心室。以心脏彩超作为判断心室肥大的标准,19%的男性和24%的女性存在左心室肥大;而以心电图作为判断标准,仅有1.3%的男性和女性存在左心室肥大。但是心肌这种重构能力也可以是非适应性的,有证据显示左心室肥大可以加快高血压的进展。根据心电图判断而达到标准的左心室肥大患者,发生冠心病、心力衰竭、室性心律失常、脑血管病及猝死的风险也会增加。其中猝死风险增加这一结论是根据一系列因素的共同作用而在理论上得出的,这些因素包括心肌氧耗量增加、心内膜毛细血管收缩、冠状动脉血管舒张能力下降使冠状动脉灌注减少等。另外,动作电位延长、除极改变、心肌纤维的过分拉伸等可能是心室肥大引起室性心律失常的潜在原因。

高血压患者更容易发生房颤,这会增加患者发生脑卒中、心力衰竭、心脏瓣膜病等疾病的风险。高血压可以使发生房颤的风险增加70%,在修正患者的年龄、性别及其他相关因素对结果的影响后,高血压所增加的房颤风险仍然存在。一项包括4731例患者的前瞻观察性研究显示,患者的心房直径每增大5 mm,发生房颤的风险就增加39%,在修正其他因素对结果造成的影响后发现,房颤也可以使发生脑卒中的风险增加3~5倍。总体来说,房颤能够使各种因素造成的死亡风险都增加1倍。控制房颤需要使用能够控制心率的药物,如非二氢吡啶类钙通道阻滞剂地尔硫卓和β受体阻滞剂。

高血压也会增加发生心肌梗死的可能性。一项基于普通人群,包括4902名64岁以上成人的前瞻性研究显示,当收缩压从小于120 mmHg增加到141~159 mmHg时,每年心肌梗死的发病率增加1%~2.2%,每年总病死率增加2.2%~2.9%。当收缩压>159 mmHg时,高血压会使心肌梗死患者的病死率进一步增加30%~40%。

肾脏通过肾素-血管紧张素-醛固酮系统控制血管内总血容量和外周血管阻力,这与高血压的发生有关。血管紧张素Ⅱ可以刺激抗利尿激素醛固酮的分泌,同时刺激交感神经系统。一项动物研究($n=55$)显示,当小鼠一侧肾动脉被夹闭时血浆内肾素含量明显升高,这项研究模拟了肾血管性高血压的发病机制。与之形成对比的是,当小鼠只有一侧肾脏存在时会出现显著的容量超负荷表现,但此时血浆肾素水平升高并不明显,这进一步模拟了慢性肾病患者血液滤过能力降低时的表现。能够阻断肾素-血管紧张素-醛固酮轴的药物包括ACEI、ARB和安体舒通。

钠尿肽,尤其是从心室肌细胞中获得的脑钠肽(BNP)能够从多种途径降低血压。脑钠肽通过刺激排钠和激活鸟苷酸环化酶通路,可以舒张血管、增加尿量,并能抑制肾素-血管紧张素系统。奈西利肽或外源性BNP等原本是作为硝酸甘油及利尿剂的替代物,在失代偿心力衰竭的治疗中使用,这类药物在控制急性心力衰竭方面的优势还没有被发现。甚至有一些证据显示,急性心力衰竭患者使用奈西利肽治疗后,短期内的死亡风险增加。

年轻成人冠状动脉风险发展研究(CARDIA)的观察性结果显示,高血压患者的心率增加和血压升高在10年内具有相关性,且这种相关性与患者的基础血压水平无关。

高血压急症和亚急症可以由原发性高血压或继发性高血压发展而来。在急诊针对这两种情况治疗时应考虑到相关的病理生理学改变,不同的药物可以作用于不同的病理生理过程,其中针对心血管系统的药物包括β受体阻滞剂和钙通道拮抗剂;具有血管活性作用的药物包括硝酸盐、肼苯哒嗪、钙通道拮抗剂、α受体阻滞剂;可以使用的利尿剂包括噻嗪类利尿剂、袢利尿剂、奈西利肽和保钾利尿药;肾素-血管紧张素调节剂有ACEI、ARB和安体舒通。总体来说,高血压急症和亚急症会在全身血管阻力增加时发生,可以引起血管内皮损伤、纤维蛋白沉积和小动脉坏死。高血压急症常合并肾素-血管紧张素-醛固酮系统的激活,这会引起血管进一步收缩并最终导致终末器官灌注缺乏。

▶ 诊断及鉴别诊断

1. 诊断

血压与心血管和肾脏事件之间的关系复杂,很难在某一截点将正常血压及高血压区分开来。这是因为在一般人群中,收缩压及舒张压水平呈单峰分布。然而在实际工作当中,为方便诊断以及确定治疗方案,血压值截点得到广泛应用。高血压定义为收缩压≥140 mmHg和(或)舒张压≥90 mmHg,具体见如表 6-1 所示。

表 6-1　血压水平的定义和分类

类　别	收缩压(mmHg)		舒张压(mmHg)
理想血压	<120	和	<80
正常血压	120~129	和(或)	80~84
正常高值	130~139	和(或)	85~89
高血压 1 级	140~159	和(或)	90~99
高血压 2 级	160~179	和(或)	100~109
高血压 3 级	≥180	和(或)	≥110
单纯收缩期高血压	≥140	和	<90

高血压患者的最初评估应包括:①确诊高血压;②寻找继发性高血压的病因;③评估心血管风险、器官损害以及高血压所伴随的临床情况。对高血压患者进行诊断评估时需要血压测量、病史询问、体格检查、实验室检查以及进一步的诊断性试验。

1) 血压测量　应该是每名急诊患者入院常规检查的一部分。首选上臂进行血压测量,根据臂围选择合适的袖带。如果双上臂收缩压始终存在差异(>10 mmHg),提示患者发生心血管疾病的风险增加,此时应选择其中较高的血压值作为患者的血压。对肥胖患者使用常规袖带测量血压可使结果偏高。血压测量应重复 2 次,取平均值。

2) 病史询问　对首次被诊断为高血压的患者,需要询问患者的病史,包括目前和既往的血压水平,目前和既往的降压药物使用情况。要特别关注高血压的继发性病因。对所有患者应详细询问其心血管疾病病史,并进行总体心血管风险评估,包括对伴随疾病,如糖尿病、心力衰竭、心脏瓣膜病、心悸、晕厥发作、神经系统疾病(主要是脑卒中及短暂性脑缺血发作)的病史及临床症状进行评估。具体要点如表 6-2 所示。

表 6-2　病史询问的要点

问　题	关注的要点
是否曾被诊断为高血压?	许多人会因为自己正在或曾经服用高血压药物而否认曾被诊断为高血压
是否有过胸痛?	鉴别心肌梗死、主动脉夹层

（续表）

问　题	关注的要点
是否有过气促？	鉴别心肌梗死、主动脉夹层、肺水肿、心力衰竭
是否正在服用某种药品或曾经服用过草药及毒品？	鉴别神经阻滞剂恶性综合征、血清素综合征,服用可卡因、苯环己哌啶或其他拟交感神经药物
是否最近停服了某种药品或草药及毒品？	鉴别震颤性谵妄,以及可乐定和其他药物的戒断症状
是否有局部肢体乏力、言语含糊、麻木或行动不利？	鉴别脑梗死、一过性脑缺血发作、脑出血
是否打鼾或睡眠中憋醒？是否白天乏力？	鉴别阻塞性睡眠呼吸暂停
是否存在过对多种药物无反应的高血压？	鉴别肾性高血压、醛固酮增多症、嗜铬细胞瘤

3）体格检查　目的包括确立或验证高血压的诊断、监测当前血压水平、筛查继发性高血压的原因和准确进行总体心血管风险评估。应该测量全套生命体征,对个别患者还应分别测量四肢的脉搏及血压。眼底镜检查可用于判断高血压是否为慢性及估计高血压状态持续的时间。对所有患者应当行颈动脉、心脏及肾动脉听诊。还应计算患者的体重指数（body mass index，BMI）值,计算心率及判断有无心律失常。神经系统体检可以评估患者的认知水平,判断是否存在局部神经系统症状。

4）实验室检查　可以提供有关其他危险因素的信息,有助于诊断继发性高血压以及明确有无器官损害。可选择的急诊实验室检查及影像学检查如表6-3所示。

表6-3　急诊实验室检查及影像学检查

检　查	用　途
尿常规	鉴别肾性高血压、肾病综合征、肾炎综合征和子痫前期
血清生化	鉴别醛固酮增多症、肾衰竭
心电图	鉴别左心室肥大、左心房肥大、心律失常、心肌梗死
胸片	鉴别肺水肿、心脏肥大、主动脉缩窄
血常规	鉴别微血管病性溶血性贫血
尿药物筛查	用途非常有限
妊娠试验	鉴别可能的子痫前期,排除血管紧张素转换酶抑制剂的影响
CT/CTA	鉴别脑卒中、主动脉夹层等

作为急诊科医师,应仔细评估并处理高血压急症及危象。急诊高血压主要涵盖的概念：高血压急症（hypertensive emergencies）、高血压亚急症（hypertensive urgency）和高血压危象（hypertension crisis）。其中高血压危象包括高血压急症和亚急症。高血压急症是指血压短时间内严重升高（通常血压＞180/120 mmHg）并伴发进行性靶器官损害的表现（见表6-4,表6-5）。高血压急症危害严重,通常须立即给予降压治疗以阻止进一步的靶器官损害。高血压亚急症是指血压显著升高但不伴靶器官损害,通常不需住院,但应立即予以口服抗高

血压药物联合治疗。另外,还应仔细评估、监测高血压导致的心脏、肾脏损害并判断引起血压升高的可能原因。

表6-4 高血压急症的常见疾病

可能引起高血压急症的疾病
高血压脑病
脑血管意外
急性主动脉夹层
急性心肌梗死
急性肺水肿/急性心力衰竭
子痫/子痫前期
肾上腺危象

表6-5 不同类型高血压急症的临床表现

高血压急症	靶器官损害的临床表现
脑血管意外	失语、面舌瘫、偏身感觉和(或)运动障碍、偏盲、意识障碍、癫痫样发作、眩晕、共济失调等。脑梗死多静态起病,进展相对缓慢;脑出血多为动态起病,常进行性加重,可有瞳孔不等大、头痛、呕吐等颅内高压症状
蛛网膜下腔出血	脑膜刺激征阳性,且头痛剧烈
充血性心力衰竭	发绀、呼吸困难、肺部啰音、缺血性胸痛、心率加快、心脏扩大等
急性冠脉综合征(ACS)	急性起病的胸痛、胸闷,心电图有典型的缺血表现,心肌损害标志物阳性
急性主动脉夹层	无心电图改变的撕裂样胸痛,伴有周围脉搏的消失;影像学检查可确诊
高血压脑病	急性发作剧烈头痛、恶心呕吐,有些患者出现神经精神症状,包括意识模糊、烦躁、嗜睡、抽搐、视力异常甚至昏迷,常见进展性视网膜病变
先兆子痫和子痫	子痫是妊高征患者发生抽搐及昏迷,先兆子痫是在妊高征的基础上伴有头痛、头晕、视物模糊、上腹不适、恶心等症状,预示子痫即将发生
进行性肾功能不全	出现少尿、无尿、蛋白尿、管型、血肌酐和尿素氮水平升高
眼底改变	出现视觉障碍,眼底检查出现视盘水肿、视网膜出血和渗出

靶器官损害而非血压水平异常是区别高血压急症与高血压亚急症的关键。血压的高低并不完全反映患者病情的危重程度,是否出现靶器官损害以及何种靶器官受累不仅是高血压急症诊断的重点,也直接决定了治疗方案的选择和患者的预后。在判断患者的血压升高是否属于高血压急症时,还需要注重患者现在的血压较既往基础血压升高的幅度,这比患者所测血压的绝对值更为重要,即患者血压升高的速率比升高的幅度更重要。

2. 鉴别诊断

下面就可能引起高血压急症的不同疾病分别讨论。

1)主动脉夹层 约50%的急性主动脉夹层患者存在高血压,高压血流的剪切力可加重夹层的扩展。主动脉夹层多发于高龄、高血压、动脉粥样硬化性疾病或结缔组织疾病患者。急性主动脉夹层患者中约90%有突然和剧烈的胸骨后疼痛或肩胛胸疼痛。疼痛的位置和进展快慢取决于夹层发生的解剖部位和夹层扩展的方向。由于内膜瓣的形成或主动脉分支血肿压迫,急性夹层患者中约 30% 有水冲脉表现。这会引起四肢、肾脏和肠系膜缺血。如果发生夹层的主动脉堵塞了冠状动脉,则会引起心肌缺血。研究显示,有 5% 的主动脉夹层患者会发生急性心肌梗死,另有 15% 的患者会出现其他缺血性改变。

急性主动脉夹层患者血压的控制原则:在保证器官灌注的前提下,心率控制在 60～80 次/分,同时迅速降低全身血压,并维持在尽可能低的水平(收缩压维持在 100～120 mmHg)。可以选择的降压药物包括有血管扩张作用的 β 受体阻滞剂,如艾司洛尔、硝普钠、拉贝洛尔等,禁用二氮嗪、肼屈嗪。所有患者应终身接受治疗,以降低体循环血压和收缩压上升速度,虽然尚未在对照试验中进行评估,但建议以低于 120/80 mmHg 作为目标血压。患者通常需要联合抗高血压药物治疗。

2)脑血管意外(cerebrovascular accident)　急性脑卒中患者常合并重度高血压。血压升高可以是脑卒中应激反应的表现,也是机体在缺氧状态下的正常生理反应。升高的血压可以维持缺血性脑卒中患者的脑血流灌注,但是重度高血压本身也可以引起急性脑卒中。脑卒中的临床表现取决于脑卒中累及的区域,发生缺血性或出血性脑卒中的高血压急症患者通常表现为神经功能缺损。对可疑的脑卒中患者需要进行神经影像学检查。对急性缺血性以及出血性脑卒中和高血压脑病的鉴别非常重要,因为对急性缺血性脑卒中患者给予降血压治疗可能造成严重后果,而对高血压脑病、出血性脑卒中患者则应进行适当的降血压治疗。当高血压与高颅内压并存时应以降低颅内压为核心。确实需要紧急降低血压时,应根据患者既往血压水平和发病时颅内压情况进行个体化治疗,以保证颅内压>70 mmHg。使用降血压药物的原则是有效并持久地降低血压,同时不影响全身重要器官的灌注。

(1)急性出血性脑卒中(hemorrhagic stroke):患者可有失语、呕吐、意识障碍、头晕头痛、癫痫样发作、眩晕、共济失调等表现,头颅 CT 影像可见明显的高密度影。早期诊断应结合患者症状、体征及辅助检查进行综合判断。2015 年美国心脏协会(AHA)和美国卒中协会(ASA)的共同指南指出,对于收缩压为 150～220 mmHg 的急性脑出血(intracerebral hemorrhage, ICH)患者,建议将收缩压降至目标值 140 mmHg,最好在就诊后 1 h 内达成,前提是患者的临床病情稳定。这种程度的降压似乎对大多数患者都安全,并可能改善患者的功能结局。对于收缩压>220 mmHg 的急性脑缺血患者,建议将收缩压快速降至 220 mmHg 以下。此后在数小时内逐渐降压,以达到 140～160 mmHg 的目标范围,前提是患者的临床病情保持稳定。此期间临床病情恶化的患者可能需要减少紧急降压治疗。最佳目标血压还不确定,但对于临床病情稳定的患者,收缩压目标为 140～160 mmHg 是合理的。

(2)急性缺血性脑卒中(ischemic stroke):患者也可有头晕、麻木、肢体乏力或活动不利、言语含糊、意识障碍等神经功能损害。早期、轻度缺血性脑卒中患者的头颅 CT 结果可呈阴性,明确诊断须依靠头颅 MRI 或脑血管造影。早期诊断应结合患者的症状、体征及检查综合分析后做出判断。

《自发性脑出血诊疗指南(AHA/ASA 指南)(2019 版)》推荐对于适合静脉溶栓治疗的急性缺血性脑卒中患者,控制血压时有一些特别注意事项。在溶栓治疗开始前,推荐进行治疗使血压≤185/110 mmHg;溶栓治疗后,应稳定血压并维持血压≤180/105 mmHg 至少 24 h。对于未采用溶栓治疗的缺血性脑卒中患者,不应在急性期控制血压,除非患者血压极高(收缩压>220 mmHg 或舒压>120 mmHg)时,或者患者有活动性缺血性冠状动脉疾病、心力衰竭、主动脉夹层、高血压性脑病或子痫前期/子痫。若有治疗指征,建议在脑卒中发作后最初

24 h 内谨慎降压,将血压降低约 15％。对于血压＞140/90 mmHg 但神经系统情况稳定的患者,可以在住院期间开始或重新开始降压药物治疗,除非有降压治疗禁忌证的。对大多数住院患者,可以早在脑卒中发作后 24～48 h 进行,目的是在几日至 1 周内逐步控制高血压。重要的是,存在颅外或颅内大动脉狭窄的患者可能需要更缓慢地降压(如在缺血性脑卒中后 7～14 d 内缓慢降压),为了维持缺血脑组织的血流量,可能需要一定程度的血压升高。因此建议,直到完成血管影像学检查并排除症状性大动脉狭窄后,才重新开始给予降压药物。

3) 高血压脑病(hypertensive encephalopathy)　其诊断的建立需在排除脑血管意外之后。高血压脑病的发病机制是机体血压快速升高,超过了脑血管自动调节的阈值,使血脑屏障渗透性增加造成脑水肿。患者可能有急性或亚急性嗜睡、意识混乱、头痛、视觉异常或癫痫发作等表现。其他可能的症状包括昏睡昏迷、恶心呕吐,以及视盘水肿、高血压视网膜病变等。高血压脑病可以出现或不出现蛋白尿。癫痫可以是局灶的或是全身的。在诊断高血压脑病前,应排除其他引起意识障碍的原因,如脑血管意外、感染或肿瘤等。如果患者血压下降后精神状况有明显改善,则支持高血压脑病的诊断。

对高血压脑病患者,在降低血压的同时应保证脑血流灌注;尽量减少颅内压波动,因为在血压降低的同时颅内压也会降低。血压降低的初始值不超过 25％的平均动脉压。推荐使用的药物首先是硝普钠,其次是拉贝洛尔。

4) 急性肺水肿(pulmonary edema)/急性心力衰竭(heart failure)　严重高血压可引起或加重急性心力衰竭。对这些患者进行体格检查可以发现血压升高、呼吸急促、心动过速、发绀、肺部啰音、颈静脉怒张和奔马律。心电图可提示心肌劳损、左心室肥厚,甚至缺血以及梗死。高血压性心力衰竭的主要特点:患者具有心力衰竭的症状和体征,同时伴有高血压,左心室功能大多正常,患者一般没有或仅有轻度的容量负荷增加表现,大多伴有肺水肿表现而没有其他部位的水肿。

降血压治疗的目标是降低心脏的前负荷和后负荷,通过降低血压改善心力衰竭和肺水肿。可以选择的降血压药物包括血管扩张剂,如硝酸甘油、硝普钠。对容量负荷较大的急性左心衰竭患者可以使用利尿剂(尤其是袢利尿剂),禁用钙离子拮抗剂。

5) 急性心肌梗死和不稳定型心绞痛　心肌缺血的患者有时会出现严重高血压,这可能是左心室的交感神经反射引起。血压升高会引起心脏后负荷增加,导致心脏做功增加,还会增加心肌耗氧量,可能加重梗死面积。以上因素共同作用可以发生急性左心衰竭和肺水肿。心肌缺血患者会出现心绞痛、呼吸困难与大汗。

通过降低血压、减少心肌耗氧量可以改善预后,但不会改善冠状动脉灌注压和冠状动脉血流量。治疗药物首选硝酸酯类药物,可早期联合使用其他降血压药物(如钙离子通道拮抗剂、β 受体阻滞剂、α1 受体阻滞剂等),同时根据需要使用利尿剂、镇痛药、镇静剂等。钙离子通道拮抗剂中的尼卡地平具有增加冠脉血流、保护缺血心肌的作用,静脉滴注尼卡地平能发挥降血压和保护心肌的双重效果。拉贝洛尔能同时阻断 α_1 和 β 受体,在降血压的同时能减少心肌耗氧量,而且不影响左心室功能。对心肌梗死后患者的血压控制可选用 ACEI、β 受体阻滞剂和醛固酮拮抗剂。

6) 肾上腺危象(adrenal crisis)　循环内过量的儿茶酚胺类物质可以诱发高血压危象。可能的病因包括嗜铬细胞瘤、使用拟交感神经药(如可卡因、苯肾上腺素)、停用降血压药物(如可乐定)以及单胺氧化酶抑制剂(MAOI)的作用。单胺氧化酶抑制剂引起高血压危象常见于日常服用拟交感神经药物或食物中含有大量酪胺的患者。嗜铬细胞瘤大多会分泌去甲肾上腺素,可以引起严重的阵发性高血压。腹部影像学检查及 24 h 尿儿茶酚胺定量有助建立嗜铬细胞瘤的诊断。儿茶酚胺引起高血压的典型症状包括阵发性头痛、出汗、心悸、焦虑、恶心、呕吐和腹痛。对急性、不明原因或阵发性难治性高血压患者,应考虑血液循环中儿茶酚胺类物质过量的可能,尤其是年轻患者和既往无高血压病史的患者。控制血压可选择的药物推荐尼卡地平、非诺多泮联合苯二氮䓬类药物,也可单用乌拉地尔或酚妥拉明。

7) 子痫(eclampsia)和先兆子痫(preeclampsia) 临床医生应时刻对孕 20 周至产后 2 周的高血压患者保持警惕,因为这些孕产妇有潜在的子痫和死亡风险。健康的初产妇女中有 2%~9% 会发生先兆子痫。妊娠 20 周后的孕妇如有新发高血压(既往血压正常的患者血压>140/90 mmHg)和蛋白尿(24 h 尿蛋白含量>0.3 g)时应考虑先兆子痫可能。相关症状包括头痛、视觉障碍、上腹痛、尿少、抑郁,可伴或不伴有溶血肝功能异常血小板减少综合征(hemolysis, elevated liver function and low platelet count syndrome, HELLP 综合征)。HELLP 综合征的定义:溶血、肝酶升高(≥正常的 2 倍)和血小板数量减少(<100×10^9/L)。先兆子痫的患者会出现惊厥。

目前最常用于治疗妊娠期高血压急症的药物包括拉贝洛尔、尼卡地平、乌拉地尔、肼屈嗪。这些药物不会影响子宫和胎盘的血流量。需要注意的是应监测高血压是否对妊娠妇女的其他靶器官造成损害,可联合镇静、预防抽搐等药物治疗,必要时可终止妊娠。

▶ 诊疗流程

1. 急诊高血压患者评估流程

图 6-1 所示为急诊高血压患者评估流程。

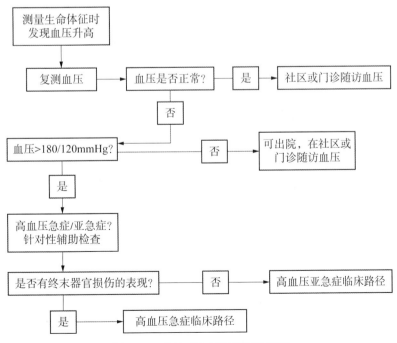

图 6-1 急诊高血压患者评估流程

2. 高血压急症诊断流程

图 6-2 所示为高血压急症诊断流程。

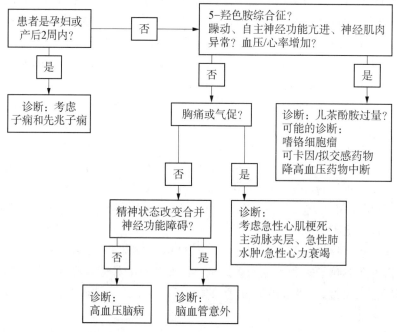

图 6-2　高血压急症诊断流程

3. 高血压亚急症诊断流程

图 6-3 所示为高血压亚急症诊断流程。

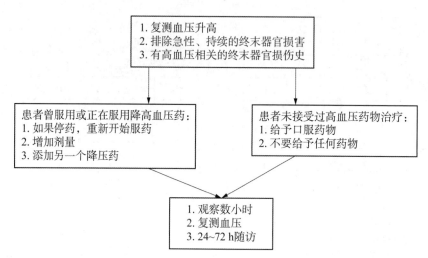

图 6-3　高血压亚急症诊断流程

▶ 高血压指南和共识要点

（1）高血压的诊断应包含病因诊断以及是否存在靶器官损害、损害的部位和程度。

（2）病史询问应包含心脑血管危险因素、肾脏病史、内分泌系统病史，进行眼底检查。此外，若是育龄妇女，应明确是否怀孕。

（3）相较于血压的绝对值，基础血压的升高值意义更大。

（4）高血压治疗应遵循个体化原则，目标是减少脏器功能受损。

（5）高血压急诊处理：建议静脉用药，因静脉用药易于调整而且起效平稳、快速。

（6）血压经静脉用药达到目标后，应改为序贯口服降压药物。

（7）控制高血压的易感因素，如焦虑、疼痛、低血糖、低氧、尿潴留等。

（8）保持接诊环境的安宁。

▶ 诊治误区

（1）正确测量血压：取正确的体位、测量前休息（5 min 以上）；大小合格的袖带，正确的袖带位置（袖带下缘应距肘窝 2～3 cm）、袖带不能过紧或过松，否则听诊器膜件不能接触袖带。

（2）细致、全面地询问病史，摒弃思维定式。

（3）同时测量双上臂的血压，避免将双上肢血压不同的大动脉疾病误诊为高血压。

（4）发生于青壮年的高血压；或血压波动范围较大；或初发高血压或病程较短，血压显著升高者，诊断原发性高血压须慎重。

（5）高血压伴随其他症状（头痛、心悸、多汗）时，应警惕内分泌源性的继发性高血压。

（6）条件允许者，建议及时进行影像学和血液生化指标的检查，帮助明确诊断。

────── 病例解析 ──────

　　患者 A　入院后，检查示轻度的 ALT 和 AST 增高，心电图示 ST - T 变化。追问病史得知：患者近几年因工作因素，长期作息不规则、饮食习惯不佳；近半年以来，时常加班，休息少，工作压力巨大，出现容易劳累、乏力等情况，因休息后症状能缓解而未予以重视。患者此次发病后口服降压药物治疗；听从医师建议，对饮食、作息等生活习惯进行了更改，工作中注意自我调节。不久患者的血压逐渐下降，半年后停用降压药物，但之后仍应注意血压监测。

　　患者 B　来院后予以头颅 CT 检查，结果显示多发腔隙性梗死；心电图示 ST - T 变化；其他化验检查无明显异常。后复测血压降至 130/85 mmHg，头晕症状明显好转。此患者考虑为血压突发升高引起。追问病史，患者长期口服降压药物（缬沙坦 80 mg、氨氯地平 5 mg，每日 1 次）多年，且进行定期监测。但前段时间因疏忽未规律服药，且懒怠了自我血压监测，而出现血压波动。后患者于门诊更换药物，同时动态监测血压后，基本将血压控制在 135/80 mmHg 左右；期间恢复自我血压监测和动态监测血压后，血压基本控制在 135/80 mmHg 左右。

（李明，陈凉）

参 考 文 献

［1］ Fleming J, Meredith C, Henry J. Detection of hypertension in the emergency department ［J］. Emerg Med J, 2005, 22(9):636 – 640.

［2］ Global status report on noncommunicable diseases 2010 ［R］. Geneva: World Health Organization, 2011.

［3］ He J, Gu D, Chen J, et al. Premature deaths attributable to blood pressure in China: a prospective cohort study ［J］. Lancet, 2009, 374(9703):1765 – 1772.

［4］ J Claude Hemphill 3rd, Steven M Greenberg, Craig S Anderson, et al. Guidelines for the management of spontaneous intracerebral hemorrhage: A guideline for healthcare professionals from the American Heart Association/ American Stroke Association ［J］. Stroke, 2015, 46(7):2032 – 2060.

［5］ Karras D J, Ufberg J W, Heilpern K L, et al. Elevated blood pressure in urban emergency department patients ［J］. Acad Emerg Med, 2005, 12(9):835 – 843.

［6］ Kim J R, Kiefe C I, Liu K, et al. Heart rate and subsequent blood pressure in young adults: the CARDIA study ［J］. Hypertension, 1999, 33(2):640 – 646.

［7］ Knaut A, Cleveland J. Aortic Emergencies ［J］. Emerg Med Clin N Am, 2003, 21:817 – 845.

［8］ Lewington S, Clarke R, Qizilbash N, et al. Age-specific relevance of usual blood pressure to vascular mortality: a meta-analysis of individual data for one million adults in 61 prospective studies ［J］. Lancet, 2002, 360:1903 – 1913.

［9］ Lim S S, Vos T, Flaxman A D, et al, et al. A comparative risk assessment of burden of disease and injury attributable to 67 risk factors and risk factor clusters in 21 regions, 1990 – 2010: a systematic analysis for the Global Burden of Disease Study 2010 ［J］. Lancet, 2012, 380(9859):2224 – 2260.

［10］ Marik P E, Varon J. Hypertensive crises: challenges and man-agement ［J］. Chest, 2007, 131(6):1949 – 1962.

［11］ Melo R O, Martin J F, Toledo J C, et al. Acute aortic dissection associated with hypertensive emergency ［J］. Rev Bras Cir Cardiovasc, 2008, 23(4):586 – 588.

［12］ Omura M, Saito J, Yamaguchi K, et al. Pro-spective study on the prevalence of secondary hypertension among hypertensive patients visiting a general outpatient clinic in Japan ［J］. Hypertens Res, 2004, 27(3):193 – 202.

［13］ Ong K L, Cheung B M, Man Y B, et al. Prevalence, awareness, treatment and control of hypertension among United States adults 1999 – 2004 ［J］. Hypertension, 2007, 49(1):69 – 75.

［14］ Qureshi A I, Ezzeddine M A, Nasar A, et al. Prevalence of elevated blood pressure in 563, 704 adult patients with stroke presenting to the ED in the United States ［J］. Am J Emerg Med, 2007, 25(1):32 – 38.

［15］ Sackner-Bernstein J D, Kowalski M, Fox M, et al. Short-term risk of death after treatment with nesiritide for decompensated heart failure: a pooled analysis of randomized controlled trials ［J］. JAMA, 2005, 293(15):1900 – 1905.

［16］ The Task Force for the Diagnosis and Treatment of Acute and Chronic Heart Failure 2012 of the European Society of Cardiology Developed in collaboration with the Heart Failure Association (HFA) of the ESC. ESC Guidelines for the diagnosis and treatment of acute and chronic heart failure ［S］. 2012.

［17］ Tisdale J E, Huang M B, Borzak S. Risk factors for hyperten-sive crisis: importance of out-patient blood pressure control ［J］. Fam Pract, 2004, 21(4):420 – 424.

［18］ Trimarchi S, Eagle K A, Nienaber C A, et al. Importance of refractory pain and hypertension in acute type B aortic dissection: insights from the International Registry of Acute Aortic Dissection (IRAD) [J]. Circulation, 2010,122(13):1283 - 1289.

[19] Tuncel M, Ram V C. Hypertensive emergencies etiology and management [J]. Am J Cardiovasc Drugs, 2003,3(1):21 - 31

[20] Wang L, Kong L, Wu F, et al. Preventing chronic diseases in China [J]. Lancet, 2005,366:1821 - 1824.

[21] William J Elliott . Clinical features and management of selected hypertensive emergencies [J]. J Clin Hypertens (Greenwich), 2004,6(10):587 - 592.

[22] William J Powers, Alejandro A Rabinstein, Teri Ackerson, et al. Guidelines for the early management of patients with acute ischemic stroke: 2019 Update to the 2018 guidelines for the early management of acute ischemic stroke: A Guideline for Healthcare Professionals From the American Heart Association/ American Stroke Association [J]. Stroke, 2019,50(12):e344 - e418.

[23] Wu Y, Huxley R, China NNHS Steering Committee, et al. Prevalence, awareness, treatment, and control of hypertension in China: data from the China National Nutrition and Health Survey 2002 [J]. Circulation, 2008,118(25):2679 - 2686.

[24] Yang Z J, Liu J, China National Diabetes and Metabolic Disorders Study Group, et al. Prevalence of cardiovascular disease risk factor in the Chinese population: the 2007 - 2008 China National Diabetes and Metabolic Disorders Study [J]. Eur Heart J, 2012,33:213 - 220.

[25] 中国高血压防治指南修订委员会. 中国高血压指南 2010[J]. 中华高血压杂志,2010,19:701 - 743.

第七章 休 克

—病例导入—

患者，男性，35 岁，因发热伴腹泻 2 天就诊。就诊前 2 天进食隔夜食物后出现腹泻伴发热。体格检查：体温 40 ℃，血压 85/50 mmHg，SaO_2 98%（未吸氧）。患者精神萎靡，呼吸稍促，全身皮肤黏膜无黄染，双瞳孔等大、等圆，直径 0.25 cm，对光反射（+）。颈软，气管居中，颈静脉无怒张。两肺呼吸音粗，两肺底未闻及湿啰音。心率 130 次/分，律齐，未及杂音。腹平软，无压痛，肝脾肋下未及，肠鸣音弱，双下肢无水肿。神经系统检查无异常。实验室检验：pH 值 7.3，氧分压（PO_2）10.44 kPa，二氧化碳分压（PCO_2）4.58 kPa，Na^+ 浓度 128.3 mmol/L，K^+ 3.25 mmol/L，乳酸浓度 5.80 mmol/L；C 反应蛋白（CRP）>160 mg/L，白细胞计数 19.5×10^9/L，中性粒细胞占比 83.0%，血红蛋白 125 g/L，血小板计数 153×10^9/L，血小板压积 >100 ng/mL，氨基末端脑利钠肽前体（NT - proBNP）215.00 pg/mL，肌钙蛋白 I 0.03 ng/mL；肌酐浓度 140 μmol/L，总胆红素浓度 12 μmol/L。心电图示窦性心动过速，胸腹部 CT 检查未见明显异常。

立即予以右侧颈内深静脉留置，积极扩容、升压、抗感染治疗。患者诉呼吸困难伴右侧胸痛，血压进行性下降至 75/50 mmHg。复查血气分析：pH 值 7.1，PO_2 7.34 kPa，PCO_2 3.98 kPa，乳酸浓度 8.70 mmol/L，CRP>160 mg/L，白细胞计数 20.5×10^9/L，中性粒细胞占比 85.0%，血红蛋白 85 g/L，血小板计数 103×10^9/L。

请问：

1. 该患者是否处于休克状态？如果处于休克状态，可能是哪一种或哪几种休克患者？

2. 患者当前的主要治疗原则是什么？

▶ 病因学特征

休克（shock）是各种原因导致机体有效循环血量明显下降，引起组织器官灌注不足、细胞代谢紊乱和器官功能受损的急性循环功能衰竭综合征。机体不能将足够多的氧气运输到组织器官，从而引起细胞氧利用障碍，导致靶器官功能受损。因此，组织低灌注是休克的血流动力学特征，组织细胞缺氧是休克的本质。氧输送公式如下：

公式 1：

$$DO_2 = 心输出量 \times 血红蛋白浓度 \times SaO_2 \times 1.39 \times (PaO_2 \times 0.003)$$

式中：DO_2 为氧输出；SaO_2 为血氧饱和度；PaO_2 为血氧分压。

虽然公式中不包含血压，但休克常伴有低血压。患者隐匿性休克时，血压往往在正常范围，但有休克的病理征象（尤其在临床早期）。大多休克患者最终发展为低血压，但在早期特别是血压正常时，尤其要注意鉴别。

公式 2：

$$MAP = CO \times SVR,$$

式中：CO 为心输出量（cardiac output）；MAP 为平均动脉压（mean arterial pressure）；SVR 为外周血管阻力（systemic vascular resistance）。公式 2 显示心输出量对血压（平均动脉压）的影响。平均动脉压减少导致心输出量减少，进而导致氧输送量减少。

公式 3：

$$CO = HR \times SV$$

式中：CO 为心输出量；HR 为心率；SV 为每搏输出量；即心输出量是由心率和每搏输出量决定的。每搏输出量受前负荷、后负荷和收缩影响。前负荷影响每搏输出量（影响心输出量和氧输送量）是评估和治疗休克患者生理机制的核心。

因此，前负荷、每搏输出量、血管阻力及心输出量的变化可导致组织器官灌注受损。氧输送量减少导致细胞代谢紊乱，无氧代谢产生乳酸。乳酸可以作为组织缺氧的标志物，提示休克的严重度。细胞可以耐受有限时间内的无氧代谢，但持续的无氧代谢可导致细胞凋亡和组织坏死，进而导致多器官功能衰竭。静脉血氧饱和度从中心血管测得（如上腔静脉），是外周器官携氧量的又一生化标志，有助评估休克患者的预后。

休克按照病理生理学机制分为 4 类：低血容量性休克、分布性休克、心源性休克、梗阻性休克（见表 7-1）。必须注意的是，许多患者不完全符合上述类别之一，可能同时出现一种以上的休克，即混合型休克。

表 7-1　休 克 的 分 类

分　类	血流动力学	病　因
低血容量性休克	前负荷减少，血管阻力增加，心输出量减少	出血（胃肠道出血、创伤、自发性）、严重烧伤、胃肠道液体丢失（严重腹泻/呕吐）、肾损失（糖尿病酮症酸中毒或尿崩症见多尿）
分布性休克	前负荷减少，血管阻力增加或减少，心输出量增加或减少	脓毒血症、严重烧伤、过敏反应、肾上腺危象、毛细血管渗漏综合征、严重颅脑或脊髓损伤、胰腺炎
心源性休克	前负荷增加，血管阻力增加，心输出量减少	心肌梗死、心律失常、瓣膜性心脏病、心肌病、心脏创伤
梗阻性休克	前负荷减少，血管阻力增加，心输出量减少	肺栓塞、张力性气胸、心包填塞、主动脉夹层

休克患者的治疗目标是提高组织灌注和氧输送量，同时治疗休克的病因。

在休克早期，自主神经系统调节心输出量和血管紧张度。低血压促发颈动脉压力感受器促使交感信号加强。自主神经中的交感神经兴奋心率加快,因此心输出量增加。交感神经兴奋导致 α1 受体激活和全身血管阻力增加。

休克的血流动力学特征如表 7-2 所示。

表 7-2 休克的血流动力学特征

分类	CO	CVP	PCWP	SVR
低血容量性休克	↓	↓	↓	↑
分布性休克	↑↓	↓	↑↓	↑↓
心源性休克	↓	↑	↑	↑↓
梗阻性休克	↑	↓	↓	↑

注　CO:心输血量;CVP:中心静脉压;PCWP:肺毛细血管楔形压;SVR:全身血管阻力。

流行病学特征

在入住 ICU 的患者中,以分布性休克(包括脓毒症休克)发病率最高,其次为心源性休克和低血容量性休克,梗阻性休克相对少见。急诊室的休克比例取决于该急诊室的就诊优势服务人群,如生活节奏快的城市的 I 级创伤中心急诊,出血性休克患者的比例明显增加。

病理生理学特征

根据休克的不同类别(低血容量性、分布性、心源性和梗阻性),急诊科医生应快速鉴别病因,针对病因快速干预(如感染性休克的早期)。在实验室及影像学检查报告出来之前进行迅速评估、快速诊断和经验处理很关键。

低血容量性休克(hypovolemic shock)是由于血管内容量丧失而引起的器官灌注不足,通常是急性的。其结果是心脏前负荷下降到临界水平,大循环和微循环血量减少。低血容量会导致氧输送不足,并激活一些旨在保护重要器官灌注的稳态机制。在细胞水平上,当低血容量导致氧输送量不足以满足有氧代谢的氧需求时,就会产生休克,细胞向无氧代谢过渡。在组织水平上,低血容量和血管收缩导致肾脏、肝脏、肠道和骨骼肌的低灌注和终末器官损伤,出现多器官功能衰竭。

分布性休克(distributive shock)的特点是全身血管舒张伴相对性血容量不足。治疗要同时考虑分布和血容量不足的问题。分布性休克最初的代偿反应是全身血管阻力降低,包括心输出量增加、心率加快和左心室收缩增强。此外,尽管心率加快和心室收缩增加,血管阻力减少和静脉容量增加仍然导致前负荷减少,影响心输出量。分布性休克中 40% 的患者由脓毒症所致,可能发展为一过性心肌病,其中的发病机制目前还没有阐明。脓毒症性心肌病具有左心室收缩力下降和心输出量减少的特征。脓毒症性心肌病一旦发生,其病死率高达 70%。脓毒性休克的特征是血管麻痹引起的血管舒张相关血流分布异常,导致微血管损伤、供氧不足和细胞代谢异常。最重要的是,在疾病早期阶段,由于液体摄入不足或丢失增加,可能会使静脉血池进一步复杂化。几种类型的休克可重叠发生,如脓毒症可同时存在分布性休克、低血容量性休克,甚至心源性休克。

心源性休克(cardiac shock)是由心输出量和氧输送不足引起的外周血管收缩和严重的终末器官损伤。导致心源性休克的病理生理因素可相互重叠:心输出量减少、心室前后负荷改变、微循环障碍及器官功能障碍等(见图7-1)。继发于急性心肌梗死的严重左心衰竭是心源性休克的典型机制。由于心肌细胞的死亡,心脏收缩力急剧下降,心输出量降低,导致血压下降。与此同时,交感神经活性增加,儿茶酚胺类水平升高,心率增快、心肌收缩力增强。肾素-血管紧张素-醛固酮系统的激活造成血管收缩,导致外周组织及心脏本身灌注不足,同时心脏后负荷增加,进一步降低了心功能。

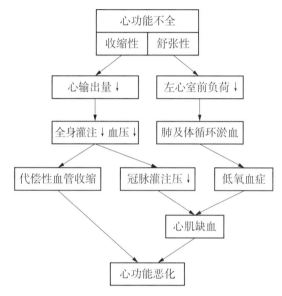

图7-1 心源性休克的病理生理学过程

梗阻性休克(obstructive shock)是由前负荷大幅降低或左心室流出道梗阻增加引起的。心外循环增加、胸腔内压力可导致心脏顺应性降低,通过压迫上下腔静脉可阻断静脉回流,从而导致梗阻性休克。张力性气胸、腹内容物疝入胸腔、正压通气导致心脏顺应性降低、腔静脉阻塞、前负荷降低和心排血量减少。右心室流出道梗阻导致右心室每搏输出量减少,肺动脉流量减少,左心室前负荷减少,左心室心输出量减少,向外周组织输送含氧血减少。

▶ 诊断及鉴别诊断

1. 低血容量性休克

低血容量性休克常见于出血、脱水及低的血管内压(第三间隙)。低血容量休克是指各种原因引起循环容量丢失而导致有效循环血量与心排血量减少、组织灌注不足、细胞代谢紊乱和功能受损的病理生理过程。

1) 诊断标准 低血容量休克的早期诊断对预后至关重要。传统的诊断主要依据病史、症状和体征,包括精神状态改变、皮肤湿冷、收缩压下降(<90 mmHg 或较基础血压下降>40 mmHg)或脉压差减少(<20 mmHg)、尿量<0.5 mL/(kg·h)、心率>100 次/分、中心静脉压(CVP)<5 mmHg 或肺动脉楔压(PAWP)<8 mmHg 等指标。然而,近年来人们已经充分认识到传统诊断标准的局限性,发现氧代谢与组织灌注指标对低血容量休克早期诊断有更重要的参考价值。有研究证实,血乳酸和碱缺失在低血容量休克的监测和预后判断中具有重要意义。

2) 临床分级　低血容量休克的发生与否及其程度,取决于机体血容量丢失的量和速度。以失血性休克为例估计血容量的丢失(见表 7-3)。成人平均估计血容量占体重的 7%(或 70 mL/kg),70 kg 体重的人约有 5 L 血液。血容量随着年龄和生理状况而改变,以占体重的百分比为参考指数时,高龄者的血容量较少(占体重的 6%左右),儿童的血容量占体重的 8%~9%,新生儿血容量占体重的 8%~10%。可根据失血量等指标将失血分成 4 级。大量失血可以定义为 24 h 内失血超过患者的估计血容量或 3 h 内失血量超过估计血容量的一半。

表 7-3　失血的分级(以体重 70 kg 为例)

分级	失血量 mL	失血量占血容量比例(%)	心率 (次/分)	血压	呼吸频率 (次/分)	尿量 (mL/h)	神经系统症状
Ⅰ级	<750	<15	<100	正常	14~20	>30	轻度焦虑
Ⅱ级	750~1 500	15~30	100~120	正常	20~30	2~30	中度焦虑
Ⅲ级	>1 500~2 000	30~40	120~140	下降	30~40	5~20	焦虑、萎靡
Ⅳ级	>2 000	>40	>140	下降	>40	无尿	昏睡

2. 分布性休克

休克常见于脓毒症休克、过敏或过敏反应、输血液制品(输血过程中)、药物反应、药物过量、拟交感反应的神经源性损害及肾上腺功能不全。

分布性休克的基本机制为血管收缩和舒张功能异常。在这类休克中,一部分表现为体循环阻力正常或增高,主要由于容量血管扩张、循环血量相对不足所致。常见的原因为神经节阻断、脊髓休克等神经性损伤或麻醉药物过量等。另一部分以体循环阻力降低为主要表现,导致血液重新分布,主要由感染性休克所致。在这个定义中,脓毒症是宿主对感染的反应失调,产生危及生命的器官功能损害。

1) 临床特点　在临床上,分布性休克往往以循环容量的改变为早期的主要表现,常表现为循环容量的不足。与低容量性休克不同的是这种循环容量的改变不是容量已经丢至循环系统之外,而是仍然保留在血管内,只是因血管收缩与舒张功能异常而导致容量分布在异常部位。所以,单纯的容量补充不能纠正休克。感染性休克是分布性休克的主要类型。虽然,在严重感染时出现毛细血管通透性增加等诸多因素可以导致循环容量绝对减少,导致休克的基本原因仍然是血流分布异常。所以,不应将感染性休克早期的低容量状态与低容量休克混为一谈。分布性休克的血流动力学改变与其他三种类型的休克有着明显的不同,治疗上也有一定的区别。

2) 诊断标准　脓毒症诊断标准,即全身性感染相关器官功能衰竭评分(SOFA)急性改变≥2分。

3. 心源性休克

心源性休克是指心脏泵功能衰竭,心排出量不足,组织缺血缺氧导致微循环进一步障碍而引起的临床综合征。心源性休克常见于心肌梗死、心肌炎、瓣膜性心脏病、心律失常等。

1）诊断标准

（1）收缩压≤90 mmHg 或平均动脉压下降≥30 mmHg，或高血压患者较原收缩压下降 60 mmHg，至少持续 30 min。

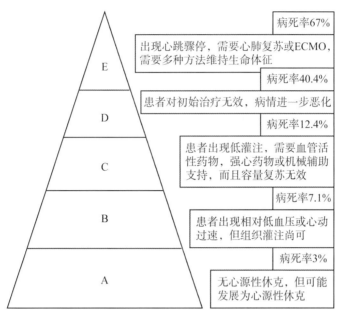

体格检查	生化指标	血流动力学指标
无脉搏 心力衰竭 需要除颤 机械通气	心肺复苏 pH 值≤7.2 乳酸≥5 mmol/L	难治性室颤或室上速 无法纠正的低血压 无脉电活动 收缩压无法监测
恐慌、苍白、皮肤湿冷、花斑 液体过负荷 广泛啰音 Killip 3～4 级 无创或有创机械通气 意识障碍 尿量<30 mL/h	进一步恶化 乳酸≥2 mmol/L 肌酐上升 2 倍 肾小球滤过率下降 50%以上 肝功能异常 BNP 升高	进一步恶化 收缩压<90 mmHg 或平均动脉压<60 mmHg，需要药物或机械辅助装置维持血压 心指数<2.2 PCWP>15 mmHg PAPi<1.85 心输出功率<0.6 W
颈静脉压升高 肺部啰音 外周灌注尚可	乳酸正常 肾功能轻度异常 BNP 升高	收缩压<90 mmHg 或平均动脉压<60 mmHg 心指数≥2.2 肺动脉氧饱和度≥65%
颈静脉压正常 体格检查正常	乳酸正常 肾功能正常	血压正常 心指数≥2.5 CVP<10 mmHg 肺动脉氧饱和度≥65%

图 7-17 心源性休克临床分级

(2) 心排指数(CI)≤2.2 L/(min・m²)。

(3) 肺毛细血管楔压(PCWP)≥15 mmHg。

(4) 脏器低灌注:神态改变,发绀,肢体发冷,尿量减少[<0.5 mL/(kg・h)]。

2) 临床分级　美国心血管造影和介入学会依据患者的临床表现、血流动力学情况将心源性休克分为 5 个阶段(A～E)。这种分类的目的是可以更好地管理和评估患者。患者等级越高,病死率越高。A～E 的发病率分别为 46%、30%、15.7%、7.3%、1%,对应的病死率分别为 3%、7.1%、12.4%、40.4%、67%。

4. 梗阻性休克

梗阻性休克常见于肺血管疾病(大面积肺栓塞、重度肺动脉高压等)、机械性因素所致的疾病(如心包压塞、张力性气胸等)。

梗阻性休克大多由心外因素引起心脏泵血功能严重衰竭所致,常伴右心室输出量下降,最终导致休克的一种临床急症。

临床特点:①血流受阻:肺栓塞或严重肺动脉高压,通常伴随有极轻微生理征象的氧合作用降低。②充盈受限:心包压塞或张力性气胸。通常心包压塞患者会出现颈静脉压升高、心音低沉和低血压,也可能会出现明显的奇脉或心脏电交替现象。张力性气胸的查体结果可能包括单侧呼吸音降低、患侧叩诊可闻及过清音以及气管偏离至气胸对侧。

5. 急诊室评估

休克一般伴有组织灌注不足的临床体征。目前对皮肤(表皮灌注程度)、肾脏(尿量)、脑(意识状态)3 个器官能够较为容易地进行组织灌注的临床评价。

对具有相关病史并有休克临床表现的患者,针对心率、血压、体温以及其他体格检查参数(包括低灌注体征、尿量和意识状态)进行频繁监测。

1) 生命体征是否平稳　急诊室初步评估应尽快判断患者的病情,决定是否需要紧急复苏,包括气管插管、机械通气、开放静脉等。当患者出现顽固性低氧血症,或者无法保证患者气道通畅时需要立即气管插管。当患者出现意识障碍进行性加重或者即将发生呼吸衰竭时,早期行气管插管是合理的。这里引入创伤患者的初步评估 ABCDE 法则,同样也可用于休克患者的评估及处理。

A:Airway(气道通畅与颈椎保护),是指呼吸道清除,紧急清除患者呼吸道的唾液、粉尘、泥土,使能顺利呼吸。

B:Breathing(呼吸:通气与氧合),是指建立稳定的呼吸系统,包括吸引、气管插管、气管切开,保证氧合。

C:Circulation(循环:控制出血),是循环的建立,以维持血流动力学稳定。

D:Disability(残疾和神经功能评估),是意识水平和肢体功能的评估。

E:Exposure(暴露与环境控制),暴露患者全身皮肤,仔细观察有无出血、创伤、皮疹、烧伤及受虐、针刺伤以及下肢花斑等。

2) 识别休克类型　明确引起休克的主要机制,如低血容量性、心源性、梗阻性或分布性等,非常重要。对多数休克患者而言,根据病史(创伤、感染或胸痛等)以及临床评估(皮肤灌注、颈静脉充盈程度)即可确定休克类型。但是,对于病情复杂或有合并症的患者,常需要测定其他血流动力学指标(如评价心功能)。应从患者和/或患者的家属那里获得重点病史。

提示休克的最常见临床特征包括低血压、心动过速、呼吸急促或精神状态异常、肢体湿冷、皮肤苍白、少尿、代谢性酸中毒和高乳酸血症。

3）诊断检查 主要包括实验室检查、影像学检查及其他诊断方法。

（1）实验室检查：初始实验室检查包括血常规检查、血清生化检查（包括肾功能、肝功能、脂肪酶、淀粉酶、心脏生物标志物等），以反映患者的基本情况及脏器功能。动脉血气分析用来评估患者的酸/碱状态、氧合和机械通气的情况。早期诊断应尽快获得患者相关培养的结果。怀疑感染的患者需要在使用抗生素前送检血培养，以及其他可能感染来源的标本（如尿、脑脊髓液、胸腹水和/或其他体液）的培养。无氧代谢产生乳酸。当乳酸的产生超过清除的速度时，血清乳酸浓度就会升高。乳酸是评估休克患者一个特别有用的标志物。各种人群，包括脓毒症和脓毒性休克、创伤和心脏骤停患者中初始的乳酸水平升高与病死率有直接关系。虽然血清乳酸浓度≥ 4 mmol/L 被界定为乳酸水平升高异常，但是乳酸浓度≥ 2 mmol/L 也与病死率增加相关。动态乳酸水平变化对感染性休克患者有预后判断价值。

（2）超声检查：重症超声诊断具有无创性、无放射线、快捷方便、安全准确的优点，可以对急诊危重症患者做出快速诊断，对急性的肺损伤、肾损伤、腹部损伤、循环系统衰竭等都有很高的诊断率。急诊超声对于内脏破裂出血定性的检出率可以达到100%。

床旁超声的早期整合在休克患者诊断中具备优势，休克超声检查三步法即 RUSH 方案（超声导向的休克快速评估方案），包括 3 个床旁简化的生理评估步骤。步骤1：泵（心功能）；步骤2：容量池（血容量状态）；步骤3：管路（血管）。

RUSH 方案步骤1：是最关键的步骤，可明确休克患者的心脏状态，俗称"泵"。步骤1的重点在三个方面：一是检查心包腔，以直观地确定患者是否存在心包压塞压迫心腔，并导致梗阻性休克；二是评估左心室的收缩性，快速识别患者是否存在心源性休克；三是重点确定左、右心室的相对大小。低血压患者的右心室比左心室大，提示可能存在大面积肺栓塞导致右心室急性扩张（见图7-2~图7-5）。

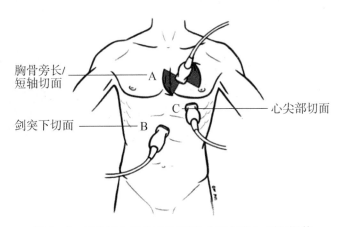

图7-2 超声导向的休克 RUSH 方案步骤1：泵的评估

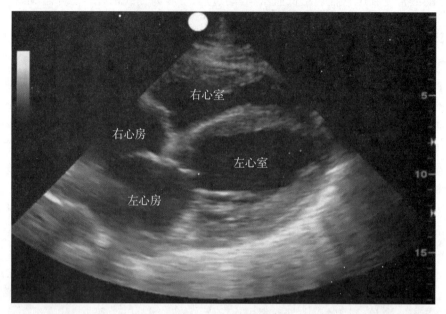

图7-3 剑突下切面

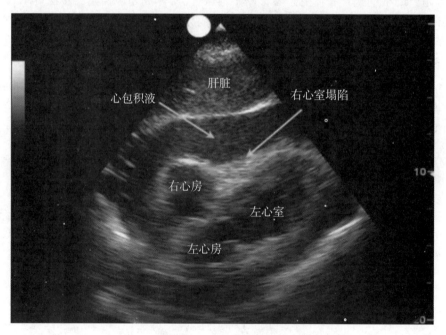

图7-4 心包压塞

　　RUSH方案步骤2:着重了解有效血容量(即"容量池")的状态。通过观察下腔静脉 (inferior vena cava, IVC)随呼吸动力学变化而产生的管径变化可以评估患者的容量状态。对容量池状态的评估还包括可能影响血管容量的肺、胸膜腔及腹腔病变。整合肺部超声技术可以快速甄别气胸,通过创伤快速超声评估(focused assessment with sonography for trauma, FAST)重点寻找腹腔积液,明确容量池中容量丢失的部位。

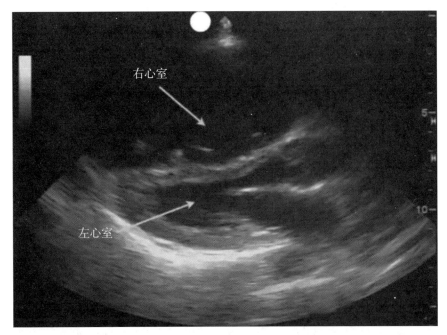

图7-5 胸骨旁长轴切面:右心室高压D字征

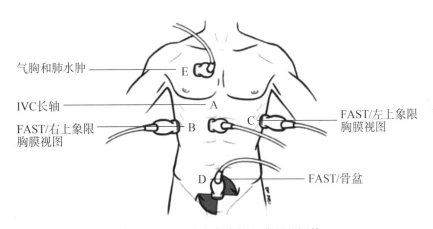

图7-6 RUSH方案步骤2:容量池评估

注 IVC:下腔静脉;FAST:创伤的快速超声评估。

容量池充盈如图7-7和图7-8所示;容量池泄漏如图7-9和图7-10所示;容量池受压产生气胸,如图7-11和图7-12所示。

RUSH方案步骤3:即最后一步,是对全身大动脉及大静脉,也就是所谓的"管路"进行评估。首先评估动脉,特别是检查腹主动脉和胸主动脉是否存在动脉瘤或夹层,以回答"管路破了,还是堵塞了"这样的临床问题。其次评估静脉,通过高频线探头加压检查股静脉及腘静脉。直接压迫静脉而不出现塌陷时,应高度怀疑深静脉血栓(deep vein thrombosis,DVT)。静脉血栓伴低血压提示可能存在大面积肺栓塞。"血管破裂":主动脉瘤和主动脉夹层如图7-14~图7-16所示。

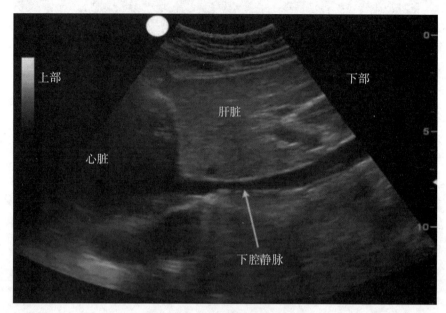

图 7-7 下腔静脉吸气塌陷

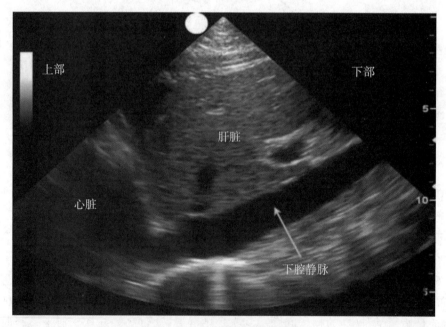

图 7-8 下腔静脉固定增宽

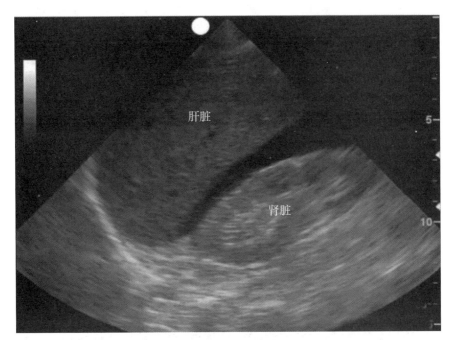

图 7-9 肝肾隐窝游离液体(箭头所示)

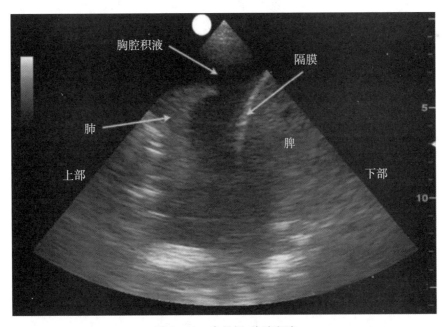

图 7-10 水母征:胸腔积液

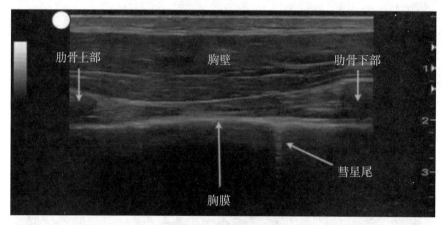

图 7-11 正 常 肺

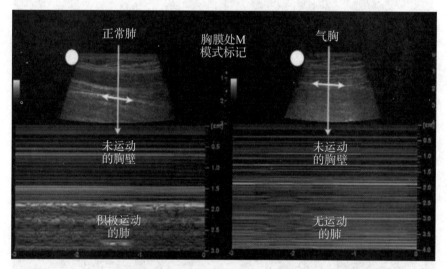

图 7-12 正常肺(左)与气胸(右)对比,左侧沙滩征,右侧平流征

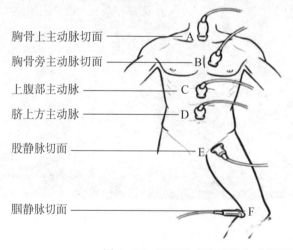

图 7-13 RUSH 方案步骤 3:血管评估

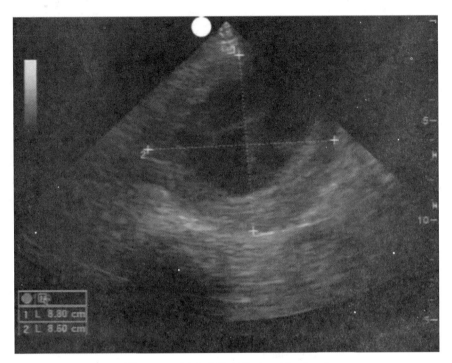

图 7 - 14　巨大动脉瘤(8.8 cm×8.6 cm)

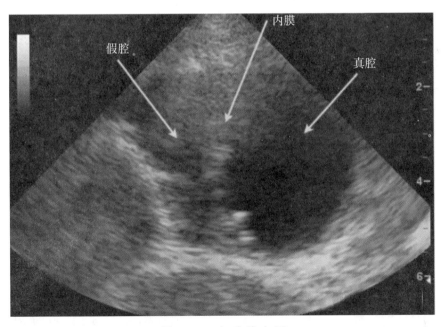

图 7 - 15　主动脉夹层

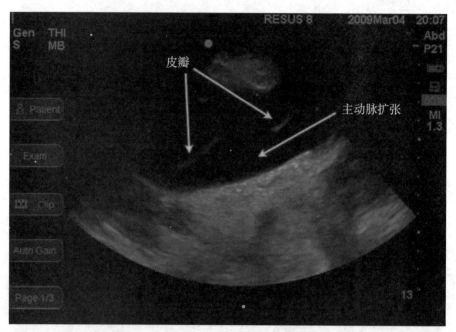

图 7-16　胸骨上切面:主动脉夹层

（3）胸片检查:在休克病因的诊断上,应着重关注心脏大小、肺水肿、肺部占位或渗出,还有游离气体。虽然胸片能够为临床提供有用的信息,但它还有很多限制。譬如,休克初期的胸片上缺失充血的征象并不能排除急性失代偿心力衰竭;而且前后位胸片与后前位胸片相比,后位肺的显示受到明显限制。

（4）CT 检查:在明确各种感染、血管疾病或创伤的不同病理时被认为是一种准确和无创伤的手段。虽然 CT 成像可以相对迅速,但是患者必须从急诊室转移到 CT 室,而转移过程对生命体征不稳定的休克患者是非常危险的,需要充分评估转移过程的风险。CT 检查的好处在于可以诊断休克的病因,尤其在超声检查并不能够清晰反映患者病情时,CT 检查相较于超声有更高的准确率。最终,是否做 CT 检查及其优先顺序,要充分考虑患者所处的临床环境以及病情的实际情况。

（5）其他诊断方法:进一步的诊断方法取决于患者的病情。譬如,怀疑脑炎的患者予抗生素治疗后可考虑行腰椎穿刺检查;疑似自发性细菌性腹膜炎患者可考虑行腹腔诊断穿刺术;疑似硬膜外脓肿可考虑 MRI。

4）监测　主要介绍低血容量性休克和脓毒性休克的监测。

（1）对低血容量性休克需要进行以下几方面监测。

① 一般临床监测:包括意识状态、肢体温度和色泽、血压、心率、尿量。这些指标在休克早期阶段往往难以看到明显的变化,心率加快通常是休克的早期诊断指标之一。在休克初期由于代偿性血管收缩,血压可能保持或接近正常。尿量是反映肾灌注较好的指标,可间接反映循环状态。当每小时尿量 <0.5 mL/kg 时,应继续液体复苏。须注意高血糖和造影剂等有渗透活性的物质造成的渗透性利尿,患者可以出现休克而无少尿的情况。

② 有创血流动力学监测:包括有创血压、CVP、CO、SVR、肺动脉压(pulmonary artery

pressure，PAP)、肺动脉楔压(pulmonary artery wedge pressure，PAWP)以及全心舒张末期容积(global end-diastolic volume，GEDV)、胸腔内血容量(intrathoracic blood volume，ITBV)。低血容量患者血流动力学往往表现为血压正常或降低，CVP 动态降低，CO 降低，PAP、PAWP 降低，体循环阻力升高，GEDV 和 ITBV 降低。血流动力学的综合评估才是关键。在实施综合评估时，应注意结合症状、体征综合判断，分析数值的动态变化并结合多项指标综合评估。

③ 功能性血流动力学监测：每搏量变异度(stroke volume variation，SVV)、脉搏压变异度(pulse pressure variance，PPV)、被动抬腿试验(passive leg raising test，PLRT)均是功能性血流动力学指标，可以评估液体复苏过程中对容量的反应性。通常，SVV 或 PPV≥10%提示容量反应性好，继续扩容能够增加心输出量和血压。PLRT 抬高下肢45°角可起到类似自体输血 150～300 mL，若 SV 或 CO 增加 15%表示容量反应性好。SVV 或 PPV 的测量受自主呼吸和心律失常的影响，而 PLRT 则不受自主呼吸和心律失常的影响。

④ 组织灌注的监测：全身灌注指标(血乳酸、碱缺失)以及局部组织灌注指标(胃黏膜 pH 值、胃黏膜 PCO_2)均可以反映组织灌注情况，可以提示休克的严重程度和指导液体复苏。动脉血乳酸是反应组织缺氧的高度敏感的指标之一，常较其他休克征象先出现。乳酸初始水平与高乳酸持续时间和预后密切相关。24 h 内血乳酸能够降至 2 mmol/L 以内或者 6 h 血乳酸清除率＞10%者，预后较好。碱缺失也可反映全身组织酸中毒的严重程度，碱缺失加重大多与进行性出血有关。对碱缺失增加而似乎病情平稳的患者，须仔细检查有无进行性出血。pH 值和胃黏膜 PCO_2 能够反映肠道组织的血流灌注情况和病理损害，间接反映全身组织的氧合状态，对评估复苏效果和评价胃肠道黏膜内的氧代谢情况有一定的临床价值。动脉血二氧化碳分压($PaCO_2$)是物理溶解在血浆中的 CO_2 张力，黏膜-动脉血二氧化碳分压差值($Pr-aCO_2$)增大说明组织 CO_2 产生与清除不平衡，局部组织发生缺氧或低灌注。在舌下放置传感器就能以方便、无创的方式获取胃黏膜 PCO_2。《2013 欧洲严重创伤出血及凝血病管理指南》不建议采用单次的红细胞压积测量值作为独立的实验室指标来评估出血程度；建议将血清乳酸水平或碱缺失作为评估和监测出血、休克程度的敏感指标。

⑤ 氧输送与氧代谢监测：包括氧输送(DO_2)、氧消耗(VO_2)、脉搏氧饱和度、混合静脉血氧饱和度(SvO_2)或中心静脉血氧饱和度($ScvO_2$)。在正常情况下，DO_2 改变时，因为氧摄取率的变化，VO_2 保持不变，也就是 VO_2 不受 DO_2 的影响。但当 DO_2 下降到临界值时，VO_2 依赖 DO_2 的变化，氧摄取率(O_2ER)的增加也无法满足组织氧合，于是就发生无氧代谢；混合静脉血氧饱和度(SvO_2)反应 DO_2 和 VO_2 的平衡，当 DO_2 不能满足组织氧需要时 SvO_2 下降。低血容量休克时，由于有效循环血容量下降，导致心输出量下降，因而 DO_2 降低。DO_2 下降程度不仅取决于心输出量，也受血红蛋白下降程度影响。

⑥ 床边微循环监测：包括正交偏振光谱(orthogonal polarization spectral，OPS)和暗视野侧流成像(sidestream dark-field imaging，SDF)。在床边直视下监测技术可以观察低血容量休克患者的微循环变化，包括血管密度下降和未充盈、间断充盈毛细血管比例升高。

⑦ 实验室监测:包括血常规监测和凝血功能监测。血常规监测:通过动态观察红细胞计数、血红蛋白及红细胞压积的数值变化,可了解血液有无浓缩或稀释,对低血容量休克的诊断和判断是否存在继续失血有参考价值。电解质监测与肾功能监测对了解病情变化和指导治疗十分重要。在休克早期即进行凝血功能的监测,对选择适当的容量复苏方案及液体种类有重要的临床意义。有研究认为血栓弹力图(thromboelastography,TEG)结果和创伤程度评分(injury severity score,ISS)与血小板计数、PT、APTT 以及受伤来源相比,更能提示伤后第一个 24 h 内血液输注的危险性。

(2) 对脓毒性休克需要进行以下几方面监测。

① 一般临床监测:包括意识状态、肢体温度和色泽、血压、心率、尿量。这些传统临床监测指标没有特异性,感染性休克与低血容量休克的临床表现基本相似。

② 血流动力学特征:心排血量正常或增加,前负荷/充盈压正常或降低,体循环阻力减少。

③ 功能性血流动力学监测:容量反应性指标 SVV、PPV、PLRT、腔静脉直径变异度等,其临床意义、判定标准与低血容量休克相同。

④ 组织灌注监测:在临床实践中,采用 3 个主要生理参数,即乳酸、静脉血氧饱和度(中心或混合)和二氧化碳衍生变量反应整体组织灌注。乳酸动力学和 $ScvO_2$ 值的综合考虑提供了更全面的临床灌注状态图。在乳酸浓度升高和 $ScvO_2$ 降低的情况下,必须考虑存在组织灌注不足。然而,高乳酸血症和 $ScvO_2$ 值超过 70% 者不能排除持续存在局部组织灌注不足的可能性。$ScvO_2$ 异常升高可能是微循环分流现象所致。在后一种情况下,二氧化碳参数可能有用。皮肤可为脓毒性休克患者提供重要信息。通过皮肤的温度变化(皮肤温度梯度)、灌注(毛细管再充盈时间)和颜色(花斑),可观察局部微循环灌注。

⑤ 氧代谢监测:SvO_2 或 $ScvO_2$ 反映组织器官摄取氧的状态,是评估全身氧代谢状况的较好指标。氧输送与氧消耗可通过 SvO_2 综合反映全身氧代谢状况。感染性休克患者由于 CO 增加,DO_2 相应增加,但 VO_2 也是明显增加,因此 SvO_2 降低。在严重感染和感染性休克患者,$SvO_2 < 65%$ 提示病死率明显增加。$ScvO_2$ 与 SvO_2 有一定的相关性,在临床上更具可操作性。虽然测量 $ScvO_2$ 值要比 SvO_2 高 5%~15%,但它们所代表的趋势是相同的,可以反映组织灌注状态。

⑥ 微循环监测:OPS 或 SDF 是在床边直视下观察微循环变化的。感染性休克患者微循环的主要变化为毛细血管密度下降和未充盈、间断充盈毛细血管比例升高;动-静脉分流增加;一部分毛细血管无血流灌注,与其邻近的另一部分血管呈现正常灌注甚至高灌注。微循环可分为 5 种类型。瘀滞型:毛细血管处于瘀滞状态,小静脉的血流正常或者血流缓慢。无灌注/连续型:微循环的某一区域毛细血管没有血流灌注,与其邻近的另一部分毛细血管则灌注较好。瘀滞/连续型:微循环的某一区域毛细血管血流瘀滞,与其邻近的另一部分毛细血管灌注正常。瘀滞/高动力型:微循环的某一区域毛细血管灌注呈高动力状态,与其邻近的另一部分毛细血管血流瘀滞,一些微小静脉也呈现高动力状态。高动力型:微循环的各级血管均处于高动力的血流动力学状态。舌下微循环的组织胚胎起源与内脏器官相同,解剖结构相似,监测舌下微循环变化可反映内脏器官灌注。同时,血管阻断试验联合激光多普勒血流计,以及近红外光谱(near infrared spectrometry,NIRS)测量血管反应性和组织氧

合,都将成为微循环衰竭时极为重要的评价微血管功能的指标。微循环监测在实际的技术操作中也存在一定的问题,如监测对象表面必须保证无气泡,而对气管插管的患者进行舌下黏膜监测则是比较困难的。

▶ 诊疗流程

1. 休克的评估流程

图 7-18 所示为休克评估流程。

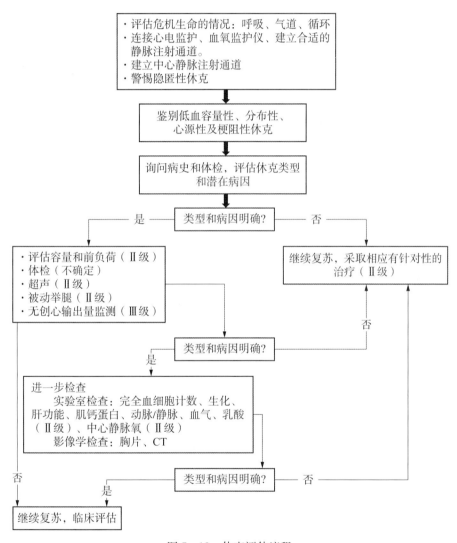

图 7-18　休克评估流程

2. 不明原因休克的分类流程

图 7-19 所示为不明原因休克分类流程。

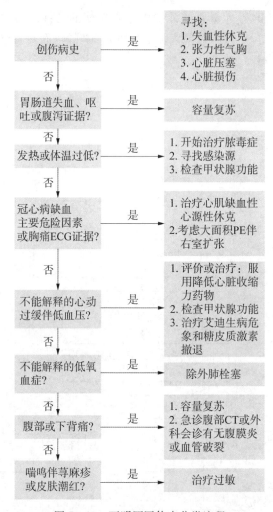

图 7-19 不明原因休克分类流程

3. 休克的治疗

1) 低血容量性休克

(1) 病因治疗:尽快纠正引起容量丢失的病因是治疗低血容量休克的基本措施。对于出血部位明确、存在活动性失血的休克患者,应尽快进行手术或介入止血。对出血部位不明确、存在活动性失血的患者,应迅速利用包括超声和 CT 手段在内的各种必要的方法,检查与评估出血部位。

(2) 血压控制:在低血容量休克的治疗中不强求血压维持在正常值。研究显示,在休克复苏治疗过程中应个体化确定目标血压,推荐起始血压目标为平均动脉压≥65 mmHg。如果未合并颅脑损伤,在创伤早期建议将目标收缩压维持在 80~100 mmHg,直至严重出血得到控制;对于合并出血性休克和严重创伤性脑损伤(traumatic brain injury, TBI)、GCS 评分≤8 的患者,建议将平均动脉压维持在≥80 mmHg。

(3) 液体复苏:可以选择晶体溶液(如生理盐水和等张平衡盐溶液)和胶体溶液(如白蛋白和人工胶体)。目前,尚无足够的证据表明晶体液与胶体液用于低血容量休克液体复苏的疗效与安全性方面有明显差异。

（4）输血治疗：输血及输注血制品在低血容量休克中应用广泛。失血性休克丧失的主要是血液。在补充血液、扩充容量的同时，并非需要全部补充血细胞成分，必须考虑到凝血因子的补充。浓缩红细胞临床输血指征为血红蛋白≤70 g/L；血小板输注主要适用于血小板数量减少或功能异常伴有出血倾向的患者，血小板计数<50×10⁹/L，或确定血小板功能低下可考虑输注；如果出血明显且血栓弹力图表现为功能性纤维蛋白原缺乏或血浆纤维蛋白原水平<1.5 g/L，建议输注纤维蛋白原浓缩物或冷沉淀物，纤维蛋白原浓缩物起始剂量为 3～4 g，冷沉淀物的起始剂量为 50 mg/kg，对体重为 70 kg 的成人而言，上述剂量相当于 15～20 IU。

（5）血管活性药与正性肌力药：低血容量休克的患者一般不常规使用血管活性药。临床上通常仅对于已给予足够的液体复苏后仍存在低血压或者输液还未开始的严重低血压患者，才考虑应用血管活性药。

（6）肠黏膜屏障功能的保护：包括循环稳定、尽早肠内营养、肠道特需营养支持如谷氨酰胺的使用、微生物内稳态调整等。

（7）体温控制：严重失血性休克合并低体温是一种疾病严重的临床征象，体温<35 ℃可影响血小板的功能，降低凝血因子的活性，影响纤维蛋白的形成，增加创伤患者严重出血的危险性，是出血和病死率增加的独立危险因素。建议早期采取减少热量丧失的措施，对低温患者进行加温，以维持正常的体温。

（8）未控制出血的失血性休克复苏：未控制出血的失血性休克是低血容晕休克的种特殊类型，对此类患者早期采用控制性复苏，收缩压维持在 80～90 mmHg，以保证重要脏器的基本灌注，并尽快止血，出血控制后再进行积极容量复苏。对合并颅脑损伤的多发伤患者、老年患者及高血压患者应避免控制性复苏。

2）脓毒性休克复苏的当前实践和治疗理念的进展　如图 7 - 20 所示。

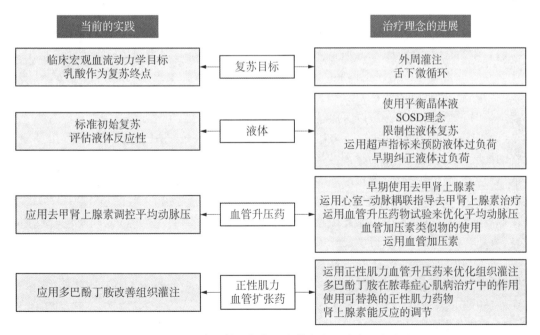

图 7 - 20　脓毒性休克复苏的当前实践和治疗理念进展

注　SOSD 是一种应急管理策略，即情况（situation）、目标（objectives）、战略（strategy）、决策（decisions）。

(1) 初始液体复苏和液体反应性：液体复苏的关键因素是充足的容量、复苏的时机以及对复苏结果的监测，以防止液体过负荷。脓毒症识别后应立即开始复苏，在识别后 3 h 内至少给予液体量为 30 mL/kg 体重。液体反应性的动态评估非常重要。

(2) 控制感染：对严重全身性感染患者均应进行评估，确定是否有可控制的感染源存在。控制手段包括引流脓肿或局部感染灶、感染后坏死组织清创、摘除可引起感染的医疗器具，或对仍存在微生物感染的源头控制。在确认脓毒性休克或严重全身性感染尚未出现脓毒性休克时，在 1 h 内尽早静脉使用广谱抗生素治疗。在应用抗生素前留取合适的标本，但不能为留取标本而延误抗生素的使用。

(3) 血管活性药物的使用：去甲肾上腺素是目前首选的血管升压药。去甲肾上腺素不仅会增加平均动脉压，还会增加 β_1 肾上腺素能效应，同时增加静脉回流，进而增加心输出量和组织灌注。多巴酚丁胺是急症患者可选用的正性肌力药物，增加血流量和微循环灌注，而不会显著影响动脉血压。存在低血容量的患者应该避免使用多巴酚丁胺，因其在引起血管扩张的，同时也可能导致严重的低血压。

(4) 液体类型：晶体液仍然是脓毒症复苏中使用的主流。平衡("低氯")溶液的临床使用越来越多，可能更有益，尤其使用在脓毒症休克复苏开始的早期阶段。在早期复苏中，白蛋白的应用仍然有争议。

(5) 糖皮质激素：严重感染和感染性休克患者可考虑使用小剂量糖皮质激素，建议静脉注射氢化可的松 200 mg/d，持续输注不超过 5 d。当患者不再需要血管升压药时，建议停用糖皮质激素治疗。

(6) 其他治疗：①维持血糖稳定；②持续血液净化治疗；③预防应激性溃疡；④机械通气患者采用保护性通气策略；⑤预防深静脉血栓形成；⑥尿蛋白酶抑制剂的使用。

3) 心源性休克　治疗的重点是以药物性或机械性血流动力学干预手段增加心肌的泵功能以及减少液体过负荷以减轻心脏负荷。应在严密的血流动力学监测下积极开展各项抢救治疗，但不能因置入肺动脉导管而推迟再灌注治疗。

(1) 常规治疗：治疗原发心脏病，如急性心肌梗死患者立即进行血运重建(包括 PCI、CABG 和溶栓治疗)；积极纠正低氧血症和水电解质及酸碱平衡失调，使用有创或无创通气手段改善缺氧，降低呼吸功耗，正压通气可减少胸腔内静脉回流以减少前负荷；合并急性肾功能损伤时，尽早启动床旁持续肾脏替代治疗等。

(2) 血流动力学干预手段：药物和非药物循环支持方法均可用于逆转低血压、维持重要器官的灌注，以及维持冠状动脉灌注压。拟交感神经正性肌力药物和血管加压药通过增加心输出量和提高血压，改善器官组织灌注，是主要的血流动力学支持治疗。如果收缩压尚可维持在 80~90 mmHg，可考虑先加用正性肌力药物，如多巴胺；如果收缩压<80 mmHg，需要在提高心排量的同时，进一步收缩血管提升血压，首选去甲肾上腺素，或同时联合应用多巴胺。

(3) 机械辅助治疗：包括主动脉内球囊反搏(intra-aortic balloon pump，IABP)、体外膜氧合器(ECMO)、左心室辅助装置(left ventricular assist device，LVAD)，如 Tandem Heart、Impella。

4) 梗阻性休克　治疗原则：①立即缓解使血流通道受阻的病因；②根据不同梗阻原因表现的血流动力学特点，调整容量状态，使用血管活性药物维持组织灌注。

（1）药物治疗。①溶栓：若为肺栓塞引发的急性梗阻性休克，须应用药物溶栓治疗（尿激酶或者重组组织型纤溶酶原激活剂）。②抗心功能不全：患者若出现心功能不全、心输出量降低，但血压尚正常，可给予具有一定血管扩张作用和正性肌力作用的药物，如多巴酚丁胺。③升血压：出现血压下降，可应用血管升压药物，如去甲肾上腺素。④抗肺动脉高压：出现肺动脉高压时，须及时服用扩张肺血管的药物，如贝前列素。

（2）手术治疗。①若为心包压塞引发的梗阻性休克，应尽快在超声引导下行心包穿刺抽液或局限性心包探查术。②张力性气胸：应尽快行胸腔穿刺减压，紧急穿刺减压后可放置胸腔闭式引流管持续引流气体液体。③肺栓塞治疗：若存在药物溶栓禁忌或溶栓失败，可以手术取栓。

（3）其他治疗：合并呼吸衰竭时，可使用无创性机械通气或经气管插管后行有创通气。

指南和共识要点

（1）对于出血部位明确的，建议立即采取控制出血的措施，除非早期复苏有效（1B级证据）；对于出血部位未明确的、怀疑躯干部创伤的患者，建议早期进行影像学检查（超声或 CT），以发现（胸腹腔）积液（1B级证据）；对于有明显腹腔积液及血流动力学不稳定的患者，建议采取紧急干预措施（1A级证据）；对于血流动力学稳定的患者，建议进行 CT 扫描检查，以进一步评估病情（1B级证据）。［参考《欧洲严重创伤出血及凝血病管理指南（2013版）》］。

（2）对于创伤出血引起低血压的患者，建议初始应用晶体液治疗（1B级证据）；对于合并严重颅脑损伤的患者，避免应用低渗溶液，如乳酸林格氏液（1C级证据）；如果应用胶体液，建议各胶体液应在其处方的剂量范围之内（1B级证据）；对于合并 TBI 的钝伤患者，在早期治疗期间，建议考虑使用高渗溶液。但与晶体液或胶体液相比，应用高渗溶液并无优势（2B级证据）。［参考《欧洲严重创伤出血及凝血病管理指南（2013版）》］。

（3）建议将目标血红蛋白（Hb）水平维持在 $70\sim90$ g/dL（1C）；对于大量出血的患者，建议早期输注血浆［新鲜冰冻血浆（FFP）或病原体灭活血浆］（1B级证据）或纤维蛋白原（1C级证据）。［参考《欧洲严重创伤出血及凝血病管理指南（2013版）》。］

（4）初始复苏：以参考《脓毒症和脓毒症休克国际指南（2021版）》为指导。①对脓毒症引起的低灌注或脓毒症休克患者，建议在复苏的前 3 h 内至少经静脉输注 30 mL/kg 体重的晶体液（弱建议）。②对成人脓毒症/脓毒症休克患者，建议使用动态监测手段来指导液体复苏，而不仅仅是体格检查或静态参数（弱建议）。备注：动态监测包括使用 SV、SVV、PPV 或心脏超声以评估机体对补液或被动抬腿试验的反应。

（5）血管活性药：遵循《脓毒症和脓毒症休克国际指南（2021版）》，对成人脓毒症休克患者，建议首选去甲肾上腺素作为升压药物，而非其他升压药（强烈建议）。

（6）机械辅助治疗：①血流动力学不稳定的心源性休克患者应考虑尽快置入机械辅助装置。②无 ECMO 和 LVAD 条件的，应尽快置入 IABP，强调早期置入和使用足够的时间。③鉴于 ECMO 增加心输出量优于 IABP，有条件的医院应考虑置入 V-A 模式 ECMO，或与 IABP 合用。④有条件的医院可以考虑置入 LVAD。

▶ 诊治误区

误区一：患者的血压是正常的，他不可能休克。

低血压并非诊断休克的必备条件：机体的生理代偿机制可以通过血管收缩维持血压在正常范围，但组织灌注和氧合情况可能已经出现显著降低，此时可表现为中心静脉血氧饱和度下降和乳酸水平升高。器官灌注受损、急性肾损伤、精神状态改变和/或血清乳酸水平增高，是休克的病理生理征象，需要早期积极关注和处理以及特别的临床管理。

误区二：我们应该先行胸部 CT 扫描，然后再决定是否给予抗生素。

对于考虑可能感染性休克的患者，1 h 内未应用抗生素可能增加病死率。对疑似脓毒性休克的患者，应早期经验性抗生素覆盖可能病原体，1 h 内应用是抗生素管理目标。

误区三：患者的心脏射血分数只有 30%，所以我们不能给予 2 000 mL 液体，而要先应用去甲肾上腺素。

足够的容量复苏对低容量的患者是关键的。组织灌注的标志物如乳酸、ScvO_2，被动直腿抬高试验时脉压变化以及超声检测血容量，都是决定是否进一步容量复苏的措施。射血分数低的病史和其他假设性的担忧可能导致临床医生在对低容量患者进行容量复苏时，不恰当地使用血管升压药。

误区四：患者可能是心肌梗死，等我们得到肌钙蛋白报告后再呼叫心内科。

建立血运重建的时间是急性冠脉综合征导致的心源性休克患者是否生存的决定因素之一。延迟时间行导管术、建立血运重建可增加患者的病死率。诊断患者可能是心源性休克时，尽早请心内科会诊行导管介入是改善患者预后的关键因素。

误区五：我们给患者 5 000 mL 生理盐水，使其平均动脉压维持在至少 60 mmHg 以上。

在没有充分液体复苏的情况下提早应用血管升压药，会导致组织灌注和血管内容量不足，这是不恰当的(见误区三)。然而，容量不敏感的患者应用血管升压药是肯定的。病理性全身血管阻力降低的患者甚至在液体复苏后血管内容量达标的情况下，仍须应用血管升压药维持平均动脉压。但持续液体复苏而没有意识到应用血管升压药将导致休克得不到改善。

误区六：患者有发热和低氧血症，低血压是因为肺炎导致的脓毒症引起的。

在鉴别诊断时没有考虑到梗阻性休克的可能，因而可能导致不恰当的临床处理。例如，给一个肺栓塞的患者使用抗生素。全面的鉴别诊断结合梗阻性休克的病理生理机制，使临床医生在临床处理时能快速诊断和治疗。

误区七：我看到循证学支持的输血指征是 70 g/L，所以暂缓给这个低血压创伤患者输血。

虽然对于没有活动性出血的危重患者设定保守的输血阈值是合适的，但是对于出血性休克患者予以适当的血液制品进行容量复苏是非常重要的。血红蛋白的浓度不能早期反映失血的程度。在这类病例中，急诊科医生必须根据患者的临床情况鉴别是否存在急性失血。

误区八：患者的平均动脉压只有 50 mmHg，可能是因为她怀孕了。

怀孕期间会发生许多生理变化，包括心输出量增加、心率增快、循环阻力降低。通常循环阻力降低使得正常孕期的平均动脉压下降 5～10 mmHg。但是，当平均动脉压

<60 mmHg 时,应该提高对可能导致低血压病理生理过程的认识。

误区九:我们给患者先上无创双水平正压通气,给予抗生素后患者的肺炎可能会得到改善。

对于脓毒症休克导致的多器官功能衰竭和低血压,早期给予气管插管及机械通气是非常关键的。对脓毒症休克的危重患者,早期如没有进行气管插管,会使缺氧损伤持续存在,周围组织氧输送缺失,同时患者呼吸做功增加导致需氧量增加,使得机体代谢需求增加。此外,患者的病情可能持续数天,而不是几个小时。因此,首要的解决办法是气管插管,而非无创机械通气。

误区十:我知道怎样处理脓毒症:抗生素、补液和升压,我不需要指南。

对脓毒性休克患者积极、指南化以及集束化的临床管理,会改善患者的液体复苏效果和临床预后。对脓毒症休克患者给予指南指导下的初始抗休克治疗非常重要。

—病例解析—

根据患者的病史,有肠道感染病因,同时合并感染指标 CRP、白细胞计数、PCT 升高,并造成多器官功能衰竭(循环系统、肾功能),SOFA 5 分,符合脓毒性休克的诊断。

患者入院后病情进展迅速,在颈内静脉置管后出现胸痛伴呼吸困难,同时血红蛋白水平及血压进行性下降,这时就要注意是否合并新发的休克。在这个病例中,完善床旁超声及胸片后提示右侧液气胸,穿刺引流可见不凝血,提示血气胸。该患者合并存在梗阻性休克和失血性休克。经胸腔闭式引流、胸腔镜探查清创、积极复苏、输注血液制品(少浆血、血浆)、扩容补液、气管插管机械通气等多种治疗手段联合有创血流动力学等监测,使患者神志转清,血流动力学稳定,感染控制,脏器功能恢复。

(葛勤敏,莫兴兴,叶嘉炜,李雯婕)

参考文献

[1] Bakke J, Kattan E, Annane D, et al. Current practice and evolving concepts in septic shock resuscitation [J]. Intensive Care Med, 2022,48(2):148-163.

[2] Bakker J, Kattan E, Djillali Annane, et al. Current practice and evolving concepts in septic shock resuscitation [J]. Intensive Care Med, 2022,48(2):148-163.

[3] Cannon J W. Hemorrhagic Shock [J]. N Engl J Med, 2018,378(4):370-379.

[4] Chioncel O, Parissis J, Mebazaa A, et al. Epidemiology, pathophysiology and contemporary management of cardiogenic shock-a position statement from the Heart Failure Association of the European Society of Cardiology [J]. Eur J Heart Fail, 2020,22(8):1315-1341.

[5] de Chambrun M P, Donker D W, Combes A. What's new in cardiogenic shock [J]. Intensive Care Med, 2020,46(5):1016-1019.

[6] Evans L, Rhodes A, Alhazzani W, et al. Surviving sepsis campaign: international guidelines for management of sepsis and septic shock 2021 [J]. Intensive Care Med, 2021,47(11):1181-1247.

[7] Hariri G, Joffre J, Leblanc G, et al. Narrative review: clinical assessment of peripheral tissue perfusion in

septic shock [J]. Ann Intensive Care, 2019, 9(1):37.

［8］Napolitano L M. Sepsis 2018: Definitions and guideline changes [J]. Surg Infect (Larchmt), 2018,19 (2):117-125.

［9］Patel S, Holden K, Calvin B, et al. shock [J]. Crit Care Nurs Q, 2022,45(3):225-232.

［10］Standl T, Annecke T, Cascorbi I, et al. Thenomenclature, definition and distinction of types of shock [J]. Dtsch Arztebl Int, 2018,115:757-768.

［11］中国医师协会急诊医师分会,中华医学会急诊医学分会,中国医疗保健国际交流促进会急诊分会.血管加压药物在急诊休克中的应用专家共识(2021)[J].中华医学急诊医学杂志,2021,30(8):929-936.

［12］中华医学会心血管病学分会,心血管急重症学组,中华心血管病杂志.心源性休克诊治中国专家共识(2018)[J].中华心血管病杂志,2019,47(4):265-277.

第八章 急性腹泻

一病例导入一

在一个炎热的夏天傍晚,正准备交接班的时候,急诊室来了一位年轻的小伙。他捂着肚子,满脸苍白,分诊的护士搀扶着他进入诊室,对我说:"医生,来了一位急性胃肠炎患者,腹泻得很厉害。"我看着小伙子满身的大汗,心里想:"真的只是胃肠炎吗?"患者年龄 26 岁,主诉"反复呕吐、腹泻 4 h 伴腹痛、发热"。患者刚从国外旅游回国。初诊腹部体征检查未见有明确的压痛和反跳痛。实验室检查显示:白细胞计数 19×10^9/L,中性粒细胞占比 95%,C 反应蛋白(CRP)>160 mg/L;粪常规检测显示:白细胞 10~15 个/HP,粪隐血"弱阳性"。查体:体温 38.7 ℃,心率 124 次/分,呼吸频率 24 次/分,血压 90/50 mmHg。

请问:

该患者似乎较其他普通急性胃肠炎患者病情更重些,是否有必要再对其病情重新评估?

流行病学特征

腹泻(diavrhea)是全球十大死亡原因之一,并且是资源有限地区 5 岁以下儿童中特别应该关注的问题。在资源丰富地区的成人中,腹泻常是健康人中的"公害病(nuisance disease)"。成人的急性腹泻大多是由感染性病因引起,并且大多数病例仅通过对症治疗就能治愈。临床医生在诊治成人腹泻时有两个重要的决策点:其一,何时进行粪便检测;其二,是否开始经验性抗微生物治疗。本章将总结成人急性腹泻的诊治方法,并重点介绍腹泻的感染性病因(治疗对其有益)与其他病因的鉴别。

尽管目前人们已经在环境卫生状况和公共卫生意识方面取得了重大进展,但腹泻仍然是全世界疾病负担的主要原因之一。2016 年,全世界有超过 44 亿的腹泻病例,死亡人数超过 160 万。腹泻在生命损失的常见原因中排名第八,花费了大量的医疗和保健费用,对社会的经济影响很大。有证据表明,腹泻病是导致儿科发病率和死亡率的主要因素,特别是在低收入和中等收入国家。2017 年,全球 5 岁以下儿童因腹泻死亡的人数超过 50 万,其中 88% 发生在南亚和撒哈拉以南的非洲。急性腹泻的病因在不同地区有所不同,取决于经济发展、当地气候和地理环境。更好地了解急性腹泻的流行病学、病因学和季节性,对规划和采取有针对性的预防措施以及抗菌治疗很有价值。

▶ 病因学及病理生理学特征

腹泻是指正常排便发生改变,其特征是含水量、容量和排便频率的增加。液体分泌到肠道,肠道蠕动增加,使得肠道排便频率和排便液体含量增加。每天单次排出粪便多于200 g且未成形,可视作腹泻。正常人每天排便次数一般不多于3次。一般将持续时间不超过14 d的腹泻称为急性腹泻,而将持续性腹泻时间超过14 d的称为慢性腹泻。

腹泻有两种分类法。第一种分类法,将腹泻分为分泌型和渗透型。分泌型腹泻的实质是肠上皮细胞电解质运输异常,分泌增多和(或)吸收减少。该型腹泻一般与肠内容物无关,因此禁食无助于腹泻的停止。感染(如霍乱等)是最常见的分泌型腹泻的原因,可以导致大量的液体丢失。渗透型腹泻源于难溶性溶质造成小肠黏膜两侧的渗透压差异,致使过量的水分丢失。该型腹泻是由溶质造成的,故禁食可以缓解腹泻。山梨糖醇是一种难吸收性糖分,可导致渗透型腹泻。第二种分类法,将腹泻分为感染性和非感染性。诸如发热、血性腹泻、绞痛等症状提示存在严重的侵袭性细菌感染,如志贺菌、耶尔森菌、沙门菌等。恶心呕吐存在则强烈提示存在病毒感染。在抗生素使用前应确认是否存在艰难梭状芽孢杆菌性肠炎。如果不存在以上因素,则为非感染性腹泻。

▶ 诊断及鉴别诊断

1. 评估与诊断

1) 院前评估　初始的院前评估必须着眼于患者生命体征和神志状况上。血流动力学稳定的患者在转运途中无须进一步处理。而低血压或休克等血流动力学不稳定的患者在送院时应遵循当地的紧急医疗服务(emergercy medical services,EMS)指南,常包括建立至少一条大的静脉通路并输注晶体液,并加快不稳定患者的转运以便进一步诊治。胃肠道感染可能由多种因素造成,包括细菌、病毒和原虫,只有很少一部分胃肠道感染明确是人际传播的。总之,在诊治中应遵循规范或适当隔离可以使肠道病原体的传播最小化。

2) 急诊室评估　包括病史、体检和实验室检查等。

(1) 病史:包括现病史、既往史、药物应用史、系统回顾及社会关系。

① 现病史:获得完整病史很关键。以下情况在患者病情评估中很关键:(a)评估粪便的性状和量,必须明确粪便是否含血(患者不一定会将黑便当作出血,因此在询问病史时要询问患者是否存在黑便)。(b)相关症状:如恶心、呕吐、腹痛、发热和里急后重。呕吐是患者症状中最显著的特征,如果有,更倾向病毒性感染,是腹泻的病因。体温>38.5 ℃往往与侵袭性细菌感染所致的肠炎(如志贺菌、沙门菌或弯曲菌)、肠道病毒、艰难梭菌或痢疾阿米巴原虫产生的毒素所致的损害相关。(c)腹痛的性质和位置:疼痛在肠系膜缺血性疾病、炎症性肠病和肠易激综合征患者中很常见。(d)症状持续时间:可以帮助缩小鉴别诊断的疾病。病毒性胃肠炎往往持续12~60 h。因此,如果腹泻3 d,一般不考虑是由病毒感染引起的。腹泻超过2周,往往和病程在2周内的腹泻有截然不同的病因。(e)体重减轻:腹泻的患者体重减轻源于水分摄入减少和丢失增多。体重严重减轻更倾向缺血性、肿瘤或吸收不良综合征。

儿童的体重减轻也可以作为脱水程度的指标。(f)脱水指标:询问尿液丢失、眩晕、口渴和晕厥,同时也要询问家属或院前转运人员关于患者的神志状态改变,这些对患者的容量状况评估很有意义。(g)流行病学危险因素:进一步必须关注的是患者近期饮食状况,特别是否与海鲜、生的或不完全熟的肉/蛋/牛奶制品摄入有关。另外,要询问最近是否有远足或外出史,包括是否去过湖泊、溪流游泳或去过农田;患者是否到过人聚集的地方,如疗养院、大学宿舍或日托所等;相关职业危险因素,如食品加工,或与动物相关工作。

② 既往诊疗史:患者的过去病史很重要。例如,治疗的患者是一名只有20岁平素健康的女性患者,还是艾滋病患者;或年龄为70岁,患有糖尿病史或有心力衰竭史并服用了很多药物的患者;患者是否正在接受癌症治疗,等等。上述不同患者的诊治方法是有所不同的。例如,免疫缺陷接受化疗的患者有其相关的易患病原体,急性放射性肠炎常发生在近6个月内有放疗史的患者中。另外,还需询问其他胃肠道疾病史,如克罗恩病或溃疡性结肠炎。

③ 药物因素:获取药物应用史很重要,尤其是包括处方/非处方药和中草药制剂。因为患者是服用了某些药物而导致腹泻的,其中最常见有泻药、抗生素、秋水仙碱、含镁或钙的制酸药。如果近3个月内有抗生素应用史,要优先考虑艰难梭菌所致的腹泻。糖尿病患者应用一种相对新型的降糖药如α-葡萄糖苷酶抑制剂(如阿卡波糖、米格列醇)会引起腹痛、腹胀和腹泻。人工合成甜味剂包括山梨糖醇或甘露醇不被吸收而造成腹泻。鼻饲患者更容易腹泻。老年人长期服用多种药物,也更容易受到不良环境的影响。

④ 系统回顾:简单的系统回顾很有必要。一名育龄期妇女往往会因为月经出血污染粪便标本而出现粪隐血阳性的结果。出现腹泻的孕妇对抗生素的选择应慎重,对症治疗药物的选择也是如此,而且应注意维持该患者的血流动力学稳定性。还要询问患者是否能及时如厕,因为部分腹泻主诉的患者其实是大便失禁。

⑤ 社会关系:如果患者的职业是兽医、食品处理、日托所或家庭护理人员,他们的腹泻症状与职业可能相关。患者的性取向、是否有过肛交史也都应查明,因为这可能提示鉴别诊断须涵盖艾滋病相关性腹泻和性传播疾病继发直肠炎。询问酒精和药物应用史。酗酒患者可能表现为腹部各种不适主诉,包括腹泻和黑便。阿片类戒断症状包括恶心、呕吐和腹泻。饮食失调或有体重减轻倾向的患者须询问是否有滥用泻药。

(2)体检:包括初查和复查。

① 初查:虽然大多主诉为腹泻的患者很少可能有生命危险,但任何急诊患者的初始评估应包括快速评估是否需要"急救ABC"[A:airway(开放通气道),B:breath(进行人工呼吸),C:circulation(进行有效的心肺复苏)]。低血容量或感染性休克需要保证患者气道通畅,甚至建立人工气道。

② 复查:要深入评估患者容量状况和是否存在全身中毒状态。患者是否发热,是否存在直立性低血压,黏膜是否干燥,等等。另外,婴儿应观察前囟是否凹陷,小儿患者哭时是否有眼泪,等等。还有,患者的皮肤饱满程度,颈静脉压力、毛细血管再充盈情况,是否有眼球凹陷。同时还应评估患者的精神状态,患者是否清醒、警觉,是否能回答问题。患者是否有昏睡或彻底无反应。其他具有诊断意义的特征包括脸红或皮疹、口腔溃疡、甲状腺肿大、气喘、关节炎、心脏杂音、肝肿大或腹部肿块、腹水和水肿等。腹部检查应包含听诊肠鸣音,是否有触痛或腹膜刺激征。肛门直肠检查可以明确是否存在血便、黑便或隐血阳性。由于黑便往往呈水样的,患者很可能将其简单地描述成"腹泻"。因此,肛门直肠检查对评估粪便性

状很重要。部分女性患者根据其腹痛的程度和位置需要进行妇科检查。

（3）实验室检查和其他辅助检查：包括血液、粪便、影像学及基因检查等。

① 血液检查：常规的全血细胞计数或血液生化检查对大多数腹泻患者并不必要，因为腹泻一般具有自限性。血液生化检查可以揭示全身性疾病或严重持续性腹泻患者的电解质平衡情况和脱水程度。对血性腹泻患者进行全血细胞计数和血小板计数可以排除溶血性尿毒症综合征。白细胞分型中嗜酸粒细胞增多往往提示食物过敏、胶原血管病、肿瘤、寄生虫感染或嗜酸细胞性胃肠炎或结肠炎。具体应根据临床、流行病学因素或疾病严重程度进行相应的上述诊断性检查。但没有文献明确严格界定这些检查的应用指征。

② 粪白细胞/乳铁蛋白检查：可以在急诊环境下比粪培养更及时地鉴别炎症性腹泻的原因。虽然粪白细胞和粪乳铁蛋白检查作为腹泻患者诊疗的辅助手段值得推荐，但其精确性仍存在很多争议。这些检查的意义在于帮助临床医生决定是否存在应用抗生素的指征。严重性腹泻患者的粪隐血、粪白细胞、粪乳铁蛋白往往都是阳性，而这些阳性结果患者的常见感染病原体包括志贺菌、沙门菌、弯曲菌、产气单胞菌、耶尔森菌、非霍乱弧菌和艰难梭菌。粪白细胞增多常见于志贺氏痢疾杆菌病、沙门氏菌病、弯曲菌、侵袭性大肠埃希菌、肠出血性大肠埃希菌或葡萄球菌性肠炎，也可见于痢疾阿米巴性肠炎、克隆恩氏疾病、溃疡性结肠炎和伪膜性肠炎。乳铁蛋白是一种白细胞内蛋白，粪乳铁蛋白化验可以测量粪样本中破坏或变质的白细胞水平。虽然仍有待完善研究，但有些研究已证明作为一种筛查工具，用于对侵袭性病原体和其他原因（诸如溃疡性结肠炎和克罗恩病）所致的炎症性腹泻的检测，粪乳铁蛋白比粪白细胞/粪隐血检查更敏感。该项检查虽然比粪白细胞检查稍贵些，但它更便捷，且不局限于新鲜的粪便样本。在一项 873 例患者的前瞻性研究中对 549 例（62.6%）患者的大便进行培养，发现发热患者中大多大便次数增多，每天 10 次以上或出现血便；查出肠道病原体的为 168 例（占 30.6%）。另外一项经过精心设计的临床试验发现，在 1 040 例腹泻患者中，粪隐血阴性是非细菌性肠道感染的可靠指标。

③ 粪培养：虽然急诊检查类乳铁蛋白或粪白细胞检查简便、快速，但对一些细菌性腹泻不能完全明确病因，可能会造成很多不良的后果，由此使得通过粪培养以明确病原体显得尤为重要。由于抗生素滥用，被大肠杆菌 O157：H7 感染的溶血性尿毒症患者数量明显增加。经验性抗生素治疗可能增加艰难梭菌性肠炎的风险。鉴于部分常见抗生素的耐药性，对药敏的考虑也很重要。即使粪培养阴性同样也很重要，因为这是诊断一些特定疾病的先决条件（如炎症性肠病）。

粪培养可以鉴别病原体从而对公共卫生健康存在重要的意义。肠道沙门菌所致的疾病暴发就可以证明这点。在 1994 年美国明尼苏达州的国家公共卫生检验中心接到超乎预期数量的各个独立临床检验科的沙门菌报告。这些报告最后导致在美国全国范围内查到被肠道沙门菌污染的冰激凌已分销到各州（患者覆盖 41 个州）。22 000 人在这次细菌暴发流行中被感染。后销毁了这些可疑被污染的食品，防止了更大规模的沙门菌病流行。在因为腹泻患者就诊时就进行了粪培养，才使得预防措施得以顺利开展。虽然在这些腹泻患者的粪标本培养中得出比较有价值的证据，但所有患者的常规粪培养阳性率却很低。1980—1997 年，美国的 6 项研究表明，粪培养阳性率为 1.5%～5.6%，折换成费用每个阳性标本的检出需花费 952～1 200 美元。有趣的是，在仅有 5.6% 阳性检出率的那项研究中，63% 的患者有肉眼可见的血便，其中 91% 的患者有血便病史。因此，专家建议应规范粪培养的使用。在就诊患者中,以呕吐为突出症状的患者,病毒是最有可能的病因,粪培养的阳性率会很低。因此,把标准定在具有更高的粪培养阳性检出率的患者人群中,主要包括血便史(肉眼见血便或亚铁血红素阳性粪便)或包含白细胞/乳铁蛋白粪便、免疫功能低下患者、体温≥38.5℃、全身性疾病或临床危重/迁延性疾病、严重腹痛患者。在特定环境下可进行选择性培养:有摄入未经高温消毒的果汁/牛奶或未熟透的牛肉的无发热却有血便的患者(疑有肠出血性大肠杆菌感染),进食海鲜后72 h内发病的患者(疑有副霍乱弧菌感染),近3个月患者存在抗生素应用史的患者(疑有艰难梭菌感染)等。在理想状态下,粪样本须在粪便排出2 h内送培养,为的是能检出那些死亡很快的特殊病原体。如果患者不能排出用作标本的粪便,可以行直肠拭子检查,将拭子放入培养基后送检验科做培养。大多数检验科可以常规粪培养检测志贺氏菌、弯曲菌和沙门菌。住院后3 d才出现腹泻的患者,艰难梭菌检查阳性率较高(15%～20%),但常规标准粪培养阳性率却很低。

④ 寄生虫检查:在发达国家中,急性腹泻患者的寄生虫及虫卵检查指征很少,寄生虫检查的对象主要是病程超过14 d、免疫功能下降、对抗生素治疗无效的患者,还包括那些腹泻社区暴发流行可疑为水源传播、接触婴幼儿的托儿所、有寄生虫流行区域旅行史的患者,如俄罗斯(贾第鞭毛虫、隐孢子虫)、尼泊尔(环孢子虫)、北美高山地区(贾第鞭毛虫)等地区。慢性血便但粪白细胞很少的患者应考虑阿米巴原虫感染的可能。与常规的粪培养相比,粪寄生虫及虫卵培养在入院时间≥3 d出现腹泻的患者阳性检出率更低。

⑤ 内镜/CT/超声检查:低位内镜检查一般用于直肠出血、严重腹痛、发热以及粪检阴性患者,或无法解释的持续3周以上的慢性腹泻患者。慢性结肠黏膜病变的活检和评估是排除艰难梭菌的存在、假膜性结肠炎、炎症性肠病、缺血性结肠炎、显微镜下结肠炎或胶原性结肠炎(炎症性肠病的分型)和恶性疾病的关键。在一项对809例人类免疫缺陷病毒(HIV)阴性但存在慢性非出血性腹泻患者的内镜检查研究中,15%的患者腹泻存在炎症原因,包括显微镜下结肠炎、克罗恩病和溃疡性结肠炎。CT诊断肠壁缺血性病变的准确率分别为:肠系膜下动脉狭窄95.00%,腹主动脉狭窄83.33%,肠系膜上、下动脉狭窄91.67%。CT检查能够有效发现脓肿和肿大的阑尾,但价格昂贵,且存在辐射,临床应用也较少。超声检查的诊断符合率为90.8%,漏诊率为9.2%。

⑥ 腹泻病原体(细菌及病毒)多重PCR检测:在腹泻相关病原体检测中用于体外定性检测,有腹泻症状的患者粪便样本中能致腹泻的病毒包括肠道腺病毒、A族轮状病毒、诺如病毒GI、星状病毒;能致腹泻的细菌包括沙门菌、志贺菌、霍乱弧菌、难辨梭状芽孢杆菌毒素、空肠弯曲菌、产气荚膜梭菌、小肠结肠炎耶尔森菌、气单胞菌、细胞毒素大肠杆菌。

3) 诊断要点 大多数患者的腹泻是短暂而自限性的疾病。腹部不适和稀便可以是胃肠炎的表现,也可以是阑尾炎、缺血性肠道疾病、炎症性肠病、放射性肠炎、肠易激综合征和其他各种脏器功能紊乱的表现。正确诊断急性腹泻需要依靠完善的病史询问和体检,而不是大量、昂贵的实验室检查。不同类型腹泻的治疗都包含对脱水和症状的缓解处理。幼儿、老年人、慢性病或免疫缺陷的腹泻患者对各种病因和并发症都存在严重风险,包括脱水。无法解释原因的腹泻,如肠镜检查阴性,应考虑上消化道感染(贾第鞭毛虫病、细菌过度增殖综合征)、小肠和胰腺疾病导致吸收不良。胃镜活检可以明确病因的疾病,如乳糜泻、Whipple病等。腹部和盆腔CT检查可以进一步明确一些小肠和慢性疾病或肠外疾病,如胰腺肿瘤等。

2. 鉴别诊断

伴有腹痛的腹泻鉴别诊断有很多,当患者表现为呕吐、腹泻、腹部绞痛但腹部体征阴性时,可考虑胃肠炎。这类患者大多在给予补液及止吐后症状缓解。值得注意的是鉴别诊断要包含更多严重的病因,这些病因需要用不同的治疗方法(见表8-1和表8-2)。

表8-1　不同病因腹泻的典型特征

病　因	典　型　特　征
感染性	病毒性胃肠炎:腹泻伴有腹痛、寒战、畏寒症状、恶心呕吐;有不洁饮食或其他患者接触史,特别是日托患者;可以有或无发热 细菌性腹泻或贾第虫属感染:近期有不洁饮食的腹泻,伴有或不伴有发热(见表8-2) 旅行者腹泻:近期有远足史,症状持续很久(见表8-3)
功能性	肠易激综合征:症状多变但病程迁延,便秘与腹泻交替的排便习惯,特别是在应激压力下发生 小肠梗阻:严重的腹痛伴有恶心呕吐和腹泻 粪便堵塞或其他堵塞:近期水样腹泻后出现慢性梗阻表现
炎症性	炎症性肠病:包括克罗恩病和溃疡性结肠炎,肠蠕动增多伴有黏液血便 阑尾炎:腹痛后呕吐,少量腹泻(相比胃肠炎所导致的腹泻液体量),轻度或无发热
血管性	缺血性肠病:腹泻、严重的腹痛,老年患者存在周围血管疾病史
吸收不良	乳糜泻或乳糖不耐症:特定食物摄入后触发腹泻、肠腔胀气和胃痛等
药物性/治疗方法	近期新服用的药物,特别是抗生素、高血压降压药、抗癌药物、部分中草药、放疗
毒素	放射性肠炎:里急后重、出血和吸收不良所致的腹泻,一般在停止治疗后仍会延续2~3个月 砷、蘑菇中毒、农药等中毒:通常腹泻只是众多表现之一
系统性疾病	食物过敏、结肠癌、甲状腺功能亢进等:典型表现为更长病程加其他提示性症状(见表8-2)

表8-2　常见2周以上病程的腹泻原因

分　类	病　因
寄生虫	隐孢子虫、环孢子虫、溶组织阿米巴、肠兰伯士鞭毛虫、小孢子虫
细菌	弯曲菌、艰难梭菌、大肠杆菌、产单核细胞李斯特菌、沙门肠杆菌、志贺肠杆菌
病毒感染	HIV
药物因素/治疗方法	抗生素、高血压药、肿瘤化疗药、放疗
非感染性食物原因	食物过敏、特种食物添加剂(山梨糖醇、果糖等)
其他系统性疾病	糖尿病、甲状腺和其他内分泌疾病、恶性肿瘤、腹部或胃肠道手术史、缺血性肠病等减少肠道血液供给的疾病

1) 感染性肠炎(infectious enteritis)　感染引起的腹泻在急诊室很常见,不洁饮食是主要原因,近期旅游、接触别的患者、近期住院、托儿所和护理院是高发因素和环境(见表8-3)。普通细菌性病原体包括弯曲菌、沙门菌、志贺菌以及大肠杆菌。病毒感染常见病毒为轮

状病毒、诺瓦克病毒、巨细胞病毒、单纯性疱疹病毒和肝炎病毒。在发达国家中,寄生虫性腹泻仅发生于旅行者和那些迁延的腹泻患者。寄生虫所致的腹泻包括兰伯氏贾第虫、痢疾阿米巴原虫和隐孢子虫。血便、体重减轻和腹泻等症状体征导致脱水、发热、迁延性腹泻(每天≥3次不成形大便,持续数天)、神经系统异常(如感觉异常、运动障碍、颅神经麻痹)。如有严重腹痛提示有感染因素,需要实验室检查以明确病因,特别是年幼、年迈或免疫功能不全的患者。

表8-3　感染性腹泻病原体及相关症状

病原体	症状
空肠弯曲菌	不洁饮食后2~5d,出现腹泻(有时是便血)后发热、头痛、肌肉痛、腹痛、恶心,病程可持续7~10d
产气荚膜梭菌	腹泻和胀气疼痛在进食后8~24h出现,常持续约1d,但症状相对不是很严重,可持续1~2周
大肠杆菌0157:H7	腹泻或血性腹泻、腹部绞痛、恶心不适可以在进食后2~5d出现,持续约8d;年龄较小的患者可发展为溶血性尿毒综合征,进而有急性肾衰竭的危险;而年长的患者可发展为血栓性血小板减少性紫癜
单核细胞增多性李斯特菌	发热、寒战、头痛、背痛,有时有腹痛和腹泻,不洁饮食后7~30d发作,大多数症状在不洁饮食后48~72h后发生;首先感染孕妇和胎儿、新生儿、老人或癌症患者、免疫系统缺陷患者,可导致胎儿和婴儿死亡
沙门菌(各种分型)	胃痛、腹泻、恶心、寒颤、发热和头痛,常发生于不洁饮食后8~72h,可以持续1~2d;所有年龄段都易感,但症状在年老体衰者和婴幼儿中多较严重
志贺菌(各种分型)	指志贺菌病或细菌性痢疾,腹泻包括黏液和血液,伴有发热、腹部绞痛、寒战、呕吐,细菌摄入后12~50h发病,可以持续数天至2周
金黄色葡萄球菌	严重腹泻、腹部绞痛、呕吐,不洁饮食后1~6h发生,2~3d恢复;如果发生严重脱水,病程将迁延
副溶血性弧菌	腹泻、腹绞痛,伴有恶心呕吐、头痛发热、寒战,发作时间为不洁饮食后4h至4d,平均持续时间为2.5d
环孢子球虫	恶心、呕吐、纳差、腹泻,食用被污染的食物2d内发作,有持续1周至2个月
隐孢子虫	大量水泻、腹痛,伴有纳差、呕吐、低热,食用被污染的食物1~12d发作
兰伯士贾第虫	爆炸式水样大便造成突然不适,腹部绞痛,伴有厌食、恶心呕吐,食用被污染的食物1~3d发作
诺瓦克病毒和类诺瓦克病毒	恶心呕吐、腹泻腹痛、头痛低热,食用被污染的食物1~2d内发作,持续36h

2) 肠易激综合征(irritable bowel syndrome)　患者可以有腹痛或腹部不适、便秘、腹泻,或便秘和腹泻交替。半数患者受直肠黏液便困扰。难以用器质性病理基础进行评估。这些患者并没有体重减轻、发热或直肠出血症状。该疾病的症状因人而异,腹痛在排便后可以缓解,每次发作的频率或粪便性状都会有所不同。疑诊肠易激综合征时须排除更多严重的疾病。

3) 炎症性肠病(inflammatory bowel disease)　是一个引起肠道慢性炎症的疾病的总称,特征性表现为腹泻伴有腹部绞痛。炎症性肠病主要包括克罗恩病和溃疡性结肠炎。克罗恩病是一种肠道慢性炎症,通常局限于回肠,典型的临床症状是腹部绞痛、腹泻(有时为便血)、发热和厌食。临床病程不稳定,反复缓解后再复发。溃疡性结肠炎也是一种慢性炎症疾病,多发于结肠与直肠。轻症患者每天排便少于 4 次,重症患者每天排便 6 次以上且伴有体重减轻、发热和贫血。腹泻常伴有出血,很多患者即使在急性加重期便血也并不严重。该疾病特征性表现为症状间断性缓解。完善的炎症性肠病的病史记录有助对疾病做出正确的评估与治疗,有些患者在经历数年的症状反复发作后才被正确诊断。胃肠病专家可以根据炎症性肠病的家族史及其他诱发的危险因素对患者做出迅速的评估。该疾病的诊断可依据相应的病史,大便化验排除感染,结肠镜检查以明确该疾病的存在和严重程度。

4) 缺血性肠病(ischemic bowel disease)　成人腹痛,特别是年龄超过 50 岁或有外周血管疾病的患者,应考虑存在该疾病的可能。大多数急性肠系膜缺血患者表现为严重的腹痛,但可以没有典型的体征表现。腹痛可以紧接着一次快速、剧烈的排便之后。患者可能在一次急性发作性疼痛之后出现慢性肠系膜缺血,长达数月之久的慢性间歇性腹痛(肠疼挛)。这类患者可能出现体重减轻和偶发腹泻及肠扩张。该类患者中 75% 大便隐血阳性。血便可以发生在缺血性结肠炎(由结肠血供不足造成的结肠炎症),小肠缺血的患者会出现大量腹泻。出现血容量不足、脓毒症、心律失常、心力衰竭、应用血管活性药物(如洋地黄、麻黄碱、可卡因、安非他命)的缺血性肠病患者个体风险明显增加。局部缺血如果不能早期诊断和治疗,可能造成肠梗死。

5) 放射性肠炎(radiation enteritis)　放疗常用于治疗一系列泌尿系统、妇科系统、结直肠癌症。在放疗中,许多患者有里急后重、出血和腹泻症状。导致这些症状的原因主要是黏膜损伤所致营养吸收不良和细菌过度繁殖。症状可以从治疗开始数小时起,直到治疗终止后的 2~3 个月才能得以缓解,甚至有些患者可能出现慢性病症而被迫手术。由于直肠邻近放射的组织成为最常受到辐射的部位,当盆腔肿瘤患者接受放疗时,其回肠末端也容易被辐射。急性放射性肠炎的治疗包括临时中断放疗、选择性静脉内补液、胃肠动力阻滞药物等。硫糖铝可以缓解放射性肠炎的症状。在一项双盲随机对照试验中,前列腺癌或膀胱癌患者被随机分为给予口服硫糖铝或安慰剂组,口服硫糖铝组的患者排便频率和性状都得到了改善,需要抗腹泻治疗的患者显著少于安慰剂组。

6) 阑尾炎(appendicitis)　患者可以有呕吐和稀便。位于盆腔的阑尾炎症刺激直肠可以造成相对少量的腹泻,这不同于胃肠炎所致的大量液体丢失的腹泻。在一项对 181 例 13 岁以下儿童最终诊断为阑尾炎的研究中,其中有 27% 的患儿一开始就被误诊。被误诊的患者似乎更年轻,在腹痛前有呕吐、腹泻症状(另外还有便秘、排尿困难和上呼吸道症状)。一项回顾性案例系列分析了 63 例 3 岁以下幼儿最终诊断为阑尾炎的病例,其中有 57% 的病例一开始就被误诊,腹泻是患儿最常见的症状。一项 87 例阑尾炎病例的综述揭示 6 例患者(7%)在诊断确立前需要在 1 家以上急诊室随访,这些患者中有 2 例患者初始诊断为胃肠炎;这 6 例患者食欲正常,有腹泻但无发热。大多数阑尾炎患者有右下部腹痛,但仍有 15% 的患者阑尾的位置不典型,导致疼痛不在右下腹。急性胃肠炎可以表现高热(体温 > 39.4℃),而阑尾炎患者的体温则相对没这么高。总体上,胃肠炎患者的呕吐和腹泻先于腹痛,而阑尾炎患者的腹痛在先、呕吐在后。当诊断不明时,留观一段时间可以鉴别阑尾炎和胃肠炎,一般非复杂性胃肠炎可以通过补液治疗好转,而阑尾炎患者的症状则会进行性加重。

7) 其他因素 有许多需要与腹泻诊断相鉴别的因素,如黑便、滥用通便药、局部肠梗阻、各种吸收不良综合征(如 Whipple 病、小肠细菌过度繁殖、乳糜泻),以及食物中毒、直乙状结肠脓肿、结肠癌、憩室炎、甲状腺功能亢进、恶性贫血等。也有很多药物可以导致腹泻,如草药治疗。在儿科患者中,诸如肠套叠和麦克尔憩室等年龄相关性疾病应该在腹泻的鉴别诊断中予以排除。毒蕈中毒、鱼肉中毒、砷摄入、农药中毒、氟化钠、铊、锌等中毒为腹泻的非常见病因。在很多情况下,腹泻只是上述疾病症状群中的一个症状,需要结合病史中其他要素加以诊断。

▶ 诊疗流程

1. 治疗

治疗方案的选择要考虑许多因素,主要是患者的脱水状态、症状缓解的需要,可能的细菌病原体的治疗。

1) 补液 可以通过口服或静脉补充。中重度脱水的患者和因呕吐而无法通过口服补充足够水分的患者,首选静脉补液可以使病情迅速恢复。在大多数情况下,通过口服补充盐口服补液也可以达到治疗目的。补充的水分应包含钠、钾和葡萄糖。现在已经有很多商品化类型的口服补液溶液。虽然不推荐儿童使用,但在家庭中备用一些口服补液溶液还是有必要的。此外,宣传能补充出汗后水分和电解质的运动饮料并不足以补充腹泻后盐分的丢失。但若将运动性饮料辅以如椒盐脆饼或咸饼干等含有盐分的食品,效果将会很好。虽然循证证据不足,但"BRAT"饮食(即香蕉、米饭、苹果酱、土司)通常是值得推荐的。一项循证医学指南建议,通常继续给予患者喜好的适合其年龄的饮食是值得推荐的。

2) 对症治疗 可用于相关的腹泻患者。如无发热、无血便的患者以及大多数炎症性肠病相关的慢性腹泻患者比较适合应用胃肠道抗蠕动药物。虽然也有部分人认为只有在抗生素同时应用时,这类药才可以应用于由肠侵袭性病原体所致的非痢疾型腹泻患者,但一般还是避免应用于高热、脓毒症、免疫功能低下、血便或因难以清除病原体而疑诊炎症性腹泻的患者,以及持久发热和中毒性巨结肠等患者。这类止泻药物通常有洛哌丁胺、地芬诺酯、水杨酸铋。洛哌丁胺因其安全、高效是常规推荐的抗蠕动止泻剂。它通过抑制肠道蠕动以减缓肠管内液体流动,同时兼顾了肠道对水分和电解质的吸收,从而使粪便容积显著缩小。当将洛哌丁胺与抗生素合用于旅行者腹泻或菌痢,能平均减少腹泻时间约 1 d。它是不透过血脑屏障的阿片类药物,因此无中枢不良反应和潜在成瘾性。地芬诺酯比洛哌丁胺便宜些,化学结构更像哌替啶,但可以透过血脑屏障,有成瘾性危险。水杨酸铋可以缓解食滞、恶心和腹泻的症状,通过抑制分泌机制、吸收细菌毒素以及天然的抗菌活性来发挥抗腹泻作用。它可以通过胃黏膜局部作用以减轻恶心呕吐症状,因此对呕吐为突出主诉的患者尤为有效。它对于儿童腹泻和旅行者腹泻治疗效果也很好。

3) 经验性抗生素治疗 主流权威反对经验性抗生素治疗腹泻疾病。但一旦应用抗生素有效,将缩短急性腹泻病症 1～2 d。需要对潜在好处和药物不良反应的风险进行权衡。当然治疗费用增加和抗生素滥用导致抗生素耐药引起社会扩大效应也需要考虑在内。有趣的是,虽然内科医生常认为患者期望应用抗生素来治疗各种小病,但一项研究发现患者对腹泻病症治疗的医疗满意度与接受抗生素治疗并无相关性。而且同一研究还发现,内科医生并不擅长辨别出哪些患者是期望应用抗生素治疗的。对急性菌痢和中重度旅行者腹泻患者应该考虑经验性抗生素治疗。腹泻持续2 d或2.5 d以上的,更倾向非病毒感染,因此经验性抗生素治疗也可用于该类患者。另外,经验性抗生素治疗指征还包括体温>38.5 ℃且粪白细胞/乳铁蛋白/隐血阳性患者。表8-4列举了腹泻患者的推荐经验性用药。大多数情况下,经验性抗生素治疗腹泻,成人应用氟喹诺酮药物和小儿应用复方新诺明是合理的选择。腹泻持续2～4周而没有全身或痢疾症状的患者应考虑经验性应用甲硝唑治疗。在可疑艰难梭菌性腹泻,应尽可能停用抗生素而改用口服甲硝唑。检查发现艰难梭菌毒素阴性即可停用甲硝唑。如果经验性抗生素治疗不能合理应用,那将是有害的。

表8-4　疑似感染性腹泻患者的经验性抗生素治疗方案

临床表现	治疗方案
体温>38.5 ℃和以下情况之一 ● 粪隐血阳性或粪白细胞阳性或粪乳铁蛋白阳性 ● 持续时间>48 h的腹泻患者也应考虑经验性抗生素应用	● 成人用氟喹诺酮 ● 儿童用复方新诺明 疗程:1～5 d
中重度旅行者腹泻	● 成人用氟喹诺酮 ● 儿童用复方新诺明 疗程:1～5 d
腹泻2～4周无全身症状或菌痢	● 考虑7～10 d疗程的甲硝唑或其他抗贾第虫药物
院内腹泻	● 停用抗生素 ● 甲硝唑(一线用药)或万古霉素(甲硝唑治疗无效或甲硝唑禁忌或不能耐受) 疗程:如果检测艰难梭菌阳性,可用甲硝唑治疗,10 d为1个疗程;如果检测艰难梭菌阴性则停药

4) 旅行者腹泻　经常应用抗生素治疗,如喹诺酮类、复方新诺明,以及肠不吸收或难吸收性抗生素(如利福昔明和氨曲南)。一项墨西哥州的美国成人急性腹泻治疗研究对比了两种不同剂量复方新诺明伴或不伴洛哌丁胺和单独洛哌丁胺治疗组,揭示了复方新诺明＋洛哌丁胺联合治疗是最有效的方案。就利福昔明治疗旅行者腹泻的疗效和安全性,许多研究也给出了相关数据。将急性成人旅行者腹泻分为利福昔明治疗组和安慰剂组,治疗3 d后发现利福昔明组能更早地缓解症状(平均提早1 d)。一项随机对照试验对比利福昔明和复方新诺明治疗效果,提示利福昔明有11%的临床失败率,而复方新诺明有29%的临床失败率。另外,对照利福昔明和环丙沙星的疗效,两组间无统计学差异。一种耐氟喹诺酮类药物的弯曲菌正在蔓延,具耐药性可达80%,对于有该地区旅行史的患者,红霉素或阿奇霉素可以作为替代品进行治疗。对旅行者腹泻的预防建议:饮料应选择碳酸化或蒸热的,未碳酸化的水、瓶装水,甚至冰都是不安全的;干粮(面包)、酸性食物(柑橘)、高糖食物(果冻、糖浆)都是安全的;自助餐物件和绿叶菜(水洗过的)尽量不用;推荐携带洛哌丁胺或水杨酸铋和抗生素,但要注意磺胺类药物可以造成光敏。一项随机对照试验提示,水杨酸铋与洛哌丁胺的疗

效差不多,但洛哌丁胺治疗组患者的大便次数明显较水杨酸铋治疗组少。另外,水杨酸铋的独特好处在于可以缓解恶心呕吐症状,可以用于旅行者腹泻的预防。在一项随机双盲安慰剂对照试验中,服用水杨酸铋的学生只有 23% 腹泻治疗有效,而安慰剂组则达到 61%。治疗组肠道症状主诉更少,稀便或水样便也更少;在出现腹泻的受试者中肠道病原体的检出率治疗组为 33%,而安慰剂对照组则达到 71%。

5) 中医辨证治疗 泄泻,又称腹泻,以大便次数增多、粪质稀溏,甚或泻下物如水样为特征。就现代医学来说,凡因消化系统发生功能性或器质性病变导致腹泻时,如急慢性肠炎(结肠炎)、肠结核、肠功能紊乱、结肠过敏等病均可隶属本证的范围。辨证当分久泻、暴泻,治疗应以健脾运脾化湿为原则。暴泻者重用化湿,参以淡渗,分辨寒热不同,可分别采用温、清等法,夹表者佐以疏解,夹食者兼予消导,久泻当予健脾,或脾肾同治,或肝脾同调。泄泻是一个症状,可因多种疾病引起,因此除辨证施治外,必须结合辨病,明确诊断。

急性腹泻多属实证,慢性腹泻多属虚证。急性暴泻不可妄投补涩,慢性久泻不宜漫施分利。清热不可过于苦寒,太苦则易伤脾;补虚不可纯用甘温,太甘则易生湿。一般暴泻易治,久泻难疗。对反复发作的患者,还当做到饮食有节、寒温适度,并配合药物治疗。

泄泻的辨证分型如下:

(1) 暴泻:可分为寒湿证、湿热证和伤食证,具体治法如下。

① 寒湿证。病机:寒湿困脾,清浊不分。症状:粪质稀薄多水、腹中胀痛、肠鸣、脘闷食少、口淡不渴,或有寒热、头痛身楚证,舌苔白,脉濡。治法:疏表散寒、芳化湿浊。例方:藿香正气散。常用药物:藿香、厚朴、苏叶、陈皮、苍术、六曲、木香、茯苓。加减:表寒偏重加荆芥、防风、白芷;里寒较甚,腹冷痛无力者,加炮姜、肉桂;湿浊内盛,苔腻加草豆蔻、薏苡仁、半夏;如果尿少,加泽泻、茯苓、车前子。

② 湿热证。病机:湿热伤中,传化失常。症状:泻下急迫、势如水注、粪色黄褐而臭、肛门灼热、心烦口渴、小便短赤或兼身热、头痛等表证,舌苔黄腻、脉濡滑数。治法:清热利湿。例方:葛根芩连汤。常用药物:葛根、黄连、黄芩、银花、木香、茯苓、六一散、马齿苋。加减:湿偏重加苍术、厚朴、草果仁;热重加连翘、地锦、凤尾草;挟滞加焦山楂、六曲、炒鸡内金;兼见暑湿在表,加藿香、香薷、扁豆衣、荷叶。

③ 伤食证。病机:食滞胃肠,运化失常。症状:腹痛拒按、下物臭如败卵、泻后痛减,或泻而不畅、脘痞厌食、嗳气酸腐,舌苔垢浊、脉滑数,或见沉弦。治法:消食导滞。例方:保和丸。常用药物:炒山楂、神曲、谷麦芽、炒莱菔子、茯苓、陈皮、炒鸡内金。加减:食积壅阻、大便泻下不爽者加大黄、枳实、槟榔;积滞化热加连翘、黄芩;呕吐加半夏、白蔻仁、黄连、紫苏。

(2) 久泻:可分为脾虚证、肾虚证和肝郁证,具体治法如下。

① 脾虚证。病机:脾胃虚弱,健运乏权。症状:腹泻反复发作,大便溏泻不一,稍有饮食不慎或受寒凉,则便次增加、内夹不消化食物、脘腹痞胀、时而腹鸣隐痛、纳呆、面黄少华、肢倦乏力。舌质淡,苔白、脉缓弱。治法:补脾运中。例方:参苓白术散。常用药物:党参、炒白术、苍术、山药、炮姜、炒白扁豆、炒薏苡仁、神曲、砂仁、木香、陈皮、茯苓。加减:脾阳不振加黑附子、肉桂;久利气陷、肛坠加黄芪、升麻、柴胡;脾虚湿盛、肠鸣辘辘,舌苔厚腻者加防风、白芷、羌活、苍术、木香、厚朴;兼夹湿热者酌加黄连、厚朴、地锦草。

② 肾虚证。病机:命门火衰,火不暖土。症状:五更飧泄、少腹隐痛、肠鸣、大便完谷不化,腹胀喜暖喜按、食欲不振、腰酸膝软、形寒畏冷。舌淡苔白、脉沉细。治法:温肾运脾、涩

肠止泻。例方:四神丸、附子理中丸。常用药物:黑附子、党参、吴茱萸、破故纸、木香、肉豆蔻、五味子、炮姜、炒白术、苍术、红枣、仙鹤草、诃子、米壳。加减:久泻滑脱不禁者加赤石脂、禹余粮、诃子、罂粟壳等收敛固涩;若五更泄,寒热错杂,可仿乌梅丸,温清并用。

③ 肝郁证。肝郁脾虚,运化失健。症状:痛泻交作、腹鸣疼痛、泻后痛减,发作常与情志因素有关;胸脘痞闷、嗳气食少、矢气频作;舌苔薄白、脉细弦。治法:抑肝扶脾。例方:痛泻要方。常用药物:炒白芍、防风、炒白术、青皮、木香、枳壳、乌药、玫瑰花。脾虚明显者加党参、山药、芡实;肝郁久泻不止者加乌梅、赤石脂、石榴皮、白及、米壳、木瓜。

6) 特殊情况治疗

(1) 免疫功能低下患者:HIV 携带者或获得性免疫缺陷综合征(acquired immunodoficiency syndrome,AIDS;又称艾滋病)患者更容易出现腹泻症状。大约半数北美 AIDS 患者在其病程中均有腹泻症状发生。在发展中国家 AIDS 患者的腹泻发生率接近 100%。随着 HIV 携带者或 AIDS 患者暴露于对免疫力健全人群都能产生影响的腹泻疾病面前,可以出现一大堆不常见的病毒、寄生虫、原生动物和细菌微生物等导致的肠道感染。影响胃肠道的恶性肿瘤,如淋巴瘤和卡波斯肉瘤,也可以造成腹泻。另外,许多逆转录药物也可以引起腹泻。最后,许多 AIDS 患者接受多种长疗程的抗生素,造成艰难梭菌相关性腹泻。因此,对临床医生很重要的是鉴别诊断思路要开阔,才能得出一个比较积极的诊治策略,尽早且合时宜地会诊,通过检查、留观和相关会诊,判断患者是否需要收住院以进一步明确诊断。由于特定的症状可能提示特殊的病原体感染(见表 8-5),因此对出现腹泻的 HIV 携带者或 AIDS 患者须从病史着手。当然确诊须依据微生物学和内镜检查结果。从评估患者的免疫状态开始,询问特殊危险因素的暴露史(性行为、旅行史、最近的抗生素应用史等),同时还需要询问大便性状(血性、黏液性、水样)以及所有相关症状(如发热、呕吐、腹痛或绞痛、里急后重、腹胀、体重减轻等)。表面上看似乎是一次急性发作的腹泻,也许实际上是一种慢性疾病的症状之一。许多医学权威推荐 AIDS 患者必须做粪便培养,同时也应检查艰难梭菌毒素和寄生虫及虫卵检测;如果这些检查结果都是阴性,下一步就是转诊给胃肠科专家进行内镜检查。如果这些慢性腹泻的 AIDS 患者的病原体微生物学检查结果均为阴性,专家们可能将在最佳治疗方案的选择上出现分歧。一部分专家提倡对症支持治疗,另一部分提倡 1 个疗程的经验型抗生素治疗,还有一些专家会建议在内镜下行黏膜活检。患者的症状及疾病的严重程度左右着最终决定的选择。慢性腹泻粪便检查阴性的 AIDS 患者在行内镜检查后,还是能得出明确的诊断。前文已述急诊治疗选择包括补液、胃肠蠕动抑制剂、经验型抗生素治疗。进而可以明智地就抗生素治疗还是逆转录病毒治疗的选择进行会诊,然后将患者转诊给初级保健医生或传染病专家。

表 8-5　HIV 感染/AIDS 患者腹泻综合征及常见病原体

临床表现	病原体
腹部绞痛、腹胀、恶心	可能病原体:隐孢子虫,微孢子虫、等孢子球虫、贾第鞭毛虫、环孢子虫和结核分枝杆菌
大量水样腹泻、体重减轻、电解质紊乱(特别在疾病进展期)	可能病原体:侵袭性细菌、艰难梭菌、巨细胞病毒

（2）老年患者：腹泻是老年人致死致残的重要原因之一。不仅更多的严重病因更常见于老年人，而且腹泻疾病的生理应激对这类人群更具有挑战性。随着年龄增长人的免疫功能减退，药物（如抑制胃酸药、抗生素、血管收缩药等）和环境因素（在护理院群居）等均对老年人的腹泻易感性产生影响。老年腹泻患者往往脱水更严重，与发热、年龄相关的口渴功能减退、伴随疾病（如糖尿病等）、药物应用（利尿剂）以及因为身体虚弱而不方便获得液体的补充有关。给予腹泻患者快速、充分的补液是必要的，但老年人给予静脉内补液易并发心血管疾病和肾衰竭，因此限制补液的速度和容量。缺血性结肠炎、憩室炎、细菌过度繁殖、结肠恶性肿瘤也在老年患者中更常见，临床表现为稀便。感染，特别是艰难梭菌、大肠杆菌和沙门菌属的感染在老年人中也更常见。感染性腹泻在老年人中存在更高的病死率。如果有指征对老年腹泻患者用药，则应注意药物的相互作用和不良反应，特别是患者已经应用了多种药物。制酸剂可以降低氟喹诺酮的效果；氟喹诺酮可以导致茶碱和华法林浓度水平增高，也可以改变苯妥英钠的浓度水平。甲硝唑可以导致恶心呕吐，使胃肠道不适的患者症状加重。饮酒并使用甲硝唑会出现双硫仑样反应。同样，华法林、苯妥英钠和苯巴比妥的代谢均可以增加患者甲硝唑的血药浓度，提升药物效应。要特别注意伴有腹痛的老年腹泻患者，如存在相对严重的不典型或尚未明确的疾病，往往以外科性疾病居多。老年人腹泻的特异外科诊断包括肠梗阻、阑尾炎、肠系膜缺血、肿瘤和憩室炎。

（3）儿童患者：腹泻在儿童中很常见，特别是上托儿所的儿童。虽然发达国家中多数儿童腹泻症状轻微，疾病呈自限性，但儿科患者对负面环境因素抵抗力相对较弱，特别是脱水。在美国大约9％的5岁以下住院患儿以腹泻为住院病因。虽然儿科患者腹泻疾病更易出现较多的不良后果，治疗方法总体上还是一样的。如成人腹泻以感染原因为主，儿童则更倾向受轮状病毒感染。另外，儿童非感染因素大多为摄入糖分较多的饮料等而导致大量的水样便。谨慎的医生也会特别注意诸如肠套叠和美克尔憩室等严重疾病的诊断。在多数情况下，腹泻以预防脱水为最主要的措施，其中以口服补液为首选。推荐补液后尽早恢复正常饮食，如果能耐受，可以口服补液溶液作为补充液体的主要方法。呕吐的患儿推荐小剂量多次口服摄入补液溶液。根据常理，不推荐用药物治疗儿童腹泻。虽然一些设计方案很好的研究显示，特定药物应用具有显著的统计学意义，但在临床上效果并不显著，况且已出版的循证医学也不支持应用药物治疗儿童腹泻。抗生素也许仅在高危患者或严重细菌感染中才可能考虑应用。由大肠杆菌感染所致的溶血性尿毒症主要发生在儿童，虽然很少见，但这是婴幼儿急性肾衰竭最常见的原因。早期症状包括呕吐和腹泻（有时是出血）、发热、过敏或昏睡。之后尿量减少、神志改变、面色苍白，皮肤出现瘀点瘀斑，黄疸出现，并可能出现肝脾肿大。实验室检查提示溶血性贫血和急性肾衰竭。这就需要输注浓缩红细胞悬液，病情严重的患者需要透析。大多数接受治疗的患者能完全康复而不留长期后遗症。

（4）孕妇患者：便秘相对腹泻在妊娠期往往更成问题，可一旦发生腹泻，治疗原则相似。预防妊娠患者脱水是首要处理，因脱水对母子均很危险。按需要纠正电解质紊乱以缓解症状。抗生素及其他药物在妊娠腹泻患者中的应用应遵循个体化、患者风险收益比的评估，即症状的严重性与药物对妊娠产生的风险之间权衡。洛哌丁胺是最安全的胃肠道蠕动抑制剂，它作用在外周阿片受体（和地芬诺酯不同），而且不含水杨酸（不像水杨酸铋）。过了妊娠早期，如果权衡利弊判断好处大于风险，作为治疗腹泻的抗生素，除了甲硝唑（B类药物）外，没有妊娠期相对安全的药物。不建议使用氟喹诺酮和复方新诺明治疗；如果必须用，则应根据患者的妊娠阶段谨慎使用。如果对妊娠患者使用抗生素拿捏不准,最好和妇产科医师协调或查阅医学参考文献关于致畸药物的清单。

7) 争论与分歧

(1) 益生菌:为微生物制剂,已广泛应用于临床。最近的一项益生菌应用于急性胃肠炎住院儿童的荟萃分析发现,益生菌是急性胃肠炎补液治疗的有力辅助治疗手段。另一项荟萃分析总结了口服乳酸杆菌(研究最多的益生菌)治疗儿童急性腹泻,发现腹泻病程平均缩短了 0.7 d,排便频率下降平均提前了 1.6 d。第三项荟萃分析研究了益生菌在抗生素相关性腹泻中的作用,发现未用益生菌的患者腹泻率占 23%,而应用益生菌组的发生率为 13%,该项荟萃分析包括了儿童和成人。然而在美国,益生菌对于成人或儿童腹泻都不是标准治疗手段,是通过非处方药物的(OTC)药房等出售的,不需要处方,患者也会因此咨询腹泻时该如何使用这些药。

(2) 锌:2000 年的一项关于锌在 5 岁以下小儿腹泻中的作用的随机对照试验表明,补充锌可以缩短腹泻的病程和降低急性和持续性腹泻的严重度。最近也对此有同样的研究,对象为 6～35 个月的尼泊尔急性腹泻患儿,发现锌补充剂可以大幅度缩短腹泻病程,但应用锌组较安慰剂组更容易出现呕吐。必须说明的是,前述研究都是在发展中国家开展的,而在这些国家普遍锌缺乏。在美国,用锌治疗儿童腹泻并非标准的治疗方案。

(3) 雷莫拉宁治疗艰难梭菌相关腹泻:一种治疗艰难梭菌相关性腹泻的新型抗生素雷莫拉宁目前处于 Ⅱ 期临床试验阶段。这种抗生素也对万古霉素耐药的肠球菌和其他肠微生物有效。雷莫拉宁是一种口服制剂,不被全身吸收。

2. 患者分流

腹泻患者分流严重依赖内科医生的判断。临床病情稳定、体检情况好、被诊断为并发症较轻的患者可以安全出院随访,这是最常见的情况。那些通过急诊治疗不尽满意的患者,如脱水或症状无法缓解,可以根据当地医疗的资源和医院政策在急诊室或留观室留观,或住院治疗。短暂的住院可以使腹泻患者获得巨大的结果改善,尤其是对于那些极端年龄患者,或者患有严重疾病且多病缠身的患者。诊断困难或症状不典型的患者需要留观一段时间还是立即进一步检查,这完全与医生的关切程度相关。鉴于腹泻病症的鉴别诊断相当宽泛,因此没有绝对应遵循的规则去指导决策。再一次强调,在评估年迈或年幼的患者时需要特别谨慎,这些患者可能存在多种严重疾病,也可能存在免疫功能不全。对慢性腹泻患者要特别注意,他们往往需要更深层次的评估以明确病症。这种诊断性评估往往超出大多数急诊诊治的范围,与胃肠科专家协同诊治才是明智之选。急诊科医生的宗旨是排除严重病症、保证患者病情稳定、初步检查排除感染性腹泻,为进一步诊治和及时转诊提供保障。

3. 预防措施

急诊科医师应教会患者及其家属简单的预防措施,以减少疾病传播,尤其对准备出院、患有传染性腹泻病症的患者。特别需要注意的是,类诺瓦克病毒低浓度即有传染性,容易通过体液污染物品而造成人际传播。无症状携带者也可以传播这类病毒。生活在个人卫生条件较差(活动少、尿失禁、精神反应迟钝)的群居老人,或生活密闭生活空间的老年人,病原体在他们之间容易广泛传播。用肥皂洗手是一种简单、高效预防病原体传播的措施,可应用于那些照顾腹泻患者的人,尤其适用于照顾免疫功能不全(肿瘤化疗、免疫抑制药物、长期激素应用、HIV 感染)患者的人。

4. 救治流程总结

简洁有重点的病史问询和有重点的体检,对于大多数急诊腹泻患者已经足够了。有选择性的实验室检查可以帮助诊断,但绝非是病情评估的依赖。对症治疗既简单又是文献所推荐的。急诊最基本而常要遇到的是区分哪些只要对症处理即可出院的患者,哪些需要住院和进一步全身检查的患者,以及虽然表现为简单的腹泻,其实隐藏着严重疾病的患者。对于常见的(胃肠炎)和少见的(中毒)、严重的(阑尾炎、缺血性肠病)和致命的(胃肠出血)可能经常会混淆。对诊断存有疑问的患者,急诊观察和复查很有必要。既要注意那些特别年幼的、年迈的、免疫功能不全的个体,也要充分关注那些患有较多合并疾病的患者,以及那些临床表现不常见、不典型的(如严重腹痛)患者。急性腹泻患者治疗的临床路径如图8-1所示。

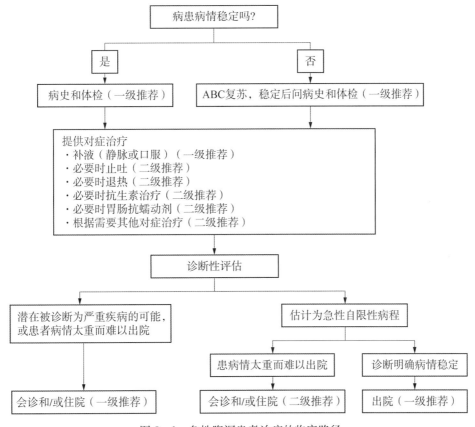

图8-1 急性腹泻患者治疗的临床路径

▶ 指南和共识要点

腹泻是人类疾病中常见症状之一,以该症状为关键词的文献是海量的。数以千计的研究分别从流行病学、病因学、病理生理学、病情评估、疾病治疗、鉴别诊断以及腹泻患者的其他特征等方面进行阐述。得益于专业医疗机构临床发现的浓缩和总结,大量完善的综述、荟萃分析以及病例分析呈现,使得急诊科医生对急性腹泻患者的救治工作变得更加容易。但如果诊治不规范,极易造成误诊、误治。一般来说,大量证据支持腹泻患者的诊治方案如下。

1. 病情评估

1)腋窝干燥　支持低血容量诊断。

2)黏膜湿润和舌无皱缩　则不考虑低血容量存在。

3)急性的体重变化　是儿童脱水的最佳衡量标准。

4)黏膜脱水、毛细血管再灌注时间、无泪、精神症状改变　是二线评估标准。

2. 重要的病史特点

重要病史的特点包括发病时间、大便性状(频率和数量)、旅游史、职业等,日托中心或护理养老院,患者是否摄入生的或未煮熟的肉、海产品或牛奶,是否接触生病或有害的人物,性接触,接受药物和其他医疗行为等。婴儿、老人、免疫功能缺陷者特别容易发生严重脱水、出血、发热和腹泻。费用低时用多种方法评估可以增加对病因未明患者诊断的正确率。

3. 实验室检查

不推荐对特殊病原体的常规测试,但在特定的情况下仍需要实验室检查和大便培养。标准变化很多,但一般仍包括血性腹泻、体重减轻、腹泻导致脱水、发热、涉及神经病症、突发性严重腹痛、持续时间超过 7 d 的腹泻、社区获得性腹泻可能、旅行者腹泻、院内获得性腹泻。对幼儿、老人或免疫功能缺陷者的门槛应酌情降低。

4. 补液治疗

初始补水(随时可开始口服补液)。对于儿童脱水的预防与诊治,不建议以清水作为口服补液溶液和常规饮食替代。

5. 饮食

提倡尽早恢复饮食以预防和控制脱水。若存在呕吐,应鼓励少食多餐(如间隔时间或为 10～60 min)。除非作为常规膳食的一部分,额外的香蕉、米饭、苹果酱、烤面包饮食对病情的好转无任何帮助。

6. 药物治疗

抗生素治疗在大多病例中可以缩短 1～2 d 病程。经验性抗生素治疗标准不一,但应用前必须权衡利弊。

7. 儿童抗生素应用

对儿童腹泻患者,抗生素只有在有严重细菌感染证据或特殊风险情况下才使用。

8. 志贺菌和弧形杆菌感染

医疗机构应选择针对性的药物治疗志贺氏菌和弧形杆菌感染。

9. 止泻药物

应避免对血性腹泻或确诊产志贺毒素大肠杆菌感染的患者应用止泻药。

10. 急性胃肠炎儿童患者

止泻剂和抗生素不推荐用于急性胃肠炎的儿童患者。

▶ **成本及实效策略**

(1)通过完整的病史问询和充分的体检之后给予急性胃肠炎患者以最少的检查。常规实验室检查对于大多数急性腹泻患者是没有帮助的。全血细胞计数对于腹泻症状性疾病既不敏感又缺乏特异性。白细胞分类也往往没什么用。血红蛋白和红细胞压积也许对出血患者有用，其他也基本无用。电解质在年轻短暂腹泻患者中很少出现紊乱。肾功能检查是脱水筛查的较差指标。尿比重某种程度上可能比较有用，但诸如皮肤灌注、生命体征、尿量和口渴程度等更容易观测到腹泻的临床特点，也许是最好选择。警告：白细胞计数可以鉴别艰难梭菌（这需要住院）和伤寒。另外，嗜酸细胞增多也可以加以鉴别。

（2）对于有相关病史，包括过去3个月内有抗生素应用史的患者要行艰难梭菌毒素检测。有上述病史确实需要推荐实验室检查，应检测毒素。治疗艰难梭菌相对费用不高且有效。在培养报告尚未出来前，如果临床高度怀疑，可以先行经验性治疗。

（3）选择性进行粪培养。粪培养相对还是比较昂贵的，且费时、低效，对急诊科医师也没有临床帮助。粪培养仅在体温＞38.5℃、血便（血便史、肉眼血便、粪隐血阳性）、粪标本白细胞或乳铁蛋白阳性、症状持续时间＞2 d的患者中进行，其他患者可经验性治疗。

（4）对于大多数口服耐受的患者推荐优先口服补液，然后才是静脉补液。巨大的费用差支持口服补液。能耐受口服溶液也是患者适合出院的重要指征。而且多项研究提示，尽早恢复饮食可以使病情更早恢复。如果胃肠道功能恢复，就尽早正常饮食。

（5）评估、评估和再评估，然后给予好的出院建议。在任何以胃肠道症状为主诉的患者出院前，再核查其生命体征，复查腹部体征，完善记录。确认患者可以口服溶液且没有出现呕吐和不耐受的症状。如果不能确保以上情况的患者，出院后更容易再次以同样病症来急诊科就诊，从而产生不快情绪。最后，确认患者及其照顾者能很好依从出院建议，且能懂得和理解什么情况下要再次来院就诊。

▶ 诊治误区

误区一：有恶心、呕吐和腹泻症状的患者就是得了胃肠炎吗？

大多数情况是这样的。但众所周知，胃肠道症状是非特异性的，还存在很多腹部外疾病可以表现为腹部不适，如糖尿病酮症酸中毒、甲状腺功能亢进、中毒、肺炎等。

误区二：患者有恶心、呕吐和腹泻症状，医生诊断为"病毒性胃肠炎"，病情稳定后医生让患者出院了。但患者根本没提及近期有海外旅游史！

旅行者、刚出院的患者、近期用药的患者（特别是抗生素）、免疫功能低下的患者均对各种致病因素易感，因此需要按规范详细问诊。患者往往是无法意识到这些方面的重要性的。

误区三：患者主诉腹泻，但并没有告诉医生大便是黑色的！医生如何知道他有胃肠道出血？

患者自己可能并不留意大便的性状，也意识不到各种腹部异常状况的临床意义（如血便、黏液便和黑便）。作为医生，应该询问患者病史的细节，若发现任何疑问，可进一步行肛直肠检查。

误区四：患者有恶心、呕吐和腹泻等典型的胃肠炎症状，医生怎么知道患者患的是阑尾炎呢？

目前仍没有任何绝对的指南可加以鉴别。当阑尾炎尚处于临床拟诊，量化症状也许会有帮助。阑尾炎患者腹痛出现后可有1～2次呕吐，也有特征性的1～2次稀便。而胃肠炎患者一般有反复多次呕吐和大量稀便。一系列腹部体检可以帮助鉴别阑尾炎。胃肠炎患者在补液治疗和随着时间推移症状一般都能得到改善，而阑尾炎患者的脉搏和血压虽然经静脉补液仍可以改善，但腹部局部压痛、肌紧张、反跳痛等症状与体征将仍持续存在。

误区五：患者有恶心、呕吐和腹泻，但不明显。医生诊断为"病毒性胃肠炎"，并且病情稳定后让其出院。几天后患者的症状越来越重不得不再次急诊。医生该诊断为什么疾病？

许多疾病的症状很像病毒性胃肠炎，但实际上不是。如果诊断不清，应实事求是地在病历上写上"伴有脱水的呕吐和腹泻"等如此这般的症状描述。不要冒失地诊断为病毒性胃肠炎，以免误诊。

误区六：在急诊中每个呕吐、腹泻患者初诊时的状况都很差，但经过补液后状况都会明显好转。一般在这种情况下，医生都会让其出院。有一位65岁的患者在补液后看上去好多了，但回家后病情又急转直下，这又是为什么呢？

对于特殊年龄段（婴幼儿和老人）的患者、免疫功能低下的患者以及严重腹痛的患者，医生都应该特别小心谨慎。严重腹痛并不是胃肠炎或者常见肠道病原体感染的典型表现，稀便也可以是缺血性肠病的表现。对老年人和有心血管病史的患者应该考虑这类疾病。艰难梭菌相关的腹泻可以发生于任何近3个月有抗生素使用史的患者中。某些特殊的抗生素（如克林霉素）可使患者更容易患中毒性结肠炎。

误区七：医生之前坚决不给那个患者用止泻药，因为以前老师教过我这类药可能会加重患者的病情，但万万没想到的是患者会因脱水严重而昏倒。

固然在很多情况下抑制胃肠蠕动的止泻药是不能用的，但这类药物也有显著改善多数成年腹泻患者症状和防止脱水的作用。

误区八：患者病情稳定，没有腹痛，医生就让她口服补液出院，但之后患者因严重脱水、休克又送来急诊科就诊。医生该怎么做才能防止类似情况发生？

医生要写清楚出院的注意事项和建议，让患者和家属都明白执行医嘱，这点很重要。注明需要复诊的原因：各种腹泻、脱水（有虚弱、昏睡、精神状态改变、晕厥/晕倒、口渴、尿量减少等症状）、持续发热、严重或持久的腹痛、血性或黏液性大便，以及无法口服补液或口服补液后迅速排出。注意事项和建议应明确、专业。

误区九：虽然知道腹泻偶尔也可以有严重的后遗症，但要对每个患者都随访又是不现实的事情，该怎么办呢？

这确实是个现实问题，关键是小心为上。总体说来，症状能迅速缓解的健康患者无须随访，但对特殊人群（如慢性病患者、老人、婴幼儿、免疫功能低下患者以及患有多种疾病的患者）应该随访。在出院小结上应根据患者的具体情况写明在什么情况下患者应寻求进一步的医疗诊治措施。

―病例解析―

腹泻是一种常见的病症，很多原因都可以引起。所幸的是急诊腹泻患者的治疗往往很简单，有针对性的病因问诊和体检，然后对症治疗就可以了。但是以"仅是腹泻"的症状诊治而随意打发患者出院是非常危险的。因有些严重疾病可能伴有腹泻症状，许多患者需要进一步全身检查甚至住院治疗。循证医学可高效地指导急性腹泻患者的临床诊治,并判断出严重的病因和并发症的风险。本章导入病例,详细追问病史,患者发病前有非洲旅游史,在当地喝过生水,回国后下飞机不久即开始出现腹泻症状,在急诊留观补液过程中腹泻持续加重,最后出现米泔水样腹泻,同时初诊时的粪便培养报告也提示霍乱弧菌阳性,经过充分的液体复苏,患者症状好转。但由于霍乱进展很快,若接诊时不充分考虑霍乱的可能性,可能延误救治。同时,霍乱为中国甲类传染病,除了临床治疗外还需要采取隔离措施,若漏诊此类疾病造成疫情传播,后果不堪设想。

(丁雨润,潘曙明)

参 考 文 献

［1］ American College of Radiology, Expert Panel on Gastrointestinal Imaging. Imaging recommendations for patients with Crohn's disease ［S］. Reston, VA: American College of Radiology, 2001.

［2］ Brandt L J, Boley S J. Intestinal ischemia ［M］.//Feldman M, Friedman L S, Sleisenger M H, eds. Sleisenger and Fordtran's Gastrointestinal and Liver Disease, 7th ed. Philadelphia: WB Saunders, 2002,2321 - 2340.

［3］ Brar H S, Surawicz C M. Pseudomembranous colitis: an update ［J］. Can J Gastroenterol, 2000,14 (1):51 - 56.

［4］ Burns B J, Brandt L J. Intestinal ischemia ［J］. Gastroenterol Clin North Am, 2003,32(4):1127 - 1143.

［5］ Eisen G M, Dominitz J A, Faigel D O, et al. American Society for Gastrointestinal Endoscopy. Use of endoscopy in diarrheal illnesses ［J］. Gastrointest Endosc, 2001,54(6):821 - 823.

［6］ Gore J I, Surawicz C. Severe acute diarrhea ［J］. Gastroenterol Clin North Am, 2003,32(4):1249 - 1267.

［7］ Hasler W L. The irritable bowel syndrome ［J］. Med Clin North Am, 2002,86(6):1525 - 1551.

［8］ Kosek M, Bern C, Guerrant R L. The global burden of diarrhocal diease, as estimated from studies published between 1992 and 2000 ［J］. Bull World Organ, 2003.81(3):197 - 204.

［9］ Schiller L R, Sellin J H. Diarrhea ［M］.// Feldman M, Friedman L S, Sleisenger M H, eds. Sleisenger and Fordtran's gastrointestinal and liver disease ［M］. 7th ed. Philadelphia: WB Saunders, 2002:131 - 153.

［10］ Tabrez S, Roberts I M. Malabsorption and malnutrition ［J］. Prim Care, 2001,28(3):505 - 522.

［11］ Talan D, Moran G J, Newdow M, et al. Emergency ID NET Study Group. Etiology of bloody diarrhea among patients presenting to United States emergency departments: prevalence of Escherichia coli 0157:H7 and other enteropathogens ［J］. Clin Infect Dis, 2001,32(4):573 - 580.

［12］ Thielman N M, Guerrant R L. Clinical practice: acute infectious diarrhea ［J］. N Engl J Med, 2004, 350(1):38 - 47.

［13］ Turgeon D K, Fritsche T R. Laboratory approaches to infectious diarrhea ［J］. Gastroenterol Clin North Am, 2001,30(3):693 - 707.

［14］ Wang L P, Zhou S X, Wang X, et al. Epidemiological, and clinical features of acute diarrhea in China ［J］. Nature Commun, 2021,12(1):2464.

第九章　急性黄疸

—病例导入—

　　患者，男性，20岁。主诉：纳差、乏力、低热1周伴巩膜黄染。查体：一般生命体征平稳，巩膜黄染，肝区有叩击痛，丙氨酸转氨酶（alanine transaminase，ALT）1 580 U/L，天冬氨酸转氨酶（aspartate transaminase，AST）1 290 U/L，总胆红素（total bilirubin，TBIL）105 μmol/L，直接胆红素50 μmol/L。

　　请问：

　　1. 该患者黄疸的病因首先考虑是何诊断？

　　2. 该患者应做哪些相应的检查？

▶ 病因学特征

　　黄疸（jaundice）是由于胆红素沉积导致组织黄色变。组织的胆红素沉积只发生在高胆红素血症时，是肝脏疾病或溶血性疾病（少见）的重要体征。血清胆红素轻度升高可通过检查巩膜发现，因巩膜含有较高的弹性蛋白，其对胆红素具有较特异的亲和力。巩膜黄染提示血清胆红素水平至少51 μmol/L（3 mg/dl）。

　　黄疸的病因可分为肝前性（pre-hepatic）、肝细胞性（hepatic）、肝后性（post-hepatic）或梗阻性、胆汁淤积性。表9-1和表9-2所示分别为导致黄疸生成的肝细胞因素和胆汁淤积性因素。

表9-1　导致黄疸生成的肝细胞性因素

肝细胞因素	分　类
病毒性肝炎	甲型、乙型、丙型、丁型及戊型肝炎病毒
	EB病毒
	巨细胞病毒
	单纯疱疹病毒
酒精性肝炎	
药物毒性	可预测的剂量相关的药物（如对乙酰氨基酚）
	不可预测的特异性药物

（续表）

肝细胞因素	分　类
环境毒素	氯乙烯
	牙买加灌木茶——吡啶生物碱
	咔哇椒
	野生蘑菇——鹅膏菌、致命鹅膏菌
肝豆状核变性	
自身免疫性肝炎	

表 9-2　导致黄疸生成的胆汁淤积性因素

胆汁淤积性因素	分　类
肝内因素	1. 病毒性肝炎
	● 纤维化胆汁淤积性肝炎——乙型肝炎和丙型肝炎
	● 甲型肝炎病毒感染、EB病毒感染、巨细胞病毒感染
	2. 酒精性肝炎
	3. 药物毒性
	● 纯粹胆汁淤积——合成代谢类胆固醇及避孕药
	● 胆汁淤积性肝炎——氯丙嗪、依托红霉素
	● 慢性胆汁淤积——氯丙嗪、奋乃静
	4. 原发性胆汁性肝硬化
	5. 原发性硬化性胆管炎
	6. 胆管消失综合征
	● 慢性肝移植排斥反应
	● 结节病
	● 药物
	7. 充血性肝病及缺血性肝病
	8. 遗传因素
	● 进展性家族性肝内胆汁淤积
	● 良性复发性胆汁淤积
	9. 妊娠期胆汁淤积
	10. 全肠外营养
	11. 非肝源性脓毒症
	12. 术后良性胆汁淤积
	13. 副肿瘤综合征

（续表）

胆汁淤积性因素	分　类
	14. 静脉闭塞性疾病
	15. 移植物抗宿主疾病
	16. 浸润性疾病
	● 结核病
	● 淋巴瘤
	● 淀粉样变
	17. 感染性疾病
	● 疟疾
	● 钩端螺旋体病
肝外因素	1. 恶性肿瘤
	● 胆管癌
	● 胰腺癌
	● 胆囊癌
	● 壶腹部癌
	● 恶性肿瘤侵犯肝门淋巴结
	2. 良性疾病
	● 胆总管结石
	● 术后胆管狭窄
	● 原发性硬化性胆管炎
	● 慢性胰腺炎
	● 艾滋病相关胆管疾病
	● 米里齐(Mirizzi)综合征
	● 寄生虫病(蛔虫病)

　　肝前性黄疸是由于溶血或先天性高胆红素症引起的,仅以非结合胆红素升高为主。溶血时破碎的红细胞导致大量的胆红素产生,但仅引起轻微黄疸,因此时健康肝脏排泄胆红素的能力比平时增加 6 倍。但这并不适用于新生儿,因为新生儿的肝脏缺乏较强的代谢储备能力。最常见的非溶血性高胆红素血症是 Gilbert 综合征。

　　肝细胞性黄疸是由于肝脏急性或慢性疾病导致无法将胆红素转运至胆汁所致。肝细胞性黄疸的结合胆红素和非结合胆红素水平均升高,同时伴有肝脏转氨酶(ALT、AST)、胆汁淤积相关酶[γ-谷氨酰转移酶(γ-glutamyl transferase,GGT);碱性磷酶(ALP)]升高。急性黄疸伴有 ALT>1 000 U/L,提示感染性(肝炎)、药物(扑热息痛)或肝脏缺血。

　　胆汁淤积性黄疸主要因肝内门脉胆管梗阻或肝门及十二指肠乳头壶腹之间的肝外胆道梗阻所致。

病理生理学特征

肝脏每天分泌 1～2 L 胆汁,胆汁成分包含胆酸、磷脂、胆红素及胆固醇。黄疸是机体对血清胆红素升高的物理表现。正常血清胆红素浓度<1 mg/dL(17 μmol/L)。胆红素由血红蛋白、肌红蛋白、细胞色素、过氧化氢酶、过氧化物酶和色氨酸吡咯酶中的血红素降解而形成。每日产生的胆红素(成人 250～400 mg)中有 80％来源于血红蛋白,剩余 20％来源于其他血红素蛋白及快速更新的小部分游离血红素。胆红素代谢包括多个步骤,血浆中的胆红素与白蛋白结合,通过结合白蛋白和少量结合高密度脂蛋白,胆红素在血浆中保持溶解状态;仅有小部分胆红素以非结合状态循环。在重度低白蛋白血症状态下,胆红素与高密度脂蛋白的结合可能变得显著。胆红素与白蛋白结合使其可存留于血管内,从而防止其沉积于肝外组织(包括敏感组织如脑),并最大程度降低肾小球对胆红素的滤过。这种结合也可将胆红素转运至肝细胞血窦面,胆红素在此处与白蛋白分离并进入肝细胞。

正常情况下,血中的胆红素几乎总是非结合、不溶于水的,胆红素与白蛋白结合不能通过尿液排泄。非结合胆红素在肝细胞的窦状膜处被摄取,在内质网处经二磷酸尿核苷(UDP)-葡萄糖醛酸转移酶的作用形成单糖和双糖的葡糖苷酸胆红素,又称为结合胆红素。此酶缺乏导致胆红素结合受损,是某些遗传性高胆红素血症的原因。结合胆红素是水溶性的,经肝细胞膜上的特异性载体转运至胆小管,并随胆汁排入十二指肠。结合胆红素在肠道内经肠道细菌代谢成粪胆原,并进一步氧化成粪胆素。胆道梗阻使粪便中的粪胆原含量减少,粪便颜色变浅(白陶土色)。少部分粪胆原(4 mg/d)由肠道吸收经肝脏形成肠肝循环或经肾脏排泄形成尿胆原和尿胆素。

通常血清胆红素浓度>2.5 mg/dL 时,临床上不能发现黄疸。黄疸最初在眼结膜或口腔黏膜(硬腭或舌下)处被发现。当血清胆红素浓度继续升高,黄疸则继续加重。当血清胆红素浓度达到 20～25 mg/dL 时,会导致脑病的发生。胆红素沉积通常是良性的,但在婴儿体内,间接胆红素可以穿越血脑屏障,并在基底神经节沉积。

诊断及鉴别诊断

1. 诊断

黄疸的诊断主要依靠测定血清胆红素浓度。测定结合胆红素和非结合胆红素的主要方法是基于 van den Bergh 反应。正常血清总胆红素浓度为 17 μmol/L,其中结合胆红素最多占 30％(5.1 μmol/L 或 0.3 mg/dL)。95％的正常人群血清总胆红素浓度为 3.4～15.4 μmol/L(0.2～09 mg/dL)。

2. 鉴别诊断

1) 急性黄疸急诊评估的基本原则　首先应评估生命体征。对危及生命的黄疸,如暴发性肝衰竭、急性胆管炎、大量溶血、新生儿高胆红素血症、妊娠急性脂肪肝等进行识别和稳定病情,并提供紧急治疗;为非紧急病例提供适当的检查。潜在的危重黄疸的线索包括精神状态改变、发热、腹痛、出血或低血压。

对疾病采取必要的稳定措施取决于潜在的疾病。大多数患者临床情况是稳定的。然而,急性肝衰竭患者存在重度急性肝损伤(表现为肝功能检查异常),伴肝性脑病征象和凝血酶原时间延长[国际标准化比值(INR)≥1.5],其他临床表现可能包括黄疸、肝肿大及右上腹压痛。随着肝衰竭进展,最初无黄疸的患者可能出现黄疸,有轻微神志改变(如嗜睡和睡眠困难)的患者可出现意识模糊,最终昏迷。上行性胆管炎患者可能有脓毒症表现,应该直接把低血压或意识障碍患者转入复苏室予以干预。对气道不稳定患者立即插管。对于低血压患者应立即开放静脉补液,若不能马上得到充足的静脉补液,则立即开放建立中央静脉导管。由于凝血障碍,中央静脉的开放必须在可以压迫止血的部位。

生命体征、神志状态正常的患者,可以得到较低级别的就诊优先。由于大多数患者需要实验室检查和成像评估,黄疸患者并不适合急诊快速通道部分。

2) 病史询问 仔细询问病史和体检对缩小鉴别诊断的范围非常重要。一项针对220例黄疸和(或)胆汁淤积患者的前瞻性研究发现,询问病史和体检在确定肝内或肝外疾病有86%的敏感度。除黄疸外,患者还会有瘙痒或其他全身症状,比如不适、恶心、厌食等因血清胆红素升高所导致的结果。其他主诉可能包括最近体重减轻,或由于腹水导致腹围增加。重要的病史问询包括发病时间,是否存在腹痛(程度、位置和放射痛)、发烧、腹部手术史、新生儿诞生的病史,用药史(尤其是对乙酰氨基酚使用的剂量和时间),中草药使用情况;既往史包括饮酒、HIV和肝炎病毒感染等危险因素,吸毒、接触有毒物质或毒蘑菇、旅游史、工作经历、冶游史等;家族史包括遗传性肝脏疾病或溶血性疾病史等,具体如表9-3所示。

表9-3 病史因素

病　　史	因　　素
现病史/恶心症状回顾	腹痛 发烧 瘙痒 体重减轻/增加 过量使用药物大概的时间和剂量
既往史	AIDS史 肝脏疾病
药物史	处方药(他汀类药物、口服避孕药) 非处方药物(特别是对乙酰氨基酚类药物) 中草药
社会史	饮酒 吸毒(毒蘑菇) 旅游史 职业(暴露于化学物质)
家族史	肝脏疾病 肿瘤

彻底地询问患者的现病史和既往史等可以帮助医生指向特定的临床综合征。黄疸伴腹痛往往指向阻塞性因素或显著的肝炎。发烧、寒战伴右上腹疼痛提示急性胆管炎(Charcot三联征)。无痛性黄疸是典型的由于胰脏头部肿块导致胆总管梗阻的症状(见表9-4)。

表 9 - 4　病史指向的临床综合征

病史特点	疑似诊断
发热、黄疸、右上腹疼痛	上行性胆管炎
无痛性黄疸＋/（－）体重减轻	由胰头恶性肿瘤导致的胆道梗阻
黄疸伴腹痛	肝炎或胆汁阻塞

患者的全身评估也将有助疾病的鉴别诊断和处置。注意患者是否存在由于呼吸困难、低灌注或疼痛产生紧张和痛苦。患者精神状态改变是急性或慢性肝衰竭引起肝性脑病的重要表现。

3）体格检查

（1）皮肤检查：经常被用于评估血清胆红素水平。黄疸最好在自然光中观察，而急诊最缺少自然光，所以它可能很难被察觉到。经典的黄疸首先出现在巩膜、结膜和舌下区，观察可从头逐步向下。皮肤组织黄染除了黄疸外，还可能由于胡萝卜素引起的黄皮病，或与使用奎纳克林药物、接触酚类化学品等因素相关。胡萝卜素黄皮病是由于健康人进食大量含有胡萝卜素的水果和蔬菜，如胡萝卜、绿叶蔬菜、南瓜、桃子、橘子等。与黄疸全身均一性的皮肤黄染不同，胡萝卜素黄皮病的色素集中在手掌、脚底、前额、鼻唇沟等处，巩膜无黄染。服用奎纳克林药物的患者皮肤黄染的发生率为 4%～37%。

（2）肺部听诊：有助于揭示与充血性心力衰竭、脓毒症相关的急性肺损伤或终末期肝脏疾病继发的肺水肿或胸腔积液。仔细检查心血管，寻找右心衰竭的症状，如颈静脉怒张、肝颈静脉回流和下肢水肿。

（3）腹部检查：急性或慢性肝脏疾病常有腹水表现。快速发生的腹水伴肝肿大要考虑门静脉血栓形成（Budd-Chiari 综合征），而腹部压痛伴腹水要怀疑自发性细菌性腹膜炎。如触及柔嫩的肝脏下缘，提示由胆汁淤积或充血性心力衰竭导致的肝淤血，或提示肝细胞炎症损伤。肝脏可以肿大（如肝炎）或不可触及（如在肝硬化情况下）。体检如发现墨菲征（Murphy sign）可提示急性胆囊炎。

（4）神经系统检查：可评估患者的精神状态，包括意识水平、定向定位能力与认知功能。可通过患者伸展手臂和背屈腕来诱出其是否存在扑翼样震颤。如果考虑是威尔逊氏症（Wilson disease），可以用裂隙灯检查 K－F 环。

4）实验室检查　任何以黄疸为急性表现的患者应进行血清胆红素（直接和间接）定量检查，其价值在于判断黄疸是否由肝功能障碍导致。由于肝脏的胆红素代谢储备能力，总胆红素浓度不是肝功能障碍的敏感指标。对健康志愿者注入非结合胆红素和溶血病患者的研究证明，正常肝脏能够代谢每日正常负荷 2 倍的胆红素而不发展成高胆红素血症。

胆红素并不能有助区分是胆汁淤积还是肝细胞损伤，需要结合其他肝功能指标进行综合分析。当临床高度怀疑有肝病时，应评估转氨酶、碱性磷酸酶、白蛋白时间和凝血酶原时间。如果这些值都是正常的，可考虑黄疸的原因为溶血或遗传性疾病，如 Gilbert 综合征或 Crigler-Najjar 综合征引起的高非结合胆红素血症，以及 Dubin-Johnson 和 Rotor 综合征引起的结合高胆红素血症。

丙氨酸转氨酶（ALT）和天冬氨酸转氨酶（AST）是两种常用作为肝细胞损伤标志物的肝

酶。一个无症状的患者这两项指标可能也有轻微升高。这些指标升高的绝对数值并不能确定肝脏损伤的具体原因。然而,这两种酶的比值仍有一些临床效用,当 AST/ALT 比值为 2:1 时,酒精性肝病是一个可能的诊断。

碱性磷酸酶(ALP)和胆红素升高相对肝转氨酶可能是肝内或肝外胆汁淤积。ALP 也来源于骨髓、肾或第一孕期的胎盘,当疾病影响这些器官时 ALP 升高。ALP 升高伴随血清 γ-谷氨酰转移酶(GGT)或 5′-核苷酸酶升高指向肝源性 ALP。这两种酶都是由胆小管分泌的,当它们升高是肝胆疾病的敏感指标。

常规生化指标包括电解质和肾功能指标,对缩小黄疸的鉴别诊断没有帮助。但常规生化指标有助于了解疾病的严重程度,对制订疾病的治疗方案有益。黄疸患者有脱水或脓毒症产生肾功能减退,严重的肝疾病也可以发展为无尿甚至肾衰竭(称为肝肾综合征)。借助这两项生化指标可帮助暴发性肝衰竭或脓毒症患者酸碱得以平衡。

全血细胞分析不一定有助确定黄疸的病因,但有助疾病的治疗。患者的白细胞计数为 $4.0×10^9/L〜12.0×10^9/L$ 或大于参照值 10%,提示可能有脓毒症。低血红蛋白和红细胞压积可以表示慢性疾病、溶血或出血导致的贫血。网织红细胞计数和红细胞指标有助于鉴别诊断。网织红细胞指数<2%提示机体处于造血减少状态,如患有慢性病状态,铁、维生素 B_{12} 或叶酸缺乏;网织红细胞指数>2%提示红细胞丢失或破坏,如出血或溶血。血小板数量减少可能是由于慢性疾病、感染或药物所致。

肝脏生产除Ⅷ因子和血管性血友病因子(vWF)外的所有凝血级联反应的凝血因子(Ⅷ因子和 vWF 是由血管内皮细胞生成)。由于肝脏功能开始衰退,血清中的蛋白质浓度下降,凝血酶原时间(PT)、INR 将上升。这是一个特别严重的发现,结果表明肝功能障碍明显。升高的 PT 和活化部分凝血活酶时间(APTT)表明存在弥散性血管内凝血(DIC)。

如果怀疑是肝细胞损伤,其他测试包括对乙酰氨基酚(APAP)与血清病毒性肝炎指标。对任何怀疑摄入 APAP 或未能鉴别的肝功能损害患者,确定一个 APAP 水平。急性肝炎可由甲型肝炎病毒(HAV)、乙型肝炎病毒(HBV)、巨细胞病毒(CMV)、EB 病毒、水痘-带状疱疹病毒(VZV)和单纯疱疹病毒(HSV)等引起。乙型肝炎和丙型肝炎也能引起慢性肝炎,进一步导致肝纤维化、肝硬化,甚至肝癌。

对少见的如自身免疫性肝炎、原发性胆汁性肝硬化、血色病、威尔逊氏症和 α1 抗胰蛋白酶缺乏等疾病导致肝功能障碍,有相应的检测手段。检测这些疾病的项目往往在急诊医学范围之外。

5) 影像学检查　放射学成像检查有助区分肝内或肝外疾病导致的阻塞性黄疸。有梗阻性黄疸的患者,最常用的检测是急诊超声和 CT。其他成像方式,如磁共振成像(MRI)、内镜逆行胰胆管造影术(endoscopic retrograde cholangiopancreatography, ERCP)、磁共振胆胰管成像(magnetic resonance cholangiopancreatography, MRCP)和经皮肝穿刺胆道成像(percutaneous transhepatic cholangiography, PTC),都在通常的急诊检测范围以外。腹部平片对评估黄疸没有价值。

超声的主要优点是价格便宜,且是非侵入性成像技术。此外,它允许评估相邻的结构,如肾脏和主动脉。超声对诊断胆囊结石有 98% 的灵敏度和 93.5%〜97.7% 的特异度,对检测出存在梗阻的敏感度和特异度分别高达 91% 和 95%。胆总管扩张(>5 mm)可以诊断肝外梗阻。在确定梗阻病因、部位方面的准确率,超声不如 CT 和 ERCP。

腹部 CT 检查已被证明在寻找胆总管结石上与超声有类似的敏感度(75%)。一个小的结石可能由于 CT 断层太厚被错过,且不能检测到非钙化结石。CT 检查比超声在发现肝外胆管恶性梗阻上更准确。

▶ 诊疗流程

急性黄疸的诊疗流程如图 9-1 所示。

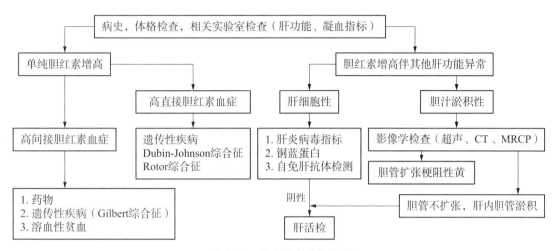

图 9-1　黄疸患者诊断流程

急性黄疸的治疗在很大程度上取决于造成黄疸可能的临床诊断。治疗方案主要是支持治疗,然而有少数情况要针对具体症状及时进行治疗。

1. 溶血

在患者大量溶血时,治疗也取决于溶血的原因。考虑为低血红蛋白或低红细胞压积,或者对那些虽然已经做了对症处理,但症状仍在发展的患者进行输血,遗传性球形红细胞增多症患者应行脾脏切除。对葡萄糖-6-磷酸脱氢酶缺乏或药物导致的溶血性贫血患者,应避免致病源。镰状细胞危象患者考虑接受羟基脲、水化、吸氧、镇痛治疗。患者若有血栓形成、血小板减少性紫癜、溶血性尿毒综合征的,需要置换血浆和给予糖皮质激素。存在弥散性血管内凝血的患者需要输注大量的血液制品(红细胞、新鲜冰冻血浆、血小板等)以补充凝血级联中缺失的元素。

2. 肝外梗阻

如果实验室和影像学检查呈梗阻性表现,必须排除逆行性胆管炎。逆行性胆管炎患者必须尽快处理,否则可能会发展成感染性休克。所有考虑为逆行性胆管炎诊断的患者,应该立即开始经验性抗生素治疗以覆盖革兰氏阴性菌。有脓毒症和器官功能障碍的患者应早期请外科会诊,以行急诊 ERCP 或胆囊造瘘术建立紧急引流。没有脓毒症表现的患者,可先行抗生素治疗,后续进行手术引流。

3. 肝细胞损伤

至关重要的是排除这些患者是否存在急性肝衰竭。如果有证据表明患者有凝血障碍或意识状态改变,就可以考虑诊断急性肝衰竭。肝性脑病的早期迹象可能很难发现。急性肝衰竭肝性脑病最初表现为躁动、妄想和痉挛,可先于黄疸的发展。急性肝衰竭肝性脑病会迅速发展到昏迷。肝性脑病早期可给予乳果糖 60 mg 口服,或 300 mL 保留灌肠治疗。肝性脑病进展至嗜睡、昏迷时,可能需要气管插管以保持呼吸道通畅;这些患者中有 75%～80%会发展成脑水肿,这是导致患者死亡的主要因素。因此,对于肝性脑病晚期患者需要进行频繁的神经功能评估,以便及时发现临床水肿恶化迹象,如瞳孔扩张、瞳孔对光反射消失或去大脑强直姿势。如患者出现上述这些症状,需要立即降低颅内压治疗。

肝细胞损伤的患者,由于凝血因子 II、V、VII、IX、X 的血清浓度减少,可能发生凝血功能障碍。在患者存在活动性出血或进行侵入性操作时,推荐应用新鲜冰冻血浆(fresh frozen plasma,FFP)。急性肝衰竭患者往往有血小板功能异常和血小板数量减少,血小板数量＜20.0×10^9/L 可考虑输注血小板悬液。

急性肝衰竭患者也可出现或发展成循环衰竭,类似感染性休克。由于低血容量休克发展,大大降低了全身血管阻力,增加间质水肿。大约一半晚期肝衰竭患者会发展为肾衰竭。应静脉输注晶体液,以维持平均动脉压(MAP)≥65 mmHg 和尿量＞0.5 mL/(kg·h)。对于容量复苏后平均动脉压仍小于 65 mmHg 的患者应该接受正性肌力药物(如多巴胺和去甲肾上腺素)支持。

急性肝衰竭患者易发生由于代谢活动增加而导致的低血糖。急诊应密切监测患者的血糖。当血糖浓度异常时,可静脉注射葡萄糖或胰岛素治疗。这些患者由于免疫功能降低,留置异物增加,加上全身性类固醇或 H2 受体阻滞剂的使用,增加了感染的风险。如果患者有发热、白细胞计数升高、粒细胞增多或记录到感染源,可急诊使用广谱抗生素;除此之外,不推荐预防性使用抗生素治疗。

许多暴发性肝衰竭患者的最终治疗方法是移植。所有急性肝功能衰竭患者应考虑转移到最近的有移植能力的医疗机构治疗。

4. 对乙酰氨基酚引起的肝损伤

对乙酰氨基酚引起肝损伤在急诊科相对少见。急诊科遇见此类患者可以积极介入,防止可能发展成急性肝衰竭和需要肝移植。治疗对乙酰氨基酚引起的肝毒性药物是 N-乙酰半胱氨酸(NAC)。没有禁忌证的对乙酰氨基酚中毒患者应考虑使用活性炭。

5. 其他原因的肝细胞损伤

一旦排除急性肝衰竭和对乙酰氨基酚毒性导致的肝细胞损伤,治疗肝细胞损伤一般为对症支持治疗。对于自身免疫性肝炎患者应早期使用泼尼松。

▶ 指南和共识要点

(1) 对于以肝脏疾病为表现的所有患者需要彻底询问病史,包括药物、毒品和酒精的使用史,家族史和旅行史,体格检查应仔细。

(2) 所有患者至少检查总胆红素水平与直接胆红素水平。大多数患者还需要全套肝功能试验、血常规检查和 PT/INR 测定。

(3) 由于大量溶血或红细胞生成障碍导致的黄疸和贫血患者需要住院治疗。

(4) 若患者 ALP 和 γ-谷氨酰转移酶水平升高表明可能存在胆道梗阻,应进行急诊 CT

或超声检查,根据检查结果请外科或消化科会诊。

（5）有肝细胞损伤、凝血障碍和神志状态变化三联征的患者应考虑急性肝衰竭,这些患者应考虑转至 ICU 或到最近的肝移植中心。

（6）新生儿血清胆红素<15 mg/dL 时可出院,并嘱密切随访。

（7）急性乙酰氨基酚中毒患者在 8 h 内接受 N - 乙酰半胱氨酸治疗效果佳,几乎可100％保护肝损伤;在后期或慢性乙酰氨基酚中毒时使用 N - 乙酰半胱氨酸治疗也是有益的。

▶ 诊治误区

（1）轻微的黄疸有时肉眼难以分辨,特别在光线微弱的地方。黄疸的确诊还是依赖于血清胆红素的检查。

（2）急性胆管炎患者中仅 50％～75％有 Charcot 三联征表现（发热、黄疸、右上腹压痛）,尤其在中老年人和免疫功能低下患者,这些迹象可以缺如。对有发热和黄疸的患者,特别是有胆结石病史或以前有胆道操作术史者,要高度怀疑。

（3）急性化脓性胆管炎是一种潜在的致命性黄疸原因。许多患者会通过使用抗生素和其他支持措施治愈,然而有些患者需要胆道引流术。一旦明确诊断,应马上请外科会诊是否需要手术治疗。

——病例解析——

该患者的诊断应考虑"急性病毒性肝炎",主要是由特异性嗜肝病毒引起的弥漫性肝脏炎症。可做相应的病毒血清学检查（如 HAV - IgM、HBc - IgM 等）以明确诊断。

（吴增斌,王海嵘）

参 考 文 献

［1］ American College of Chest Physicians-Society of Critical Care Medicine Consensus Conference. Definitions for sepsis and organ failure and guidelines for the use of innovative therapies in sepsis ［J］. Crit Care Med, 1992,20(6):864 - 875.

［2］ Bernal W, Donaldson N, Wyncoll D, et al. Blood lactate as an early predictor of outcome in paracetamol-induced acute liver failure: a cohort study ［J］. Lancet, 2002,359(9306):558 - 563.

［3］ Bihari D, Gimson A E S, Waterson M, et al. Tissue hypoxia in fulminant epaic failure ［J］. Critical Care Med, 1985,13(12):1034 - 1039.

［4］ Cello, J P. Acquired immunodeficiency syndrome cholangiopathy: spectrum of disease ［J］. Am J Med, 1989;86(5):539 - 546.

［5］ DenBesten L, Doty J E. Pathogenesis and management of cholelithiasis ［J］. Surg Clin North Am, 1981,61(4):893 - 907.

［6］ Ebbesen F. The relationship between the cephalo-pedal progress of clinical icterus and the serum bilirubin concentration in newborn infants without blood type sensitization ［J］. Acta Obstet Gynecol

Scand, 1975,54(4):329-332.

[7] Gold R P, Casarella W J, Stern G, et al. Transhepatic cholangiography: the radiographic method of choice in suspected obstructive jaundice [J]. Radiology, 1979,133(1):39-44.

[8] Heilpern K, Jaundice Q T. Rosen's emergency medicine: concepts and clinical practice [M]. 6th ed. New York:Mosby, 2006.

[9] Lee W M. Acute liver failure [J]. N Engl J Med, 1993,329(25):1862-1872.

[10] Madlon-Kay D. Recognition of the presence and severity of newborn jaundice b parents, nurses, physicians and icterometer [J]. Pediatrics, 1997,100(3):379-380.

[11] Moyer V A, Ahn C, Sneed S. Accuracy of clinical judgement in neonatal jaundice [J]. Arch Pediatr Adolesc Med, 2000,154(4):391-394.

[12] Pasanen P A, Pikkarainen P, Alhava W, et al. Evaluation of a computerbased diagnostic score system in the diagnosis of jaundice and cholestasis [J]. Scand J Gastroenterol, 1993;28(8):732-736.

[13] Trauner M, Meier P J, Boyer J L. Molecular pathogenesis of cholestasis [J]. N Engl J Med, 1998, 339,(17):1217-1227.

[14] Wada K, Takada T, Kawarada Y, et al. Diagnostic criteria and severity ssessment of acute cholangitis: Tokyo Guidelines [J]. J Hepatobiliary ancreat Surg, 2007,14(1):52-58.

第十章 呕血与黑便

患者,女,58 岁,因"间断黑便 3 天,呕血 2 小时"于 5 月 20 日 20 时 40 分入院。患者于 3 前天无明显诱因出现排黑便多次,量不详,就诊于外院。胃镜检查提示"胃角溃疡"。患者反复出现排黑便,无呕吐、头晕、心悸症状。5 月 17 日到当地医院住院,查血红蛋白为 66 g/L。5 月 20 日 17 时 20 分许,出现呕吐鲜红色胃内容物约 400 mL,含食物及凝血块,伴排鲜血便约 1800 mL,伴周身乏力。在当地医院诊治,予以输注红细胞 4 IU,行对症支持治疗(具体不详),效果欠佳,19 时再次出现呕鲜血约 200 mL。患者自觉头晕、意识模糊。入院查体:体温 36.5 ℃,脉搏 140 次/分,呼吸 24 次/分,血压 85/40 mmHg。嗜睡,重度贫血貌。查体欠合作,对答不切题,自动体位,呼吸稍促。全身皮肤、黏膜无黄染,无瘀斑;浅表淋巴结无肿大;结膜重度苍白,巩膜无黄染。颈软,气管居中,甲状腺无肿大。胸廓对称无畸形;两肺呼吸音粗,未及干湿啰音;心率 140 次/分,律齐无杂音;腹平软,右上腹轻压痛,无反跳痛,肝脾肋下未及,墨菲征(Murphy sign)阴性,肝肾无叩痛,肠鸣音 5 次/分;生理反射存在,病理反射未引出。

请问:对于该患者,该如何进一步诊治?

流行病学及病因学特征

根据张佳慧收集的 2010—2019 年的病例分析发现,上消化道出血(upper gastrointestinal hemorrhage)患者的病因构成:前 4 位病因分别是消化性溃疡(peptic ulcer)占 42.21%、食管胃底静脉曲张(esophageal and gastric fundal varix)占 33.30%、急性胃黏膜病变(acute gastric mucosal lesion)占 11.53% 及恶性肿瘤(malignant tumor)占 5.35%,总计占全部上消化道出血病因的 92.38%;男性患者明显多于女性患者,比例为 2.25∶1。在食管胃底静脉曲张中,46～60 岁组的构成高于≤30 岁组和≥61 岁组,差异均有统计学意义($P<0.05$);在恶性肿瘤中,≥61 岁组的构成高于≤30 岁组和 46～60 岁组,差异均有统计学意义($P<0.05$)。

根据其调查数据可见,2015—2019 年与其他年份相比,胃溃疡和急性胃黏膜病变的患病率较前上升,其他病因的患病率较前下降;胃溃疡、急性胃黏膜病变及其他病因的构成随年份变化有统计学差异($P<0.05$)。上消化道出血住院患者主要的诱因是服用非甾体抗炎药物和饮酒;影响上消化道出血住院患者的相关因素包括年龄、民族和季节。消化道出血

住院患者的病因、性别、年龄、民族和发病季节对患者的预后无明显影响。

▶ 病理生理学特征

1. 非静脉曲张出血

非静脉曲张出血的病理因素包括幽门螺杆菌对胃黏膜的破坏;胃酸和胃蛋白酶升高,胃黏膜自身消化;生理应激相关溃疡;黏液-碳酸氢盐屏障受损及黏膜血流障碍至胃黏膜防御机制受损等均可损伤胃黏膜引起出血。

2. 静脉曲张出血

门脉高压发生后,门体循环间的侧支开放,门静脉血液出现反常回流,途经胃左静脉、胃短静脉的血液回流是最重要的自身调节途径。门脉循环血液可经冠状静脉食管支或胃壁血管网流入食管黏膜上静脉及黏膜下固有层静脉,形成静脉曲张。故门脉高压发生后静脉压力逐渐升高,少量刺激即可引起静脉壁破裂大量出血。

▶ 诊断及鉴别诊断

1. 上消化道出血诊断的确立

根据呕血(hematemesis)、黑便(melena),伴或不伴头晕、心悸、面色苍白、血压下降等失血性周围循环衰竭的临床表现,呕吐物或黑粪隐血试验呈强阳性,以及贫血和血常规变化可做出诊断。少数患者无显性出血,仅有周围循环衰竭表现,应避免漏诊。

2. 判断病因及出血位置

1) 食管或胃底曲张静脉破裂　一次出血量常达 500~1 000 mL,可引起休克。临床主要表现为呕血,单纯便血较少。

2) 胃和十二指肠球部出血(溃疡、出血性胃炎、胃癌)　一次出血量一般不超过 500 mL,并发休克的较少。临床表现以呕血为主,也可以便血为主。

3) 胆道出血　出血量一般不多,一次为 200~300 mL,很少引起休克。临床表现以便血为主。

4) 下消化道出血　一般表现为黑便、暗红色血便或鲜血便。

3. 估计出血量

1) 根据临床症状估测出血量　粪隐血试验呈阳性提示每日出血量≥5 mL。黑粪出现说明每日出血为 50~70 mL。黑色柏油样便表示血液在胃肠道内存留时间≥8 h。胃内储积血量达 250~300 mL 可引起呕血。如出血量少,小于 400 mL,血容量轻度减少,可由组织液及脾贮血补偿,循环血量在 1 h 内即得到改善,故可无自觉症状。

2) 轻中度低血容量　当血容量丢失<15%,静息时可出现心动过速;当血容量丢失≥15%时,可出现直立性低血压[由卧位变为立位时,收缩压下降≥20 mmHg 和(或)心率加快 20 次/分];当血容量丢失≥40%时,可出现仰卧位低血压。

3) 血红蛋白、红细胞计数和红细胞压积的变化　在急性失血初期,由于血浓缩及血液重新分布等代偿机制,血红蛋白、红细胞计数、红细胞压积可以暂时无变化。一般需组织液渗入血管内补充血容量,即 3~4 h 后才会出现血红蛋白下降,平均在出血后 32 h 血红蛋白可被稀释到最大程度。血红蛋白在短时间内下降至 7 g 以下,表示出血量≥1 200 mL。血红蛋白每降低 1 g,约相当于失血 400 mL。

　　4) 血尿素氮　上消化道大出血后数小时,血尿素氮增高,1～2 d 达高峰,3～4 d 内降至正常。如再次出血,尿素氮可再次增高。如肌酐<133 μmol/L 而尿素氮>14.3 mmol/L,提示上消化道出血≥1 000 mL。

4. 判断是否存在活动性出血

　　以下情况可判断存在活动性出血:①呕血或黑便次数增多,呕吐物呈鲜红色或排出暗红血便,或伴有肠鸣音活跃;②经快速输液、输血,周围循环衰竭的表现未见明显改善,或虽暂时好转而又恶化,中心静脉压仍有波动,稍稳定后又再下降;③红细胞计数、血红蛋白测定与红细胞压积继续下降,网织红细胞计数持续增高;④补液与尿量足够的情况下,血尿素氮持续或再次增高;⑤胃管抽出物有较多新鲜血液。

5. 风险判断

　　消化道出血患者风险判断如表 10 - 1 所示。

表 10 - 1　消化道出血患者风险判断

低风险患者		高风险患者	
临床特征	胃镜下表现	临床特征	胃镜下表现
无明显乏力	无静脉曲张	口服抗凝药	内镜下见新鲜血液
无严重肝损	无门脉高压性胃病	有消化性溃疡史	活动性出血或血凝块
无严重合并症	无新近出血病灶	口服糖皮质激素	
无凝血障碍	溃疡底部无色素沉着	过去一年消化不良	
无严重贫血(血红蛋白<80 g/L)	Mallory-Weiss 综合征	糖尿病	
年龄<60 岁	无精神障碍	充血性心力衰竭	
生命体征平稳		吸烟	
收缩压≥100 mmHg		非甾体抗炎药的使用	
脉搏<100 次/分		长期服用阿司匹林	
无直立生命体征变化(收缩压降低>10 mmHg 和(或)心率增加>20 次/分)		已知的肝脏疾病	
无新发呕血及黑便		以晕厥或近似晕厥为主诉	
		血尿素氮升高	
		年龄>60 岁	
		凝血酶原时间延长	
		精神状态异常	
		收缩压降低	
		酗酒	
		仰卧性心动过速	

诊疗流程

1. 诊疗路径

消化道出血的临床诊疗路径如图 10 - 1 所示。

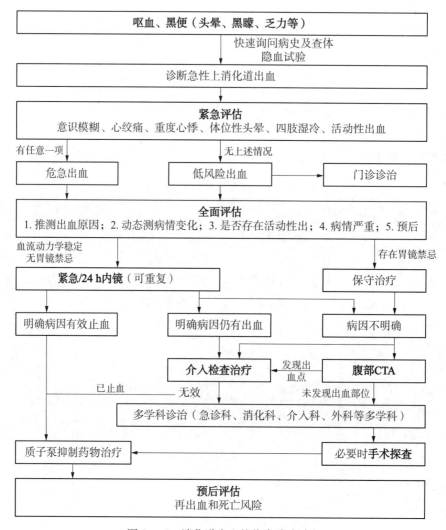

图 10 - 1   消化道出血的临床诊疗路径

2. 治疗原则

1) 一般治疗   保持镇静,卧床休息,保持呼吸顺畅,防止血液进入气管;严格控制饮食,呕血者禁食;留置胃管,每隔 30~60 min 抽取患者胃液,观察是否有出血现象;严密监控病情,观察患者的生命体征及尿量;评估患者出血速度、剧烈程度,及时补充血容量,注意避免由于输液量或输血量过多、过快引发急性肺水肿;监测中心静脉压。

2) 非食管静脉曲张的相关止血治疗

(1) 内镜治疗:起效时间短、疗效明确,是该类出血的首选止血方式。通常选择喷洒药物治疗、注射治疗、止血夹治疗和热凝治疗等。

（2）药物治疗：目前常用的有质子泵抑制剂、抑酸类药物如组胺 H2 受体拮抗剂等。对于非食管静脉曲张出血患者来说，通过止血药物止血的疗效并不能得到证实。因此，这类药物非一线用药。对于部分存在凝血功能障碍者，可以静脉给予维生素 K_1。

（3）血管造影和介入治疗：可以选择性地对胃左动脉、指肠动脉、胰十二指肠动脉、胃十二指肠动脉等进行血管造影。对于造影剂出现外溢或者病变部位，可以通过血管导管滴注去甲肾上腺素或者血管升压素，使毛细血管、小动脉进行收缩，停止出血。而对于止血无效者，可以通过明胶海绵栓塞治疗。

（4）手术治疗：诊断明确，经药物治疗、介入治疗均无效者，或者对于诊断尚未完全明确，但是临床症状无禁忌证者，可以考虑给予患者手术和术中内镜结合治疗。

3）食管静脉曲张的相关止血治疗

（1）药物治疗：血管加压素可以收缩内脏血管，降低内脏血流量，降低门脉压，为食管静脉曲张出血治疗的首选药物，止血成功率可达 40%～90%。特利加压素是唯一可以独立降低病死率的药物。已知有静脉曲张或有静脉曲张风险的患者，应在就诊时就开始药物治疗，确诊期间不应停药。加压素的剂量一般控制在 0.2～0.4 IU/min，可持续静脉滴注，增大剂量不会提高治疗效果，在使用 12～24 h 后应将药物剂量减半，再持续使用 8～12 h。特利加压素可引起低钠血症，因此给药期间应每日监测血钠水平。此外，特利加压素可引起缺血性损伤，包括心肌梗死、皮肤坏死及肠缺血。生长抑素及其类似物也可用于止血治疗。

（2）气囊压迫止血：是食管胃静脉曲张出血短期止血的一种有效方法，但由于其并发症和气囊放气后的再出血，这一方法只能暂时稳定患者病情，之后应采取更具根治性的疗法。对于无法控制急性静脉曲张出血的患者，除了气囊压迫法，也可选择食管支架植入压迫胃底，能够达到理想的止血效果。其止血成功率可以达到 85%～92%；然而放气后的再出血量较高，可以达到 50% 以上。该方法治疗的不良反应多，并发症发生率可达到 35%。具体的并发症包括吸入性肺炎、食管黏膜坏死/糜烂/穿孔、气囊滑脱引起气管阻塞和窒息，部分患者甚至会胸痛难忍，故目前罕见应用。

（3）内镜治疗：是活动性静脉曲张出血的首选根治性治疗。常用的内镜治疗有内镜下食管静脉曲张套扎术（endoscopic esophageal varix ligation，EVL）和内镜下硬化治疗。初始治疗一般首选 EVL。如 EVL 治疗失败后，可尝试内镜下硬化治疗。常见的并发症有穿孔、出血、狭窄、溃疡、发热、吞咽困难和胸痛等。套扎手术治疗也为常见的内镜下治疗方法，但该方法的复发率较高。若套扎术与硬化治疗相结合，可以达到较高的治疗效果。如果内镜治疗失败，可选择手术分流。

（4）外科手术治疗：经颈静脉肝内门体分流术为德国医生在 1988 年使用的一种外科手术疗法，其治疗不需要考虑是否存在硬化治疗史，门脉压可以明显下降 40%～60%，立刻停止出血，止血成功率达到 90% 以上，胃底、食管静脉曲张现象可以显著缓解甚至消失，部分或者完全吸收腹水。

（5）实验性方法：除了标准内镜疗法外，人们还关注一些新的内镜治疗，如内镜下应用止血粉。此类粉末接触水分后会变得有凝聚性和黏性，在出血部位形成一个稳定的机械屏障，氰基丙烯酸酯注射对于有致命性出血而又不能进行经颈静脉肝内门体分流术的患者，这是一项很重要的治疗选择。

▶ 诊治经验

(1) 食道静脉曲张破裂患者病情变化迅速,无论目前病情如何均应送入监护室直到内镜完成。

(2) 呕血伴腹痛患者须排除消化道溃疡穿孔。

(3) 对于有冠脉基础疾病的患者,贫血引起的氧输送缺乏足以导致心肌缺血甚至心肌梗死,所以应在心肌缺血发病前及时输血。

(4) 仰卧位心动过速提示再出血风险极大。

(5) 存在痔疮出血并不意味着消化道出血的原因仅仅是痔疮。

——病例解析——

本例患者入院后予冰生理盐水混合去甲肾上腺素洗胃,双液路积极补液扩容,配输浓缩红细胞及血浆纠正贫血及扩容,效果欠佳,仍呕鲜血,胃管内可见鲜血。急诊行胃镜检查示:胃角溃疡(A1 期)并血管搏动性出血,慢性浅表性胃炎(轻度),内镜下止血治疗后再发出血,内镜治疗效果欠佳,血压下降至 70/40 mmHg,予以右颈内静脉穿刺并持续静脉注射多巴胺升压。晚间 20 时,胃肠外科会诊意见:"同意贵科处理意见,继续予以抗休克、止血、纠正贫血等对症处理,如仍有活动性出血建议手术。如患者家属不同意手术,可行介入栓塞治疗"。21 时 15 分,家属决定行外科手术治疗并签字。21 时 35 分,患者呈浅昏迷状,呼吸浅慢(8 次/分),血压进行性下降,大剂量多巴胺作用下血压为 70/40 mmHg,病情进行性加重,手术风险过高,患者家属经商量后坚决不同意行手术治疗并签字,要求内科抢救治疗。继续予补液输血扩容、升压等抗休克抢救。22 时 20 分,患者精神极差,烦躁不安,持续以去甲肾上腺素维持血压,复查血红蛋白为 45 g/L。患者一般情况极差,考虑难以耐受麻醉风险,请相关科室会诊。胃肠外科会诊意见:"病情极其危重,呼吸衰竭,若家属同意,马上开腹手术"。介入科会诊意见:"病情危重,若家属同意,可介入治疗"。22 时 40 分,在介入室行胃十二指肠动脉栓塞术,术后持续胃肠减压,仍有鲜血色液体流出,血压波动于 80/40 mmHg。23 时 30 分,再次请胃肠外科会诊,意见为:"患者经介入治疗后效果差,有手术指征,如家属同意,可立即手术"。次日 0 时 55 分,行剖腹探查术、胃出血止血术,术中见胃角处溃疡面出血,出血为涌出状,予创面缝合及结扎相应血管,术后送外科 ICU 观察治疗。ICU 发病危通知,对患者行呼吸机辅助呼吸,输血、抗休克,血管活性药物维持血压,维持内环境稳定,亚低温治疗,保护大脑、抗感染、制酸及止血治疗,术后血压控制可,神志转浅昏迷,但后来因出现微循环衰竭,以及脑、呼吸、循环、肾脏、胃肠道、血液等多系统衰竭,于 5 月 25 日 10 时 20 分突然出现心搏减慢至 35 次/分,随后出现呼吸、心搏骤停,抢救无效而死亡。

(解迪,王海嵘,潘曙明)

参 考 文 献

［1］Cappell M S, Friedel D. Initial management of acute upper gastrointestinal bleeding: from initial evaluation up to gastrointestinal endoscopy［J］. Med Clin North Am, 2008,92(3):491.

［2］de Franchis R, Baveno Ⅵ Faculty. Expanding consensus in portal hypertension: Report of the Baveno Ⅵ Consensus Workshop: Stratifying risk and individualizing care for portal hypertension［J］. J Hepatol, 2015,63:743.

［3］Ibrahim M, El-Mikkawy A, Abdel Hamid M, et al. Early application of haemostatic powder added to standard management for oesophagogastric variceal bleeding: a randomised trial［J］. Gut, 2019, 68:844.

［4］Wilkins T, Wheeler B, Carpenter M. Upper gastrointestinal bleeding in adults: evaluation and management［J］. Am Fam Physician, 2020,101(5):294－300.

［5］张佳慧. 近10年上消化道出血住院患者临床流行病学变化趋势［D］。延吉:延边大学,2020.

第十一章 呼吸困难

—病例导入—

患者,女,32岁,因"左下肢肿胀2个月,呼吸困难1天"至急诊科就诊。患者2个月前出现左下肢肿胀,伴疼痛,无发热、咳嗽、咳痰等不适,入院1天前突发呼吸困难。体检:体温 36.5 ℃,呼吸 28 次/分,脉搏 120 次/分,血压 89/42 mmHg,血氧饱和度(SpO_2)89%(双鼻道吸氧5 L/min)。查体:颈静脉充盈,右下肺呼吸音低,P_2亢进。腹软,肝肋下2 cm,移动性浊音(+),左下肢水肿。追问病史,患者既往有长期避孕药服用史,其祖父和父亲均有下肢静脉血栓史。血常规检查示:D-二聚体2.4 mg/L,其余血常规指标、肝肾功能指标、心肌酶谱均正常。胸部CT平扫未见明显异常,心电图检查示窦性心动过速。

请问:

面对此患者,你作何考虑? 如何处理?

流行病学特征

美国胸科学会(American Thoracic society,ATS)的共识将呼吸困难(dyspnea)定义为一种主观的呼吸不适感,包括了多种性质不同、强度不一的感觉。这种感受来自多种生理、心理、社会和环境因素的相互作用,并可能引起继发性生理和行为反应。呼吸困难是一种不能顺畅呼吸的感觉,是患者的一种主观感觉症状。呼吸困难的病因很多,急诊患者中很常见。导致呼吸困难的疾病也涉多个系统,具体如表 11-1 所示。发生呼吸困难的疾病轻重缓急也很不一致,急诊科医生面对呼吸困难的患者要非常警惕。根据流行病学数据,在急诊科中主诉为急性呼吸急促并表现出呼吸窘迫征象(如呼吸频率>25 次/分、SpO_2<93%)的老年人中,最常见的诊断为失代偿性心力衰竭、肺炎、慢性阻塞性肺疾病(chronic obstructive pulmonary disease,COPD)、肺栓塞和哮喘。

病因学及病理生理学特征

呼吸系统的作用是维持气体交换和酸碱状态的稳态。氧合紊乱和酸血症可引起呼吸困难。呼吸困难的发生机制复杂,通常与遍布上气道、肺和胸壁的各种机械感受器以及颈动脉窦和髓质的化学感受器受刺激有关。内环境紊乱加上恐惧和焦虑的心理因素,会导致呼吸困难或呼吸感觉异常。重症患者可能存在一系列导致呼吸困难的潜在危险因素,往往因其他疾病的叠加作用而使得急性发作的呼吸困难变得更为复杂。机械性、代谢性或是神经肌肉性原因,将导致脑干呼吸中枢的协调通气调节作用失效,最终加重患者的病情。

▶▶ 诊断及鉴别诊断

呼吸困难的病因涵盖多个系统,常见呼吸困难病因如表 11-1 所示。从急诊角度,同时考虑常见性和实用性,下文主要叙述急诊科常见的导致呼吸困难的疾病。

表 11-1　呼吸困难分类与常见病因

分类及病因	分类及病因
上气道疾病 　败血症/脓毒症/发热 　气道异物 　过敏反应/变态反应 神经、肌肉疾病 　气道肿块 　气道狭窄 　吉兰-巴雷综合征 　重症肌无力 　气管软化肌病 肺/下气道疾病 　肺炎 　哮喘 　肺癌 　间质性肺病 　急性呼吸窘迫综合征 　慢性阻塞性肺疾病	精神/心理疾病 　过度通气 心血管疾病 　冠心病 　心力衰竭 　心包积液 　瓣膜病 　心律失常 代谢性疾病/血液病/感染 　甲亢 　血红蛋白异常(一氧化碳中毒/高铁血红蛋白血症) 　贫血 　电解质紊乱 其他 　大量腹腔积液 　戒断综合征

1. 急诊科容易漏诊的呼吸困难病因

1) 肺栓塞(pulmonary embolism)　漏诊肺栓塞对于患者和急诊科医生都是一件很危险的事情,很多致命性肺栓塞患者死亡前都没有被识别出。肺栓塞可能仅表现为呼吸困难,在救护车送来的肺栓塞患者中,孤立性呼吸困难是一个最常见的症状。

在急诊肺栓塞患者中,1/3 的患者有呼吸困难而没有胸痛。这可能是因为约一半的患者仅有小血栓而没有导致肺梗死。肺梗死是肺栓塞患者胸痛的主要原因。很多住院的肺栓塞患者(80%～90%)表现为疼痛性呼吸困难。典型的疼痛性肺栓塞症状患者的胸片常表现为渗出性改变。有研究显示,在 120 急救患者中,26 人中只有 2 人有症状及影像学表现,而在住院患者中有影像学改变的达 70%～90%。

肺栓塞诊断困难有很多原因,不仅仅是因为临床表现各异。一些患者可能会有典型的表现(如发绀、休克),而另一些患者可能会出现轻度呼吸困难。床边检查很难排除肺栓塞。肺栓塞患者的动脉血气氧分压和氧饱和度可能都正常。对怀疑肺栓塞的患者进行胸部影像学检查是必要的,如肺动脉造影。胸部影像学最常见的表现包括胸腔积液、肺部渗出影。肺通气/灌注(V/Q)显像是一项公认的筛查手段,临床符合率达 97%。

2) 冠心病(coronary heart disease) 内科医生对于无痛性呼吸困难性心肌缺血认识已久。在冠心病患者中,无痛性呼吸困难往往比心绞痛先出现。有研究显示,在中到重度呼吸困难患者中,近 30% 的患者 5 年内发展为冠心病。目前推测其发病机制可能是受损的左心室收缩功能、舒张功能障碍,以及肺顺应性下降。这些调查提示,对有危险因素且无法解释的呼吸困难患者,做平板实验是非常重要的一项检查。

3) 充血性心力衰竭(congestive heart failure) 急性心力衰竭是急诊最常见的心脏急症之一。急诊科医生常可以依据患者的临床表现、体格检查及临床检查、实验数据确定诊断。在排除诊断方面,急诊科医生已经做得相当不错。事实上,当患者以呼吸困难收入急诊室时,心力衰竭的诊断常被忽略。当患者有轻度或非特异性症状时更会给诊断带来困难,如无力、嗜睡、疲劳、厌食或头晕症状实际上是急性失代偿性心力衰竭患者心脏低输出量的表现。年纪大的患者往往缺乏典型的心力衰竭症状和体征。

如果急诊科医生怀疑患者可能患有心力衰竭,但胸片和心电图表现都正常,那么呼吸困难不考虑心力衰竭所致。有充血性心力衰竭病史并不意味着目前的呼吸困难是心力衰竭急性发作的表现。急性心力衰竭可以与一些其他的心脏、呼吸及全身性疾病相似或共存。

肺栓塞是心力衰竭患者常见的死亡原因。一项多中心研究显示,充血性心力衰竭病史使得肺栓塞患者的病死率升高 2 倍。肺栓塞与心力衰竭急性加重的鉴别诊断有一定难度。心力衰竭患者呼吸困难急性加重仍然是肺栓塞的危险因素。患者无论是心力衰竭或慢性阻塞性肺气肿急性加重期的表现都能在听诊时听到肺部喘息声,伴有慢性右心心力衰竭的表现和非诊断性胸片。在心力衰竭患者中,肺栓塞可能与急性心力衰竭在临床上不易区别。目前没有特异的床边检查可鉴别急性肺栓塞和充血性心力衰竭,胸片有助于鉴别诊断。

应该努力寻找呼吸困难的诱发因素。心肌缺血或梗死、不遵从医嘱和饮食无节制是最常见的呼吸困难的原因。通常急性心力衰竭的因果关系很难由疾病的共存关系决定,如冠状动脉疾病、高血压和房颤。

然而,在大多数情况下应考虑急性冠脉综合征(ACS)可能。同时,不能忽视其他心血管病因,如心律不齐、高度房室传导阻滞、严重瓣膜功能障碍或高血压危象。急性心力衰竭还可能被认为是由其他非心脏因素引起,如脓毒症、贫血、酒精、无法控制的糖尿病或甲状腺疾病。

4) 哮喘(asthma) 发作时一般表现为呼吸困难和哮鸣。重度哮喘的临床表现包括言不成句、大汗淋漓、需要呼吸机辅助通气以及对积极治疗无反应。重度支气管痉挛时可出现沉默肺(silent chest)。极度乏力、发绀和精神状态差提示即将发生呼吸骤停。大多数重症哮喘发作患者经积极使用 β-受体激动剂、抗胆碱能药物、糖皮质激素及其他药物可成功地治疗。在少数情况下,此类医学干预不足以逆转即时病程时需要立即进行气管插管。

2. 辅助检查

1) D-二聚体检查 急性血栓形成时,凝血和纤溶同时激活,D-二聚体是交联纤维蛋白在纤维酶作用下所产生的一种特异性纤维蛋白降解产物,已成为血栓性疾病等多种疾病诊断与临床监测的必需指标。深静脉血栓形成易并发肺栓塞,肺栓塞患者的血浆 D-二聚体水平明显升高。但由于很多疾病或某些病理因素(手术、肿瘤、炎症、创伤、心血管疾病等)都对凝血功能有一定影响,导致 D-二聚体升高。因此,D-二聚体虽然敏感度很高,但特异度仅

50%～70%。因此,D-二聚体水平升高的阳性预测价值很低,测定血浆D-二聚体的主要价值在于排除急性肺栓塞。

2) 动脉血气分析 对诊断和治疗急性呼吸困难十分重要,虽然利用指末SpO_2监测很容易评估患者的氧合情况,但受多种因素影响,如氧解离曲线、循环状况等。动脉血气分析中氧分压的大小能更精准地评估患者是否存在低氧血症。急性呼吸困难患者通常存在过度通气,其动脉血二氧化碳分压(partial pressure of carbon dioxide in arterial blood, $PaCO_2$)应该较低。呼吸困难且呼吸过速时,患者二氧化碳水平正常或升高提示呼吸衰竭。

3) 心脏标志物检查 急性心力衰竭患者是否需要筛查心肌酶谱尚无可靠研究。既往的相关信息(例如,胸部不适、近期诊断的心力衰竭,或冠状动脉明显的危险因素)应该可以提高相关心肌缺血的怀疑。

多项研究表明,心肌酶谱水平升高时有1/3的患者有严重的心力衰竭,并可区分哪些是短期预后较差的患者。在一项151例心力衰竭患者出院的研究中,有70%的患者没有胸痛表现。然而,无论患者有无胸痛表现,急诊科医生都应该强烈考虑在任何有急性心力衰竭患者中筛查心肌酶谱。

4) 脑钠肽(BNP)和N末端脑钠肽前体(NT-proBNP) 两者的水平与心力衰竭的严重程度相关。proBNP是心室肌细胞分泌的一种心脏神经内分泌激素,在内切酶的作用下裂解为BNP和NT-proBNP,并释放入血液循环。BNP用于改善心肌重构、促进尿钠排泄、舒张血管、抑制肾素-血管紧张素系统,而NT-proBNP无生物学活性。BNP的半衰期约20 min,NT-proBNP的半衰期是BNP的3～6倍。

血浆BNP和NT-proBNP水平可以被用来区别心脏因素和非心脏因素引起的呼吸衰竭。研究显示这两个肽有高度相关性。急性呼吸衰竭患者血浆BNP<100 pg/dL和NT-proBNP<300 pg/dL时不可能存在急性心力衰竭;当BNP>500 pg/dL和NT-proBNP>1 000 pg/dL时,很有可能存在急性心力衰竭;当BNP>100 pg/dL时,有90%的敏感度确诊为急性心力衰竭;当BNP为500 pg/dL时,有87%的特异度确诊为急性心力衰竭;当BNP为100 pg/mL时,预测诊断急性心力衰竭的准确率为81%～91%。

很少有研究关注NT-proBNP。但是一项前瞻性观察研究显示,当NT-proBNP为300 pg/mL时,对诊断急性心力衰竭的敏感度为99%。

肥胖患者随着压力升高可能会减少心肌收缩力,从而降低BNP和NT-proBNP水平。这是由于增加心脏外压与增加的BMI有关。BNP和NT-proBNP的敏感度对于肥胖患者的截断值可能比预期低。对于过度肥胖的患者,BNP 80%的敏感度截断值在100 pg/mL。另外,有20%的急性心力衰竭患者BNP水平低于标准值。

NT-proBNP可能也会在肥胖患者中失去诊断价值。急诊部门的研究发现,在存在急性心力衰竭的肥胖患者中proBNP和BNP水平均明显降低。

5) 心电图检查 能够明确患者是否存在心肌缺血、心律失常和电解质紊乱。在22篇荟萃研究中分析了导致呼吸困难的心肺因素,其中房颤是心力衰竭患者最常见的异常结果。慢性心力衰竭患者的心电图检查结果多为异常,在19 877例患者中大约40%的心电图检查结果显示存在左心室高电压,约70%的患者存在心肌缺血或早期心肌梗死的心电图证据。严重急性肺栓塞患者的心电图可表现为胸导联V_1～V_4,及肢导联Ⅱ、Ⅲ、aVF的ST段压低和T波倒置,V_1呈QR型,$S_I Q_{III} T_{III}$(即Ⅰ导联S波加深,Ⅲ导联出现Q/q波及T波倒置),

不完全性或完全性右束支传导阻滞。上述改变为急性肺动脉阻塞、肺动脉高压、右心负荷增加、右心扩张共同作用的结果。

6)胸片检查　当怀疑患者可能为急性心力衰竭时必须完善胸片检查。心力衰竭的胸片表现包括心脏肥大、肺水肿和胸腔积液。心力衰竭患者的胸腔积液往往存在于两侧或胸腔右侧。新近研究表明,正常的胸片无法排除急性心力衰竭。根据最近的急性失代偿性心力衰竭注册研究(Acute Decompensated Heart Failure National Registry,ADHERE研究)显示,有1/5的患者未在影像学上发现间质性水肿、肺水肿或血管堵塞,最终诊断为急性心力衰竭。

7)心脏彩超检查　在某种意义上被认为是评估左心室功能的"金标准"。超声心动图用于区分收缩期和舒张期心力衰竭,确定是否存在节段性心室壁运动异常。超声心动图还可以协助诊断急性心包压塞、大量肺栓塞物、腱索断裂或心室隔膜破裂。急性肺栓塞患者超声心动图可能存在右心室壁局部运动幅度下降,右心室和(或)右心房扩大,三尖瓣反流速度增快以及室间隔左移,肺动脉干增宽等。

8)肺动脉导管插入术(Swan-Ganz)　用于评价重症患者的血流动力学状态,有助于鉴别心源性肺水肿与非心源性肺水肿。然而,在最近的临床试验中并未显示出患者在使用中获得显著好处。在一项充血性心力衰竭和肺动脉导管插入术有效性(逃避)随机对照试验的评价研究中,共纳入433例患者,6个月的病死率或再次住院率比较的临床评估显示两者之间差异无统计学意义。

9)最大流量/呼气末二氧化碳　用于监测肺通气及肺血流情况,还可以帮助区分难以识别的急性心力衰竭患者。在一项纳入56例急性呼吸困难患者的研究中,心力衰竭患者呼气流速峰值是COPD患者的2倍。然而,没有一个截断值可提供完全准确的分类。

▶ 诊疗流程

呼吸困难的严重程度是评估中的难点。不同疾病的呼吸困难的评估方法也不相同。目前无通用的呼吸困难评估方法。呼吸困难评估包括临床感知情况评估、呼吸困难感受严重程度评估及呼吸困难症状的影响和负担三个方面。呼吸困难严重程度与导致呼吸困难疾病的严重程度常不一致,呼吸困难严重程度评估不能代替不同疾病的严重程度的评估。较常用的一些测量工具有:英国医学研究协会呼吸困难量表(mMRC)、Borg量表、可视Analog问卷(VAS)、WHO呼吸困难问卷、ATS呼吸困难评分、基线呼吸困难指数(BDI)、变化期呼吸困难指数(TDI)等。目前各种评估方法的可比性差,从而导致对疗效的比较与评估也十分困难。

▶ 指南和共识要点

《呼吸困难诊断、评估与处理》的专家共识指出,下列情况须紧急处理:①气道阻塞(喉痉挛、异物吸入);②急性呼吸窘迫综合征;③肺栓塞;④肺炎;⑤慢性阻塞性肺部疾病及其加重;⑥气胸;⑦间质性肺疾病;⑧支气管哮喘及其加重;⑨心功能不全;⑩精神性。

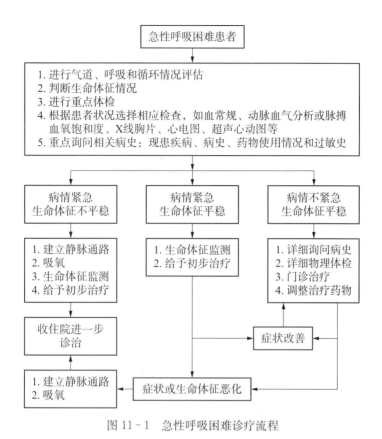

图 11-1　急性呼吸困难诊疗流程

诊治误区

误区一：未及时识别危重患者。

对于所有因急性呼吸困难就诊的患者，应筛查有无即将发生呼吸骤停或严重呼吸窘迫的体征，包括患者出现精神状态改变、烦躁不安或嗜睡时提示重度缺氧或高碳酸血症；呼吸过缓、吸气用力不足或濒死呼吸；发绀不常见，提示重度缺氧或高铁血红蛋白血症。重度呼吸窘迫的其他症状及体征包括三凹征（发生于气道梗阻时，如哮喘、COPD 或异物，可见于胸骨上、肋间和肋下区域）、大汗淋漓、无法平卧及明显的喘鸣音。若患者已表现出以上危险体征，应立即考虑给予供氧及通气支持，包括鼻导管吸氧、高流量鼻导管（high-flow nasal cannula，HFNC）给氧及持续气道正压通气（continuous positive airway pressure，CPAP）或双相气道正压（bilevel positive airway pressure，BiPAP）的面罩进行无创通气，必要时给予机械通气。

误区二：依赖单项检查结果（体格检查或检测结果）来建立诊断。

对于就诊时病情稳定的呼吸困难患者或经干预措施病情稳定的危重患者，应尽可能详细地采集病史、体格检查和进行必要且完备的辅助检查。病史是评估呼吸困难的关键，包括患者发病是否存在诱因，病程时间的长短，是否伴随发热、咳痰、胸痛、咯血等症状，既往是否存在哮喘、COPD、冠心病等基础疾病，既往用药情况及家族史等，详细的病史有助于医生对患者呼吸困难的病因进行鉴别。在进行体格检查时,单一的体征表现并不能明确患者的诊断。如患者两肺听诊哮鸣音提示有支气管收缩、支气管痉挛或气管水平以下的梗阻,见于哮喘、全身性过敏反应、主支气管异物,或心功能不全所致的心源性哮喘。患者单侧呼吸音减弱提示有重度COPD、重度哮喘、气胸、张力性气胸、胸腔积液或血胸。对于急诊科中大多数急性呼吸困难患者,可常规进行胸片、心电图和血常规及血生化检查等,帮助医生进一步完善诊疗。

误区三:错误解读呼吸过速。

呼吸过速可能不代表呼吸系统异常,而是反映非肺部疾病(如代谢性酸中毒或严重的脑卒中)。代谢性酸中毒相关的呼吸代偿可引起呼吸过速和呼吸困难,表现为呼吸幅度深、频率快,即库斯莫尔呼吸。血清生化检查发现碳酸氢根浓度低(常定义为碳酸氢根浓度<21 mmol/L)可提示该诊断。呼吸中枢广泛分布于中枢神经系统各级水平,包括脊髓、延髓、脑桥、间脑和大脑皮质等。当患者存在严重的脑卒中,尽管呼吸困难并非患者的主诉,但足够严重的损伤或累及呼吸功能相关区域的损伤可能引起呼吸异常,表现为呼吸逐步减弱以至停止和呼吸逐渐增强两者交替出现,周而复始,呼吸呈潮水涨落样,即潮式呼吸。所以当患者存在呼吸异常时医生不能仅考虑为呼吸系统疾患。

—病例解析—

对于大多数急诊的呼吸困难患者,缓解呼吸困难是首要解决问题,往往是一边处理呼吸困难一边寻找病因。急诊科医生处理应使患者呼吸道保持通畅、吸氧、解痉、平喘等。危重者甚至需要气管插管、呼吸机辅助通气等处理。呼吸困难是急诊科最常见的症状,应对策略至关重要。

该例患者既往有长期服用避孕药史,以及深静脉血栓家族史,这些均是患深静脉血栓的高危因素。血常规检查显示,D-二聚体水平为2.4 mg/L,患者出现左下肢肿痛应高度怀疑深静脉血栓。若下肢深静脉血栓成立,则肺部病变很可能是肺栓塞。进一步完善检查,肺动脉增强CT可见肺动脉增宽,左肺动脉主干栓塞。患者入院时心率增快、血压下降、血流动力学不稳定,符合大面积PE的诊断标准,且无溶栓绝对禁忌,遂予rt-PA溶栓治疗。经治疗后患者血流动力学逐渐改善,呼吸困难症状好转。

(卫雪敏,高成金)

参 考 文 献

[1] Alibay Y, Beauchet A, El Mahmoud R, et al. Plasma N-termi-nal pro-brain natriuretic peptide and brain natriuretic peptide in assessment of acute dyspnea [J]. Biomed Pharmacother, 2005, 59: 20 - 24.

[2] Binanay C, Califf R M, Hasselblad V, et al. Evaluation study of congestive heart failure and pulmonary artery catheterization effectiveness: the ESCAPE trial [J]. JAMA, 2005, 294(13): 1625 - 1633.

[3] Booth S, Moosavi S H, Higginson I J. The etiology and management of intractable breathlessness in

patients with advanced cancer: a systematic review of pharmacological therapy [J]. Nat Clin Pract Oncol, 2008,5(2):90-100.

[4] Clemens K E, Klaschik E. Dyspnoea associated with anxiety—symptomatic therapy with opioids in combination with lorazepam and its effect on ventilation in palliative care patients [J]. Support Care Cancer, 2011,19(12):2027-2033.

[5] Currow D C, Smith J, Davidson P M, et al. Do the trajectories of dyspnea differ in prevalence and intensity by diagnosis at the end of life? A consecutive cohort study [J]. J Pain Symptom Manage, 2010,39(4):680-690.

[6] Fonarow G C. The Acute Decompensated Heart Failure National Registry (ADHERE): opportunities to improve care of patients hospitalized with acute decompensated heart failure [J]. Rev Cardiovasc Med, 2003,4(Suppl 7):S21-S30.

[7] Krauser D G, Lloyd-Jones D M, Chae C U, et al. Effect of body mass index on natriuretic peptide levels in patients with acute congestive heart failure: a ProBNP Investigation of Dyspnea in the Emergency Department (PRIDE) substudy [J]. Am Heart J, 2005,149(4):744-750.

[8] La Vecchia L, Mezzena G, Zanolla L, et al. Cardiac troponin I as diagnostic and prognostic marker in severe heart failure [J]. J Heart Lung Transplant, 2000,19(7):644-652.

[9] Maisel A S, Clopton P, Krishnaswamy P, et al. Impact of age, race, and sex on the ability of B-type natriuretic peptide to aid in the emergency diagnosis of heart failure: results from the Breathing Not Properly (BNP) multinational study [J]. Am Heart J, 2004,147(6):1078-1084.

[10] Maisel A. B-type natriuretic peptide measurements in diagnosing congestive heart failure in the dyspneic emergency department patient [J]. Rev Cardiovasc Med 2002,3(Suppl 4):S10-S17.

[11] McCullough P A, Hollander J E, Nowak R M, et al. Uncovering heart failure in patients with a history of pulmonary disease: rationale for the early use of B-type natriuretic peptide in the emergency department [J]. Acad Emerg Med, 2003,10:198-204.

[12] McCullough PA, Nowak RM, McCord J, et al. B-type natriuretic peptide and clinical judgment in emergency diagnosis of heart failure: analysis from breathing not properly (BNP) multinational study [J]. Circulation, 2002,106:416-422.

[13] Moosavi S H, Golestanian E, Binks A P, et al. Hypoxic and hypercapnic drives to breathe generate equivalent levels of air hunger in humans [J]. J Appl Physiol, 2003,94(1):141-154.

[14] Parshall M B, Schwartzstein R M, Adams L, et al. An official American Thoracic Society statement: update on the mechanisms, assessment, and management of dyspnea [J]. Am J Respir Crit Care Med, 2012,185:435.

[15] Parshall M B, Schwartzstein R M, Adams L, et al. An official American Thoracic Society statement: update on the mechanisms, assessment, and management of dyspnea [J]. Am J RespirCrit Care Med, 2012,185(4):435-452.

[16] Ray P, Birolleau S, Lefort Y, et al. Acute respiratory failure in the elderly: etiology, emergency diagnosis and prognosis [J]. Crit Care, 2006,10:R82.

[17] 呼吸困难诊断、评估与处理的专家共识组. 呼吸困难诊断、评估与处理的专家共识[J].中华内科杂志, 2014,53(4):337-341.

第十二章 心 悸

—病例导入—

某个冬日凌晨,120急救车紧急送来1名年轻男性患者。主诉:阵发性心悸5年,加重伴头晕2h。否认高血压、冠心病病史。查体:血压80/40mmHg,心界不大,听诊心律不齐,第一心音强弱不等。患者显得焦虑,心悸、头晕主诉明显。

请问:

1. 初诊医师应该如何紧急处理?

2. 患者心悸、头晕不适,考虑是心源性还是神经源性或者是神经症所致?

流行病学及病因学特征

心悸(palpitation)是一种自觉症状,指感觉到心脏强有力、快速或不规律地跳动,这种跳动通常让人感觉不适。心悸的发生十分常见,其病因通常是良性的,但也有潜在的危及生命的疾病可导致心悸。随着智能移动设备的发展,部分患者可通过智能手表或手环监测到心率和心率变异性变化。这些监测系统已经得到越来越多的验证,可能有助于为那些有严重心律失常风险的人提供早期识别并促使其就诊。

心悸是促使患者就医最常见的症状之一。事实上,很少有人在一生中未曾感觉到自己心脏跳动异常。国内尚无明确的流行病学资料,但国外有研究显示,心悸占初级医疗机构中就诊原因的16%,仅次于胸痛。以心悸为主诉占急诊就诊的0.58%,在高血压或心脏病患者中更常见,总住院率为24.6%。促使住院的相关因素包括年龄>50岁、男性、心脏疾病诊断、心动过速、高血压和有医疗保险。在运动人群中,心悸的发生率为0.3%~70%,具体取决于年龄和运动类型,心悸在年长的耐力型运动员中更常见。

引起心悸的病因很多,可以是良性疾病,也可能是危及生命的疾病。从病因学角度,心悸可分成5种类型:心律失常型、结构性心脏病型、心身疾病型、系统性疾病型、药物作用型(见表12-1)。然而,同一名心悸患者常有多种潜在原因或不同的分型。据统计,心悸最常见病因的发生频率分别为心身疾病(31%)、房颤(16%)、室上性心动过速(10%)、药物作用(6%)、系统性疾病(4%)、结构性心脏病(3%)、室性心动过速(2%)。

表 12-1 心悸的主要病因

心律失常 ● 室上性/室性期前收缩 ● 室上性/室性心动过速 ● 缓慢性心律失常：显著窦性心动过缓、窦性 ● 停搏、二度和三度房室传导阻滞 ● 心脏起搏器和植入式心脏除颤器的功能和（或）程序异常 结构性心脏病 ● 二尖瓣脱垂 ● 严重的二尖瓣关闭不全 ● 严重的主动脉瓣关闭不全 ● 显著分流的先天性心脏病 ● 各种病因的心力衰竭和（或）心脏扩大 ● 肥厚性心肌病 ● 人工心脏瓣膜 ● 心房黏液瘤	心身疾病 ● 焦虑、惊恐发作 ● 抑郁症、躯体化障碍 系统性疾病 ● 甲状腺功能亢进症 ● 低血糖 ● 低钙血症 ● 高钾血症 ● 慢性阻塞性肺疾病 ● 更年期综合征 ● 发热 ● 贫血 ● 妊娠 ● 低血容量 ● 体位性低血压 ● 体位性心动过速综合征 ● 嗜铬细胞瘤 ● 动静脉瘘 药物作用 ● 拟交感神经剂、血管扩张剂、抗胆碱能药物、肼苯哒嗪、近期停用 β-受体阻滞剂 ● 乙醇、可卡因、海洛因、安非他明、3-4 亚甲基二甲基苯丙胺、咖啡因、尼古丁、大麻等合成药物 ● 减肥药

▶ 病理生理学特征

心电传递起始于窦房结处电脉冲的自发放电。脉冲沿着右心房壁传递到房室结，接着通过浦肯野纤维传递以去极化心室。此通路的任何部分收到干扰皆可产生心律失常。然而，目前对于感知心脏搏动的神经通路尚未阐明，可能是相关传入神经或者高阶感知系统对刺激进行了过滤、调整、放大导致患者的感知。感受器可能是心肌或心包感受器、外周机械感受器和（或）外周压力感受器。感受传入刺激的可能中枢有大脑皮质下（丘脑、杏仁体）和额叶底部。

心悸的发生机制具有明显异质性，可以是各种原因引起的心律失常，包括心率过快、不规律、过慢，如心律失常可继发于精神障碍、系统性疾病或药物的窦性心动过速；也可以是心脏强烈收缩或异常运动，如容量负荷增加的器质性疾病患者；还可以因为对心脏搏动的主观感受异常造成，即尽管心律正常也觉得不能耐受，通常见于心身疾病患者。

重要的是，尽管心律失常通常会导致心悸，但某些患者即使患有可能影响预后的心律失常，如非持续性室速或房颤，由于一些原因，他们可能完全没有症状。虽然并不完全清楚原因，但可能与以下因素有关：一些临床特征（如长期存在心律失常与相对较低的心室率、男性，以及没有冠心病和充血性心力衰竭）、周围神经病变（如糖尿病患者）等。因此，这些患者相关的心律失常可能得不到充分的诊断和治疗。

▶ **诊断及鉴别诊断**

1. 病史

主要采集相关临床病史(包括心脏病个人史和家族史等),了解系统回顾(如甲状腺功能亢进或其他内分泌系统症状、妊娠、精神障碍等)、用药、饮食、运动和休息情况。

2. 症状

1) 发病年龄　并非心脏性病因的独立预测因素,但有助缩小可能为病因的心律失常鉴别诊断范围。如自儿童期起就有心悸发作的患者可能存在室上性心动过速,年龄较长的患者更可能存在阵发性室上性心动过速、房性心动过速或房颤/房扑,还有可能存在结构性心脏病,更易出现危及生命的心律失常,如室性心律失常。

2) 诱因　运动和情绪激动常为诱发心悸的重要因素。交感神经兴奋和儿茶酚胺分泌可引发室上性和室性心动过速。

3) 心悸持续时间和发作频率　心悸按持续时间可分为一过性和持续性。前者一般自行终止,多见于房性期前收缩和室性期前收缩;后者持续数分钟或更长时间的心悸更符合室上性或室性心律失常,常需药物治疗。心悸发作频率可为每天、每周、每月或每年发作1次。

4) 心悸的临床表现类型　根据患者发作时的频率、节律和强度,心悸可分为4种类型:期前收缩型心悸、心动过速型心悸、焦虑相关型心悸、脉冲型心悸(见表12-2)。心悸分型有助临床鉴别心悸的病因,但对于心率正常的心悸可能难以准确辨认其类型。

表 12-2　各种类型的心悸及其临床表现

类型	主观描述	心脏搏动	发作和终止	触发情况	可能的伴随症状
期前收缩型	漏搏、心脏突发下坠感	不规则插入	突发突止	休息	—
心动过速型	胸腔内"扑翼样"跳动	规则/不规则、明显加快	突发突止	体力活动、寒冷	晕厥、呼吸困难、乏力、胸痛、血流动力学障碍
焦虑相关型	焦虑、烦躁不安	规则、轻度加快	渐发渐止	压力、焦虑发作	手脸刺痛感、喉部异物感、不典型胸痛、叹气样呼吸困难等非特异性症状
脉冲型	心脏冲击感	正常规则	渐发渐止	体力活动	虚弱

期前收缩型心悸与房性或室性期前收缩有关,预后良好。但是,当期前收缩频发时,很难与心动过速型心悸尤其是房颤导致的心悸鉴别。

心动过速型心悸常被患者描述为胸腔内快速"扑翼样"的跳动。心率非常快(有时快于基于患者年龄估计的最大心率),可能是规则的,如房室折返性心动过速(A-V reentry tachycardia, AVRT),心房扑动或室性心动过速,也可能是不规则、紊乱的,如房颤或房颤消融后不典型心房扑动(见表12-3)。这些心悸一般与室上性或室性心动过速有关,通常突发突止(有时逐渐终止,这是由于心动过速时增加交感神经活性,心动过速终止后增加的交感神经活性使其持续或缓慢终止)。或者可能与由系统性疾病或服用特殊药物引起的窦性心动过速有关。在这些病例中,心悸一般是逐渐发作,缓慢终止的。

表 12-3　心动过速型心悸的临床特点

心律失常类型	心率	触发情况	伴随症状	改变迷走神经张力
AVRT、AVNRT	突发的节律齐的短阵心动过速	体力活动、体位改变	多尿、颈部快速规则的搏动	突然中止
房颤	伴有心率变化、节律不规则	体力活动、寒冷、餐后、饮酒	多尿	暂时减慢心率
房性心动过速和房扑	节律规则（A-V 传导比率改变则不规则）、心率加快	—	—	暂时减慢心率
室性心动过速	节律规则、心率加快	体力活动	血流动力学障碍的体征或症状	无影响

注　AVRT：房室折返性心动过速；AVNRT：房室结折返性心动过速。

焦虑相关型心悸通常被患者描述为焦虑的一种表现形式，患者心率略有升高，一般不会超过基于患者年龄估计的最大心率，此型心悸不论阵发性或持续性均逐步发作并逐步终止。多伴有许多其他非特异性症状，如手脸刺痛感、咽喉异物感、精神恍惚、焦躁不安、不典型的胸痛、叹气样呼吸困难等。焦虑相关型心悸由于心身疾病所致，但通常需要排除由心律失常引起的症状。

脉冲型心悸多表现为主观感觉心脏搏动有力、规则、频率不快，呈持续性，多伴有结构性心脏病（如主动脉反流）或某些高输出量的系统性疾病（发热、贫血）。

5）伴随症状　心悸患者多有其他伴随症状，仔细询问伴随症状可有助鉴别诊断。体位突然变化引起的心悸：如房室结折返性心动过速（A-V nodal reentry tachycardia，AVNRT）患者弯腰后站直可能诱发心律失常，而卧位后心律失常可终止。多尿在房性快速心律失常，尤其在房颤中常见，这是由于利钠激素分泌过多所致。结构性心脏病患者常出现晕厥或极度乏力、呼吸困难或心绞痛等；当无结构性心脏病患者发生室上速时，也可能因触发血管迷走神经反射导致晕厥。颈部快速规则的搏动常见于室上性心动过速，特别是 AVNRT，这是心房收缩遇到关闭的三尖瓣和二尖瓣的结果。与此相反，在心室期前收缩引起房室机械分离的情况下，只有一个或几个脉冲在颈部被感知，节奏多不规则；若是房室结参与的室上性心动过速发作时，患者可通过瓦尔萨尔瓦动作（Valsalva maneuver）、颈动脉窦按摩增加迷走神经张力中断发作。值得注意的是，心悸伴晕厥或晕厥先兆的患者，应立即评估是否存在血流动力学不稳定的情况。

3. 体格检查

对心悸患者进行体格检查可能提供病因诊断的线索，但最重要的是评估患者血流动力学是否稳定，这点在心动过速型心悸患者中尤为重要。一部分患者就诊时心悸已停止发作。全面的体格检查，包括生命体征（直立位生命体征）、心脏听诊、肺听诊和四肢检查。

1）心悸发作时　当无条件行心电图等检查或心电图检查未发现心律失常，则须依靠心脏的体格检查。特别是对于稀发早搏，由于心电图检查时间短暂无法捕捉，但心脏听诊数分钟则可能发现。在心悸发作时，可通过心脏听诊或脉搏触诊了解患者心悸发作时心率及心律是否规则。可以通过刺激迷走神经等方法鉴别各种类型的心动过速，如颈动脉窦按摩使心动过速突然终止，则高度提示房室交界区参与的心动过速；如果心动过速的频率暂时降低,提示房颤、心房扑动或房性心动过速(见表12-3)。

了解了心率及心律后,应评估患者对心律失常的耐受性,如血压、血流动力学是否稳定、有无气促、双下肢水肿等心力衰竭的症状及体征等,还要注意评估心血管系统疾病,重点检查是否存在结构性心脏病等,即是否有心脏杂音、心界是否异常等。在窦性心律和窦性心动过速时,还要评估系统性疾病对心悸的潜在影响,如有无发热、贫血等。

2)心悸不发作时　体格检查是为了发现可能引起心悸的结构性心脏疾病(心脏杂音、高血压、血管疾病和心力衰竭的表现等),同时要注意有无系统性疾病的表现。

4. 辅助检查

1)心电图检查　患者心悸时记录的12导联心电图是诊断的"金标准"。因此,建议患者心悸发作时立即记录心电图。医生应分析P波和QRS波的形态、P波与QRS波之间的关系、心律的频率和规律性,最后对患者心悸时是否有心律失常做出确定的诊断。鉴别心律失常或非心律失常引起的心悸对临床评价具有重要意义。心律失常心电图的分析可为明确心悸的机制和诊断提供重要依据。快速心动过速时的P波通常难以识别,给明确诊断造成困难。刺激迷走神经和进行药物试验,如静脉推注腺苷或阿义马林的同时记录心电图,可揭示心房激动波或使心动过速突然终止,有助确定心动过速的类型;亦可在心动过速发作时记录食管心电图。

心悸不发作时记录心电图仍然能为心律失常引起的心悸提供重要的诊断信息。

2)动态心电监测　动态心电图常用于检测体表心电图难以记录到的心律失常,而且动态心电图能长时间监测患者的心律,也可以由患者在症状发作时主动记录。对可能存在室性心动过速的患者,均行动态心电监测。

目前临床应用的动态心电图记录仪主要包括两种:体外和植入式记录仪。体外记录仪包括Holter记录仪、医院中央监护系统(为高危恶性心律失常患者设置)、事件记录仪、远程动态心电图记录仪等。植入式记录仪包括具有心律失常诊断功能的起搏器和植入式心脏除颤器(cardiac defibrillator),还包括植入式环形记录仪。

只有确定动态心电监测记录到的心律失常发生在患者心悸时,才具有诊断意义。对于在监测过程中没有症状的患者,则无法提供诊断依据。如果监测到无症状而有临床意义的心律失常(与心悸无关),有助做出可能的诊断,并建议患者进行深入检查。动态心电监测系统在诊断是否为心律失常引起的心悸方面独具优势,但须注意其敏感性是多变的,并依赖于以下因素:监测技术、监测持续时间、患者依从性,最重要的是心悸发作的频率。

动态心电监测具有一定局限性:①有时难以明确诊断记录到的心律失常,尤其应用单导联记录时很难鉴别室上性心动过速伴差异性传导和室性心动过速。②无法识别继发性和病理性心脏传导阻滞引起的心动过缓(这种鉴别决定了患者的治疗和预后,具有重要的临床意义)。③动态心电监测只有在患者症状复发时才能进行诊断,因而有可能延误诊断;若是由恶性心律失常引起的心悸,如果症状复发,患者可能发生危险。

已有研究表明,将体外动态心电监测延长至4周可捕捉到心悸(71.6%)和晕厥(24.5%)的相关心电事件。目前,4周体外动态心电监测可作为辅助诊断晕厥和心悸的一线检查手段。

3)电生理检查　为有创检查,经常作为最后选择的一项检查。其优于动态心电监测之处在于电生理检查可诱发心律失常而明确诊断,且同时可以实施有效的治疗。但正如前面所说,动态心电监测需要患者症状复发才能诊断,如果是恶性心律失常引起的心悸,症状复发,患者可能发生危险。因此,对患有严重心脏病和晕厥前发生心悸的患者,发生不良事件的可能性很高,可以在动态心电图检查之前选择电生理检查。其他情况下,则需要先行动态心电图检查,如果不能做出诊断,再考虑选择电生理检查。根据 ACC/AHA 发表的指南,不明原因的心动过速型心悸和晕厥前发生心悸是进行电生理检查的 I 类适应证。对于怀疑心源性因素导致的偶发心悸,且无法被动态心电监测捕捉到时,电生理检查是 II 类适应证。

4) 超声心动图检查 对既往或怀疑存在结构性心脏病的患者,可进行超声心动图检查。

5) 实验室检查 目前尚无循证指南可指导心悸患者的实验室诊断性检查。医生可根据病史和体格检查结果进行特定检查,如排除贫血、甲状腺功能亢进、低血糖、肾功能不全及水电解质紊乱。对怀疑存在药物、毒物诱发心悸的患者,可能需要药理毒理学检查。

6) 其他 有劳力性症状的患者需要通过运动负荷试验进行评估;伴晕厥、晕厥先兆或心电图表现异常的患者,除了动态心电监测,可能还需要通过直立倾斜试验做评估。

▶ 诊疗流程

在心悸的诊断中,应该做到:①识别心悸的发病机制,即心悸类型;②记录发病时的心电图;③评估可能的心脏疾病,如有无瓣膜疾病、冠心病甚至心肌梗死等。

因此,应对所有心悸患者进行初始的临床评估,即应在开始接诊时就进行初始评估,评估内容包括病史、体格检查、标准 12 导联的心电图(见图 12-1)。询问病史时,首先应明确患者描述的症状是否是心悸,随后需要询问几个重要问题(见表 12-4),并且需要患者家庭成员或亲眼见证患者心悸发作的人对患者的心悸症状进行描述。心悸类型的描述(是否规律,快还是慢)有助确定心悸发生的机制(见表 12-2)。可以让患者口头模拟或用手敲击桌子模拟心律失常的节律。心悸发作时的环境因素(见表 12-3)也有助评价心悸的原因。当患者的病史提示不支持心律失常引起的心悸,而更可能由心理疾病所致时,应在接受心理医生诊查基础上再根据病情决定是否进行心血管疾病相关检查。

值得注意的是,如果患者在就诊时有心悸发作,应立即描记心电图,而不是进行复杂的病史采集。

完成初始评估,即病史、体格检查、标准 12 导联的心电图等评估后,大部分患者可确诊或疑诊,但也有部分患者仍不明原因,可根据患者心悸发作的频率、症状等选择观察或可按心悸诊断流程继续完善相关检查明确病因。随后,须评估患者转诊的必要性及紧迫性。

非强制性转诊的低风险患者特征包括:①非运动引起的孤立性心悸,无头晕、晕厥、持续呼吸困难或胸痛;②无结构性心脏病、心力衰竭,无高血压病史或体征,无心源性猝死家族史;③12 导联心电图正常。

须紧急心血管科转诊的患者特征包括:①运动时心悸;②伴有晕厥或晕厥先兆;③心脏猝死或遗传性心脏病的家族史;④12 导联心电图提示 II 度或 III 度房室传导阻滞。最后,对确诊为心律失常的心悸患者,要对心律失常进行适当的处理。有频繁症状及伴有晕厥的患者可住院继续评估。

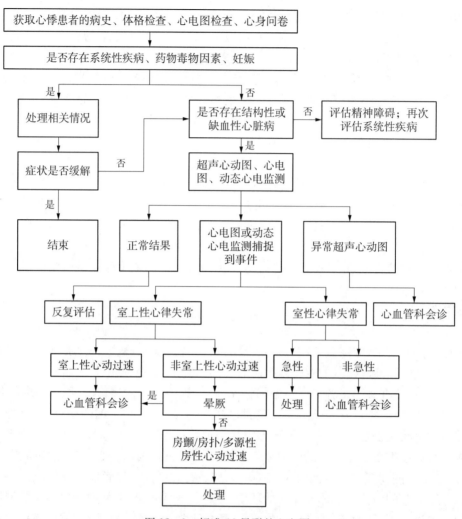

图 12-1　标准 12 导联的心电图

表 12-4　询问心悸患者的主要问题

心悸发作前
活动(休息、睡眠、运动或正常活动、体位改变、运动后);位置(平卧或站立);诱发因素(情绪紧张、运动、下蹲或弯腰)

心悸发作初
突然或缓慢产生;之前有无其他症状(胸痛、呼吸困难、眩晕、乏力等症状)

心悸发作时
心悸的类型(规则或不规则、快速或不快、持续或不持续);伴随症状(胸痛、晕厥或接近晕厥、出汗、肺水肿、焦虑、恶心、呕吐等)

心悸终止
突然或缓慢下降、伴随症状是否终止、持续时间、排尿;自发或迷走神经调节或药物作用

背景
首发年龄,先前发作次数和发作频率,心脏病病史,心身疾病病史,系统性疾病病史,甲状腺功能减退病史,家族性心脏病、心动过速或猝死史,心悸时的用药,药物滥用,电解质紊乱

指南和共识要点

（1）患者心悸时记录的 12 导联心电图是诊断的"金标准"，可为其病因诊断提供有力证据。而非心律失常型心悸，只有在症状发作时的心电图无心律失常记录才能确诊；当因心悸不能记录心脏节律时，非心律失常心悸可拟诊，不能确诊。

（2）从病因学的角度，心悸可分成 5 种类型：心律失常型、结构性心脏病型、心身疾病型、系统性疾病型、药物作用型。然而，同一心悸患者常有多种潜在原因或不同分型。

（3）心悸的相关症状和发作情况通常与心悸的各种病因相联系，有助鉴别诊断。因此，详细询问病史对病因诊断有极重要的作用。

（4）心悸的体格检查除了心率、心律外，还要关注血压、血流动力学是否稳定，同时注意评估有无系统性疾病的体征，如发热、贫血、甲状腺功能亢进等。

（5）对患有严重心脏病和晕厥前发生的心悸患者，发生不良事件的可能性很高，应给予高度重视，并进一步完善相关检查，必要时可首先选择电生理检查。

（6）所有出现心悸的患者应评估缺血性病因。

（7）有症状的非特异性 ST - T 变化不应视为正常，应进一步评估心源性原因。

（8）与心悸相关的晕厥患者应接受直立倾斜试验。

（9）应用超声心动图评估伴有颈静脉压升高、肺部啰音或下肢水肿的心悸患者的心功能或结构性心脏病。

诊治误区

误区一：他已经没有心悸症状了，心电图做了也没用，也不用给他做体格检查。

心悸不发作时记录心电图仍然能为心律失常引起的心悸提供重要的诊断信息。例如，患者有阵发性快速而规则的心悸，不发作时心电图记录到预激综合征表现，同样可以考虑患者心悸源于心律失常。患者心悸不发作时，体格检查是为了发现可能引起心悸的结构性心脏疾病（心脏杂音、高血压、血管疾病和心力衰竭的表现等），同时要注意有无系统性疾病的表现。

误区二：高龄患者主诉通常不能明确诉说，心悸可能只是表现，尤其在心电图提示为窦性心动过速时，尚无循证指南可指导心悸患者的实验室诊断性检查。

对大多数患者，医生会进行有限的实验室检查，进一步明确有无潜在原因，如发热、贫血、心力衰竭，甚至心肌梗死、肺栓塞等高危病因。此外，医生还会依据患者的病史和体格检查结果进行特定的代谢性疾病检查。最后，对于怀疑滥用物质的患者，可行毒理学检查。

—病例解析—

本例患者是内科急诊常见危重病例。初诊医师立即予以完善心电图检查。患者心电图提示：基本心律为房颤；QRS 波群宽大畸形，同一导联中 QRS 波群形态不同，$V_1 \sim V_6$ 导联宽 QRS 波群起始部可见 delta 波（图 12 - 2），应考虑为预激综合征合并房颤。

预激综合征合并房颤时,如果最短的 RR 间距≤240 ms,提示为高危旁路,由于经旁路下传的频率很快,很容易转变为心室颤动。初诊医师在稳定生命体征后,转至心内科进一步治疗,经电生理检查进一步证实诊断,并通过射频消融术得到根治。

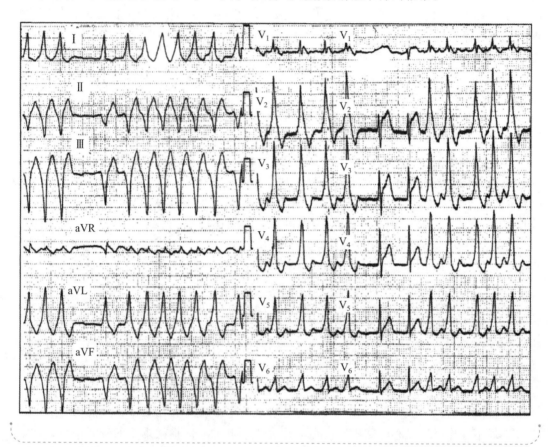

（陈佳梦）

参考文献

[1] Cullen J, Reed M J, Muir A, et al. Experience of a smartphone ambulatory ECG clinic for emergency department patients with palpitation: a single-centre cohort study [J]. Eur J Emerg Med, 2021, 28 (6):463-468.

[2] De Asmundis C, Conte G, Sieira J, et al. Comparison of the patient-activated event recording system vs. traditional 24 h Holter electrocardiography in individuals with paroxysmal palpitations or dizziness [J]. Europace, 2014, 16:1231-1235.

[3] Francisco-Pascual J, Cantalapiedra-Romero J, Pérez-Rodon J, et al. Cardiac monitoring for patients with palpitations [J]. World J Cardiol, 2021.13(11):608-627.

[4] Gale C P, Camm A J. Assessment of palpitations [J]. BMJ, 2016,352:h5649.

[5] Giada F, Raviele A. Clinical approach to patients with palpitations [J]. Card Electrophysiol Clin, 2018,10(2):387-396.

[6] Hoefman E, Boer K R, van Weert H C, et al. Predictive value of history taking and physical

examination in diagnosing arrhythmias in general practice [J]. Fam Pract, 2007,24(6):636-641.

[7] Li K H C, White F A, Tipoe T, et al. The current state of mobile phone apps for monitoring heart rate, heart rate variability, and atrial fibrillation: narrative review [J]. JMIR Mhealth Uhealth, 2019, 7(2):e11606.

[8] Locati E T, Moya A, Oliveira M, et al. External prolonged electrocardiogram monitoring in unexplained syncope and palpitations: results of the SYNARR-Flash study [J]. Europace, 2016,18(8):1265-1272.

[9] Marcus G M. Evaluation and management of premature ventricular complexes [J]. Circulation, 2020, 141(17):1404-1418.

[10] Pedrinazzi C, Durin O, Bonara D, et al. Epidemiology, classification and prognosis of palpitations [J]. G Ital Cardiol (Rome), 2010,11(10 Suppl 1):5S-8S.

[11] Probst M A, Mower W R, Kanzaria H K, et al. Analysis of emergency department Visits for Palpitations (from the National Hospital Ambulatory Medical Care Survey) [J]. Am J Cardiol, 2014, 113(10):1685-90.

[12] Quan K J. Palpitation: extended electrocardiogram monitoring: which tests to use and when [J]. Med Clin North Am, 2019,103(5):785-791.

[13] Raviele A, Giada F, Bergfeldt L, et al. Management of patients with palpitations: a position paper from the European Heart Rhythm Association [J]. Europace, 2011,13(7):920-934.

[14] Thavendiranathan P, Bagai A, Khoo C, et al. Does this patient with palpitations have a cardiac arrhythmia [J]. JAMA, 2009,302(19):2135-2143.

[15] Weinstock C, Wagner H, Snuckel M, et al. Evidence-based approach to palpitations [J]. Med Clin North Am, 2021,105(1):93-106.

[16] Wexler R K, Pleister A, Raman S V. Palpitations: evaluation in the primary care setting [J]. Am Fam Physician, 2017,96(12):784-789.

[17] Zipes D P, Calkins H, Daubert J P, et al. 2015 ACC/AHA/HRS Advanced training statement on clinical cardiac electrophysiology (A Revision of the ACC/AHA 2006 Update of the Clinical Competence Statement on Invasive Electrophysiology Studies, Catheter Ablation, and Cardioversion) [J]. J Am Coll Cardiol, 2015,66(24):2767-2802.

第十三章 意 识 改 变

一病例导入一

下午1点,120救护车送来一位51岁的中年女性患者,抢救室医生接诊时发现她非常安静,呼唤其姓名也没反应。陪同的同事说她平时很健康,从上午上班开始就一直在封闭的洗衣房里面打扫卫生,同事发现她的时候就已经昏倒在地,对外界的刺激没有反应,身旁没有呕吐物和排泄物。同事们以为她"中暑"了,给予解暑处理(散热、掐人中、涂抹风油精),大约5 min后患者能自主睁眼,但对外界的刺激反应迟钝,不能对答,肢体动作少。

请问:

1. 这位一过性意识丧失、嗜睡、反应迟钝的中年女性究竟怎么了?应该怎么处理?
2. 她是不是一名情感障碍的"精神病"患者?

▶ 流行病学及病因学特征

意识改变状态(altered state of consciousness)是对各种急慢性意识障碍的一种非特异性统称。这种障碍可以包括认知功能、注意力、思维活动及意识清醒程度的损害;可能是短暂或是持久的,呈波动性或进行性加重。

急性意识状态改变是急诊科患者中一个普遍主诉,也是夹杂在其他诸多主诉中的一种常见病症。各年龄段患者均可能发生,以老年人易发。除了年龄因素以外,其他的主要发病危险因素包括既往认知障碍、慢性疾病基础,以及全身系统感染。有研究表明,在急诊室就诊患者中,40%的急性意识状态改变患者是70岁以上的老年人,其中大约又有25%的患者有意识水平的降低,25%的患者精神错乱,50%的患者有认知功能障碍而无精神错乱表现。

▶ 病理生理学特征

意识由两部分内容组成,一是皮质下激活系统的功能,由经典的感觉传导路径(特异性上行投射系统)及脑干网状结构(非特异性上行投射系统)控制,用于维持觉醒状态;二是大脑皮质的功能,是指人的知觉、思维、情绪、记忆、意志活动等心理过程(精神活动),还有通过言语、听觉、视觉、运动及复杂反应与外界环境保持联系的机敏力。出现意识改变的确切机制目前尚不清楚,但普遍认为是由大脑皮质和皮质下神经递质水平失衡所致。相关神经递质包括多巴胺、乙酰胆碱、血清素和γ-氨基丁酸,控制神经元兴奋和抑制。而感染、药物和代谢障碍等均可以通过改变神经递质水平影响意识状态。除此之外,炎症介质、细胞因子和组织胺等也被认为可能参与意识改变的发生和发展。

▶ 诊断和鉴别诊断

急性意识改变是急诊科常见主诉之一,也是急诊科医生面临的巨大挑战。它不是一个独立的诊断,而是多种疾病(见表13-1)的一个共同的基本表现。对于这类患者的快速鉴别有赖于准确的病史、体检及正确选择辅助检查。急诊科医生必须能识别可能会使病情迅速进展甚至危及生命的可逆性病因,并尽快予以干预,以降低病死率。

表 13-1 意识改变的病因

低氧血症/高碳酸血症
低血糖/高血糖
低血压和低灌注
脱水
电解质紊乱(钠、钙、镁、磷)
酒精和药物毒性/戒断
药物/维生素缺乏(韦尼克脑病)
中枢神经系统病变、损伤、感染(咳嗽变异性哮喘、硬膜下血肿、脑膜炎、脑炎)
内分泌疾病(甲状腺疾病、肾上腺疾病)
心脏病(心肌梗死、充血性心力衰竭、心律失常)
高热或低体温

1. 低氧血症和高碳酸血症

缺氧和二氧化碳升高一旦明确,处理则很容易。常见的原因包括肺炎、气胸、肺栓塞和一些慢性疾病的急性发作,如哮喘和慢性阻塞性肺疾病(COPD)。COPD患者的基础二氧化碳分压($PaCO_2$)高于正常值,但 $PaCO_2$ 急性上升将导致患者意识状态改变,从谵妄到嗜睡,甚至昏迷。给予这类患者充分的氧供或增加肺通气,纠正低氧血症(hypoxemia)和高碳酸血症(hypercapnia),就能改善意识状态。

2. 低血糖和高血糖

低血糖(hypoglycemia)患者初期表现为精神不集中、思维和语言迟钝、头晕、嗜睡、躁动、易怒、行为怪异等精神症状,严重者出现惊厥、昏迷甚至死亡。有糖尿病(diabetes mellitus)病史或最近使用胰岛素史可辅助诊断。此外,糖尿病酮症酸中毒和糖尿病高渗状态亦可有不同程度的意识障碍,如反应迟钝、表情淡漠、幻觉、失语、意识模糊、嗜睡、昏迷等。

3. 电解质紊乱

钠、钙、镁、磷等多种电解质紊乱(electrolyte disturbance)可导致意识改变。其中,低钠血症患者意识状态的改变通常不是因为血钠绝对数值的降低,而是取决于血钠降低的速度。如果血钠水平在相当长的时间内缓慢降低至 110～120 mmol/L,那么患者仍能维持正常的精神状态。若血钠水平急骤降低,则可导致癫痫发作。此外,继发于恶性肿瘤、甲状旁腺功能亢进或者肾衰竭的严重高钙血症(通常血清钙水平高于 14.0 mg/dL)可以表现为焦虑和精神错乱,同时合并恶心、呕吐、腹痛、关节痛、多尿、便秘等症状。

4. 感染

感染(infection)是最常见的原因之一。有研究表明,出现感染后高达 43% 老年患者会合并意识状态改变,其中以尿路感染最为常见。因此,对老年患者给予基本生命支持的同时必须积极明确感染可能,并循证应用抗生素。

中枢神经系统感染通常都伴有意识状态的改变。Pzion 等一项基于 10 年随访的脑膜炎病例回顾性研究显示,脑膜炎的最常见症状是发热(占 84%),其次是意识状态改变占 25%,头痛占 12%,仅有 8% 的患者出现经典的脑膜刺激征,即发热、颈项强直、头痛。

脓毒症脑病于 1827 年由 Bright 首次提出,即非中枢感染性脓毒症患者出现精神异常、注意力和定向力损害,最终表现为昏迷。由于其诊断标准尚未确定、镇静剂使用等原因,发病率在各文献报道相差甚大,从 9% 至 71% 不等。但有文献证实,脓毒症伴发脑病者病死率显著高于无脑病者。脑电图和脑脊液检测有助诊断,早期应用抗生素是控制感染的关键。

5. 酒精和药物毒性/戒断

急诊室每年接诊的患者中酒精相关性疾病占 10%～46%。因酒精摄入就诊的患者可有烦躁和精神异常,并常有伴随疾病,如硬脑膜下血肿或低血糖等。除此以外,其他药物包括拟交感神经药和迷幻药,也可能使摄入者出现意识改变。因此,需要急诊科医生能认识到各种中毒综合征的相关表现。

酒精依赖(alcoholic dependece)患者突然停止饮酒可以出现严重的戒断症状,称为震颤性谵妄。在一项研究中显示,在承认酒精戒断的患者中,有 25 例感到精神异常,出现幻听和幻视,查体可见瞳孔放大、出汗、肢体颤动,严重者出现高血压、高热和心动过速。通常于最后一次饮酒 48 h 后发作,发作时间为 1～5 d,病史中曾出现震颤性谵妄是唯一预测复发的因素。长期应用苯二氮䓬类药物撤药时也会呈现类似戒断症状(withdrawal symptom)。

6. 药物

许多非处方药物和处方药物均能导致意识改变(见表 13-2)。通常情况下,这些反应与用药剂量不当、药物相互作用、自身新陈代谢变化,或故意服用过量药物有关。抗胆碱能药物导致意识改变尤需关注。有研究发现,抗胆碱能药物暴露是增加因意识改变而住院的老年患者后续治疗时间的独立因素。

表 13-2　可致意识改变的药物

药物分类	特殊药物种类	代表药物
抗胆碱能药	H1 受体阻滞剂	苯海拉明、美克洛嗪、羟嗪
	抗帕金森病药物	苯托品
	吩噻嗪	异丙嗪

（续表）

药物分类	特殊药物种类	代表药物
抗抑郁药	三环类	阿米替林、去甲替林
	选择性 5-羟色胺受体抑制剂	氟西汀、舍曲林
镇静药	苯二氮䓬类	阿普唑仑、地西泮
止痛药	阿片类	可待因、吗啡
抗炎药	非甾体抗炎药	阿司匹林、布洛芬
	糖皮质激素	氢化可的松、泼尼松
降压药和抗心律失常药	β受体阻滞剂	美托洛尔、普萘洛尔
	血管紧张素转化酶抑制剂	赖诺普利、卡托普利
	钙离子通道阻滞剂	氨氯地平、硝苯地平
	其他	地高辛
抗生素	喹诺酮类	左氧氟沙星、环丙沙星
	大环内酯类	阿奇霉素、克拉霉素
抗惊厥药	巴比妥酸盐	苯巴比妥

此外，一些维生素的缺乏也会导致意识状态的改变。例如，严重缺乏维生素 B（韦尼克氏脑病）导致共济失调、精神错乱和眼肌麻痹，可以用硫胺素治疗。

7. 中枢神经系统损伤

中枢神经系统缺血性损伤、出血或者创伤均可以表现为精神状态改变。院前及时识别，并分流至适当的诊疗中心十分关键。尽管大多数脑卒中存在局灶性神经系统体征，但没有局灶性体征仅有意识混乱也有可能是由大脑前动脉血栓致额叶梗死或者大脑后动脉的梗死灶所致。

头部外伤致弥漫性轴索损伤和颅内出血，从而增加颅内压，甚至发生脑疝，其临床表现亦有意识改变。

8. 中暑和低体温

中暑（summerheat stroke）可以表现为谵妄，并发展到昏迷。体温>40 ℃合并中枢神经系统功能障碍的患者应考虑该诊断。低体温（hypothermia）患者也可以表现为谵妄、意识淡漠、口齿不清、健忘等。通常体温<35 ℃才会发生精神状态的变化。

▶ 诊疗流程

1. 评估和诊断

急性意识改变是一组临床症状，而非特定性的疾病。因此，需要用全面的方法来识别潜在的病因，包括病史、体格检查和诊断测试（见表 13-3）。

表 13-3　意识改变患者的评估

- 生命体征,包括精确的体温测量
- 全面的神经系统体格检查
- 血氧饱和度
- 快速葡萄糖测定
- 生化检查,包括电解质、肾功能和肝功能检查
- 尿液分析
- 胸部 X 线
- 心电图
- 根据临床相关情况考虑检查项目:
头颅 CT、腰椎穿刺、血培养、毒理学筛选、甲状腺功能检查

1) 病史采集　主要涉及病史采集的重要性和要点。

(1) 病史采集重要性:①准确而全面的病史采集是患者资料的重要部分之一,应在患者还能提供病史的时候立即收集。②存在认知障碍或有意识水平下降的患者,其主诉不能作为医生最初评估的依据,应通过询问院前急救人员、目击者、家人、护理人员采集病史,并回顾既往病历,这些资料都是非常重要,因为病历可能是过去和当前病情唯一可靠的资料来源。③对很多意识障碍患者,医生往往不能及时获得病史资料。由于缺乏对病史的了解,医生只能假定患者处于不同于正常状况下的急性发病状态。

(2) 病史采集要点:①应该侧重相关急性表现的促成因素,即发作的诱因和过程,包括外伤或跌倒在内的创伤因素,症状的波动情况,具体且完整的发作过程,药物或酒精的服用情况,有无暴露于致病环境(如一氧化碳等)。②有无伴随症状:头痛、发热、抽搐、幻觉、运动异常(包括步态和平衡的障碍、语言内容和形式的改变、易惊、睡眠障碍、视觉障碍、失忆、胃肠功能障碍、晕厥、恶心和呕吐)、感觉异常、行为异常等伴随表现。③既往史:类似疾病发作史,基础的慢性神经系统疾病、HIV 携带者、过去及现在明确诊断的内科疾病史,头痛史,肿瘤史,既往有普外科或神经外科手术史,精神病史,既往的 CT 检查结果,既往的脑卒中、抽搐史,变态反应性疾病,药物过敏,职业或环境暴露。④家族史:与意识障碍相关的家族史(如精神和内分泌疾病)。⑤近期的药物使用情况:剂量或依从性是否发生变化(例如,水杨酸、抗凝血剂、降糖药、抗癫痫药、抗抑郁药、阿片类药物,抑制交感神经兴奋药物、安定类药物、皮质类固醇类药物、非甾体抗炎药、镇痛或催眠药);有无使用缩瞳剂、扩瞳剂等。⑥社会史:HIV 感染的危险因素,药物或酒精的使用习惯,应激状态,近期物理环境的改变。

2) 体格检查

(1) 主要内容:①基础生命体征(体温、脉搏、呼吸、血压),床旁快速葡萄糖测定通常被认为是"第五项生命体征"。②意识状态,包括精神状态和神经系统检查。

(2) 注意事项:基础生命体征,如脉搏是否整齐、血氧饱和度、呼吸方式、直肠温度;外观,如营养状态、是否有脱水、有无出汗、是否存在发绀;神志(意识水平),如对语言和触觉刺激的反应、兴奋性、意识状态的波动;知觉(思想内容),如注意力下降、认知功能(定向力、记忆力、计算力)、判断力、情感、错觉、幻觉、自杀念头、杀人倾向。

此外,还须注意以下几个方面:

神经系统查体:①姿势:有无去大脑强直、去皮质强直;②颅神经:注意Ⅱ～Ⅶ对颅神经,瞳孔检查;③运动神经/肌力:力量,协调性(僵直、萎缩及颤动);④感觉器官:敏感/迟钝;

⑤反射：腱反射、足底反射、角膜反射、冷热试验/头眼反射检查(玩偶眼手法)；⑥头、眼、耳、鼻、喉：外伤的征象、呼出的气味、眼底镜检查、黄疸、鼓膜的情况、黏膜水肿、既往的开颅手术体征；⑦颈部：有无脑膜刺激征、颈强直，甲状腺、颈动脉有无杂音。

其他身体系统查体：①心肺检查，如脉搏是否整齐，呼吸音的情况；②腹部检查，如有无肝大、肿块、腹水；③直肠盆腔检查，如有无包块、出血；④皮肤检查，如有无淤点、针眼。

表 13-4 所示为意识障碍评估方法(confusion assessment method，CAM)。这一方法已经发展为一个易于使用、敏感、具体、可靠的快速识别急性意识改变的诊断工具，在急诊科应用率高、实用性强。

表 13-4 意识障碍评估方法(CAM)诊断算法

1. 急性发作和波动病程
2. 注意力不集中或注意力涣散
3. 思维混乱，不合逻辑或不清晰的思想
4. 意识水平改变

谵妄诊断要求：特征 1 和特征 2 同时存在，加上特征 3 或特征 4

谵妄和精神错乱：美国精神病学协会的《精神障碍诊断与统计手册(第 5 版)》列出谵妄的 5 大关键特征：①注意障碍(指向、集中、维持和转移注意力的能力下降)和意识障碍。②短时间内发病(通常数小时至数日)，与基线相比有明显改变，并且在一天当中处于波动。③附加有认知障碍(记忆缺陷、定向障碍、语言障碍、视觉空间障碍或知觉障碍)。④这些紊乱既不是另一种已有的、正在进展的或已确定的神经认知障碍所引起的，也不是发生在觉醒水平严重下降的情况下，比如昏迷。⑤根据病史、体格检查或实验室检查可知，这些紊乱由躯体疾病、物质中毒/戒断或者药物不良反应所致。

3) 辅助检查　通过采集的病史和查体的具体信息，有针对性地选取快捷、特异性的辅助检查。例如，急性头痛发作、快速的神经功能减退、偏瘫、潜在可能的创伤，或持久的抽搐发作患者可能需要急诊头颅 CT 检查。再如，对于发热、颈强直或免疫缺陷的患者，在取得进一步的病史及体格检查之前可以立即进行经验的抗生素治疗和急诊腰椎穿刺检查。

4) 诊断

(1) 全面的病史加上查体及辅助检查才能大致确定一个诊断。

(2) 意识改变要求广泛评估，以针对临床疑问采取进一步应对措施。实验室评估常包括血常规、电解质、葡萄糖、肾功能和肝功能检测。此外，还须完成尿液分析和胸部 X 线片检查以排除感染。尿路感染是老年患者出现意识改变最常见的病因之一，所以尿液分析检查也是必不可少的。

(3) 心电图检查被用于评价心肌缺血、心律失常，评估 QT 间期延长。如果在最初评估中未发现具体病因，需要进行额外的测试，包括毒理学筛选、血清药物水平(酒精、阿司匹林、对乙酰氨基酚等)以及甲状腺功能测定。

(4) 有坠落病史、怀疑外伤，或者在体格检查有局灶性发现，这些都表示需要尽早进行神经影像学检查。另外，在初步评估完成后，意识改变的病因仍不能确定的患者，神经影像学检查也应考虑。当怀疑是脑膜炎或脑炎时，需要行脑脊液检查。

5) 评估

(1) 快速识别和评估威胁生命的问题,对存在意识状态改变的患者,首先应该考虑气道及通气是否畅通;血压、血容量是否稳定;是否存在严重的内环境和电解质紊乱;有无颈椎损伤的可能;血糖测定;血氧饱和度测定;快速血气分析。

(2) 对躁动甚至有攻击行为的急性意识改变患者可以采取药物治疗,目标是为患者本人、急诊的其他患者和医务人员创造一个安全的环境。另外,也是为了便于身体评估和诊断测试。用于治疗未分化的急性躁动患者的理想试剂,将是一种能够快速起效且剂量最小,或没有不良反应的药物。一般情况下,药物应该按最低有效剂量给予。药物的选择包括苯二氮䓬类、典型的和非典型的抗精神病药物。

意识障碍的评估流程如图 13-1 所示。

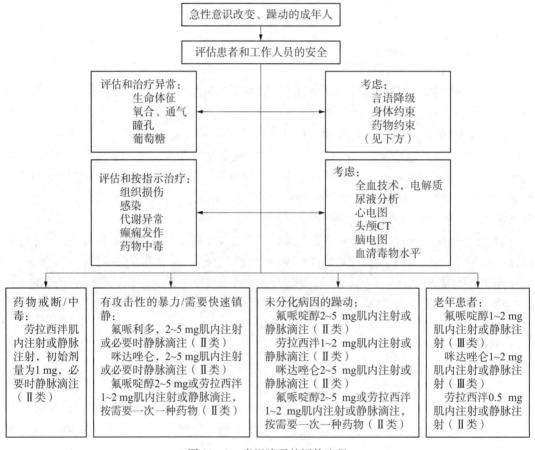

图 13-1　意识障碍的评估流程

2. 临床策略

1) 制订意识状态改变临床策略的必要性　急性意识状态改变是急诊科的常见主诉之一,因为其不是一个独立的诊断而是多种疾病的一个基本的共同表现,所以急诊科医生接诊此类患者时面临巨大的挑战。当前的医学文献仅提供了一些对特定意识障碍进行诊断和治疗效果非常好的文章,但是缺乏对急诊科最初就诊的、非特异性的、病因不明确的意识障碍进行诊治的文章。美国急诊医师协会(American College of Emergency Physicians，ACEP)制订关于意识状态改变的临床检查，旨在指导如何识别和处理那些有着较高发病率和病死率的、初次到急诊科就诊的急性意识障碍患者。这类患者的快速鉴别有赖于准确的病史、体检及正确选择辅助检查。在急诊科，许多患者都可能一时找不到确切的病因。因此，本决策也包括了对这类患者如何做出合适的分流和随访观察。

ACEP 制订了急性意识改变管理策略，其价值在于对患者的最初处理建立了一个基于文献和专家一致观点的标准流程。

2) 意识状态改变临床策略的适用范围　精神或意识发生急性障碍的患者，并且威胁生命的急病已经得到治疗或控制的患者。意识状态改变临床策略不能用于：还不会说话的儿童和显而易见的创伤患者，生命体征不平稳的患者。如果患者生命体征不平稳，必须优先进行复苏和稳定生命体征。

3) 意识状态改变临床策略的原则和指南的含义

(1) 原则(rule)：是指在大多数实践中都被证明是正确的处理原则。但是，可能存在不需要或者不能使用原则的情形，在这些情形下，明智的选择是违背被大多数实践认为是正确的原则。客观上没有能力遵循这些原则的，应纳入制度管理问题。

(2) 指南(guideline)：是指可能考虑了患者、环境或其他因素的实际情况后才采取的一项措施。因此，通常不必遵循指南而做出处理，背离指南也并不意味着是不正确的。

4) 意识状态改变的处理原则和指南　如表 13-5 所示。

(1) 若患者的评估结果为颅内病因：蛛网膜下腔出血、急性硬膜下血肿、急性硬膜外血肿、急性脑内血肿、急性小脑出血、急性非出血性脑卒中。处理原则：反复评估、会诊、入院。处理指南：根据特定的评估结果采取适当的紧急诊断和治疗措施。

(2) 若患者的评估结果为慢性硬膜下血肿或占位性病变。处理原则：专科会诊或入院。处理指南：根据特定的评估结果采取适当的紧急诊断和治疗措施。

(3) 若患者的评估结果为抽搐发作后的意识障碍。处理原则：按 ACEP 抽搐处理指南进行处理。

(4) 若患者的评估结果为中枢神经系统感染(脑膜炎、脑炎、脑脓肿)。处理原则：会诊、入院。处理指南：及时给予抗生素治疗、抗病毒药物、抗真菌药物。

(5) 若患者的评估结果为颅外的病因：中毒。处理原则：按 ACEP 中毒指南进行处理。

(6) 若患者的评估结果为代谢方面的原因：高血糖、低血糖、肝肾衰竭、电解质紊乱、内分泌疾病、甲亢/甲减、肾上腺功能减退。处理原则：气道评估、反复再评估。处理指南：特定原发病的最初治疗，会诊或入院。

(7) 若患者的评估结果为其他系统的原因：如高血压脑病。处理原则：气道的评估、控制血压、入院。处理指南：靶器官损伤的评估，CT 检查。

(8) 若患者的评估结果为脓毒症。处理原则：静脉应用抗生素、及时再评估、入院。

(9) 若患者的评估结果为潜在的杀人或自杀倾向。处理原则：会诊或入院。处理指南：保护性观察，必要时可使用镇静药物或保护性约束。

(10) 若患者的评估结果为精神错乱、躁狂。处理原则：静脉通道、维生素 B1、液体复苏、苯二氮䓬类镇静、入院。处理指南：硫酸镁、葡萄糖、复合维生素、叶酸。

(11) 若患者的评估结果为抗精神病药恶性综合征。处理原则：静脉通道、心电监护、降温，入院。处理指南：ABG、电解质、血清钙水平、尿素氮/肌酐(BUN/CREA)、肌酸激酶(CK)、液体复苏、控制血压、苯二氮䓬类镇静药、溴隐亭、丹曲林(肌松药)。

（12）若患者的评估结果为5-羟色胺综合征。处理原则：静脉通道、心电监护、入院。处理指南：CK、液体复苏、控制血压、降温、苯二氮䓬类药物。

（13）若患者的评估结果为不明原因的持久意识异常，处理原则：入院。

表 13-5　意识状态改变的处理原则和指南

病史/查体	阳性发现	可能的诊断	原　则	指　南
现病史	药物或毒物摄入	● 一氧化碳中毒 ● 有意或无意的药物或毒物摄入 ● 药物的相互作用	参照 ACEP 的毒物摄入或皮肤接触处理指南	
	潜在的一氧化碳中毒	一氧化碳中毒	● 100%纯氧治疗(Ⅱ) ● 碳氧血红蛋白水平(Ⅱ)	
	创伤	颅内出血(如慢性硬膜下血肿)		头颅 CT 检查
伴随症状	头痛	● 毒理学病因(如水杨酸类药物、一氧化碳中毒)		● 碳氧血红蛋白水平 ● 水杨酸浓度
		● 颅内出血 ● 中枢神经系统感染 ● 颅内占位		● 头颅 CT 检查 ● 若 CT 检查(一)或无条件进行则可行腰椎穿刺
	抽搐	● 非癫痫性惊厥 ● 癫痫 ● 药物中毒 ● 脑卒中 ● 中枢神经系统感染 ● 戒断综合征	按 ACEP 的急性抽搐发作指南进行处理	
既往史	HIV 阳性/免疫抑制	● 中枢神经系统感染 ● 颅内占位性损害		● 血氧饱和度测定/氧疗 ● MRI/CT 检查(HIV 阳性患者增强与否都可以) ● 腰椎穿刺(脑脊液分析，包括梅毒、真菌及分枝杆菌检测)
	抽搐	● 非癫痫性惊厥 ● 癫痫 ● 抗癫痫药物过量		● 抗癫痫药物浓度测定 ● 脑电图 ● 神经科会诊
近期的药物使用情况	抗凝剂	颅内出血	PT/APTT(Ⅱ) INR	头颅 CT 检查

（续表）

病史/查体	阳性发现	可能的诊断	原 则	指 南
	阿片类	阿片类中毒		纳洛酮治疗
	抗癫痫药物	● 抗癫痫药物中毒 ● 癫痫发作		抗癫痫药物浓度测定
社会史	慢性酒精食入	● 戒断综合征 ● 韦尼克脑病 ● 硬膜下出血 ● 肝性脑病 ● 感染/脓毒症		● 脓毒症相关检查 ● 血氨浓度 ● 血常规检查 ● 头颅 CT 检查 ● 维生素 B_1 治疗
	长期用药史	戒断综合征		戒断综合征药物治疗
体格检查	明显不易唤醒（完全昏迷或不省人事）	● 颅内出血 ● 非出血性脑卒中 ● 占位性疾病 ● 中枢神经系统感染/脓毒症 ● 非癫痫性惊厥 ● 癫痫持续状态 ● 代谢性疾病（如缺氧、高碳酸血症、低血糖、电解质紊乱、高钙血症、韦尼克脑病、尿毒症、肝性脑病） ● 中毒（如食入或接触、药物或乙醇的戒断、药物的相互作用、5-羟色胺综合征、抗精神病药恶性综合征） ● 内分泌疾病（甲状腺功能减退/亢进症） ● 脑血流低灌注（如血容量下降、贫血、低心排血量综合征）	● 建立静脉通路 ● 心电监护 ● 气道的评估 ● 血氧饱和度测定/氧疗 ● 快速血糖测定/葡萄糖的使用（Ⅱ）	● 颅内高压评估 ● 降温 ● 电解质 ● 血清钙水平 ● BUN/CREA ● 甲状腺扫描 ● 脓毒症相关检查 ● 血常规检查 ● 脑电图检查 ● 按 ACEP 中毒指南处理 ● 维生素 B_1 治疗 ● 纳洛酮 ● 颈椎的固定
体格检查	意识水平降低（包括昏睡）	同上面的完全昏迷	快速血糖测定/葡萄糖的使用（Ⅱ）	● 精神错乱评估 ● 血氧饱和度测定/氧疗 ● 电解质 ● 血清钙水平 ● BUN/CREA ● 甲状腺扫描 ● 血常规检查 ● 头颅 CT 检查 ● 心电图检查 ● 脑电图检查 ● 维生素 B_1 治疗

（续表）

病史/查体	阳性发现	可能的诊断	原　则	指　南
体格检查	过度警觉/兴奋	• 中毒学病因（如药物或毒物的摄入/接触、药物或乙醇戒断） • 精神病学原因（如甲状腺功能亢进、低氧血症） • 低血糖	快速血糖测定/葡萄糖的使用（Ⅱ）	• 防止患者暴力伤害 • 必要时可使用镇静药物或保护性约束 • Mini—Mental State 精神错乱的评估检查 • 氧饱和度监测/给氧 • 甲状腺扫描 • 直接毒物学检测 • 服用维生素 B_1
体格检查	急性认知功能障碍（如定向障碍、语言障碍、学习或记忆障碍）	• 中毒学病因（如药物或毒物摄入/接触、药物或乙醇戒断） • 精神病学原因 • 中枢神经系统感染/败血症 • 脑卒中 • 颅内占位	快速血糖测定/葡萄糖使用（Ⅱ）	• Mini—Mental State 精神错乱 CAM 的评估检查 • 电解质 • BUN/CREA • 直接毒物学检测 • 败血症相关检查 • 血常规检查 • 头颅 CT 检查 • 心/脑电图检查 • 维生素 B_1 治疗
生命体征	显著的高血压	• 高血压脑病 • 颅内高压 • 中毒（如拟交感药物、5-羟色胺综合征） • 甲状腺功能亢进 • 颅内出血 • 妊高症	血压监测	• 眼底镜检查 • 靶器官损害评估 • 妊高症的评估 • 甲状腺扫描 • 直接毒物学检测 • 头颅 CT 检查 • 若 CT 检查（一）或无条件进行则可行腰椎穿刺 • 控制血压
生命体征	心动过缓	• 中毒（如 β 阻滞剂、钙通道阻滞剂） • 颅内压增高 • 甲状腺功能减退 • 房室传导阻滞		• 心电监护 • 颅内高压评估 • 直接毒物学检测 • 甲状腺扫描 • 心电图检查 • 控制心动过缓
生命体征	心动过速	• 中毒（如三环类抗抑郁药、拟交感药物、抗胆碱药物） • 脓毒症 • 甲状腺功能亢进 • 低心输出量 • 戒断综合征 • 低氧血症 • 低血糖症		• 血氧饱和度测定/氧疗 • 心电监护 • 电解质 • 甲状腺扫描 • 直接毒物学检测 • 脓毒症相关检查 • 补液试验 • 血常规检查 • 心电图检查 • 戒断综合征药物治疗

（续表）

病史/查体	阳性发现	可能的诊断	原 则	指 南
	显著的通气不足	● 中毒（如阿片类、巴比妥类药物） ● 脑卒中 ● 颅内压增高	评估气道 氧疗	● 颅内高压的评估 ● 直接毒物学检测 ● 动脉血气分析 ● 头颅CT检查 ● 纳洛酮治疗
生命体征	发热/高热	● 中枢神经系统感染/脓毒症 ● 抗精神病药恶性综合征 ● 5-羟色胺综合征 ● 中毒（如抗胆碱药物、拟交感药物） ● 高热惊厥 ● 甲状腺危象 ● 戒断综合征 ● 热射病		● 查找原因 ● 直接毒物学检测 ● 败血症相关检查 ● 环境暴露情况 ● 甲状腺扫描 ● 血常规检查 ● 降温 ● 抗生素
	体温过低	● 脓毒症 ● 中毒（如乙醇、巴比妥类药物） ● 甲减危象 ● 环境暴露（低温） ● 低血糖症 ● 冻伤	复温	找原因： ● 直接毒物学检测 ● 败血症相关检查 ● 环境暴露情况 ● 甲状腺扫描 ● 血常规检查 ● 抗生素
一般外观	存在躯干及四肢的创伤证据	● 颅内出血 ● 继发于躯干或四肢创伤导致的疼痛		● X线片检查 ● 头颅CT检查
运动/感觉神经或颅神经	局灶性的运动/感觉神经功能障碍	● 脑卒中 ● 占位性病变 ● 低血糖症 ● 托德瘫痪 ● 韦尼克脑病	快速血糖测定/葡萄糖的使用（Ⅱ）	● 血小板计数 ● 头颅CT检查 ● 维生素B_1的使用
	扑翼样震颤	● 肝衰竭 ● 尿毒症 ● 其他代谢紊乱		● 胃肠出血的评估 ● 动脉血气分析 ● 电解质 ● BUN/CREA ● 肝功能检测 ● 血氨检测 ● PT
	强直	抗精神病药恶性综合征		● 直肠温度 ● 肌酸激酶（CK）
瞳孔	新发生的瞳孔固定或不对称	● 脑卒中 ● 占位性病变	头颅CT	腰椎穿刺

（续表）

病史/查体	阳性发现	可能的诊断	原　则	指　南
	双瞳孔对称性缩小	● 中毒（如阿片类、可乐定、有机磷酸酯类） ● 脑桥出血		● 头颅CT检查 ● 纳洛酮治疗
	双瞳孔对称性扩大	● 中毒（拟交感药物、抗胆碱药物、致幻剂） ● 脑死亡		直接毒物学检测
头、眼、耳、鼻与喉（HEENT）	隐蔽的头外伤（如鼓室出血、视网膜出血、脑脊液鼻漏）	颅内出血	头颅CT检查（Ⅱ）	颈椎固定
	呼出的气体有酮味	酮症酸中毒		酮症评估： ● 动脉血气分析 ● 电解质检测 ● 血糖测定 ● 血清酮检测
	肝臭	肝性脑病		● 肝功能检测 ● 血氨检测 ● PT/INR测定
	乙醇味	乙醇或其他挥发性物质中毒		● 乙醇检测 ● 其他挥发性物质评估
眼	黄疸	肝性脑病		● 血氨检测 ● 肝功能检测 ● PT/INR测定
眼底	视盘水肿	● 占位性病变 ● 高血压脑病	头颅CT检查（Ⅱ）	
	视网膜（玻璃体下）出血	蛛网膜下腔出血	● 头颅CT检查（Ⅱ） ● CT检查（一）可行腰椎穿刺	CT检查无条件进行可行腰椎穿刺
颈部	不伴发热的颈强直或其他脑膜刺激征	● 蛛网膜下腔出血 ● 中枢神经系统感染	● 头颅CT检查（Ⅱ） ● CT检查（一）则行腰椎穿刺（Ⅱ） ● 怀疑细菌感染则用抗生素治疗（Ⅱ）	CT检查无条件进行可行腰椎穿刺
	伴有发热的颈强直或其他脑膜刺激征	● 中枢神经系统感染 ● 蛛网膜下腔出血	● 腰椎穿刺（Ⅱ） ● 抗生素治疗（Ⅱ）	● 血培养 ● CT检查 ● 解热镇痛类药

（续表）

病史/查体	阳性发现	可能的诊断	原　则	指　南
腹部	腹水/肝大	● 肝性脑病 ● 脓毒症 ● 自发性细菌性腹膜炎		● 血氨检测 ● 肝功能检测 ● 脓毒症相关检查 ● 血常规检查 ● PT/INR 测定
皮肤	针眼状斑点	● 肠外药物滥用 ● 中枢神经系统感染		● 直接毒物学检测 ● 脓毒症相关检查 ● 血常规检查 ● 纳洛酮治疗
	淤斑/紫癜	● 颅内出血 ● 洛基山斑点热 ● 中枢神经系统感染（包括洛基山斑点热）/败血症		● 脓毒症相关检查 ● 血常规检查 ● 血小板计数 ● 凝集试验 ● 抗生素

3. 临床预后

意识状态改变患者的临床预后，需要综合各种体征来全面考虑。

（1）眼球运动：是判断预后最有力的指标。如果眼球运动消失，对各种类型的昏迷患者都是预后不良的征兆。

（2）瞳孔对光反射：缺氧性脑病和急性脑血管病，如果瞳孔对光反射消失达 2～3 h，说明预后很差；头部外伤后的瞳孔对光反射消失则应观察 7～10 d。一般以观察 3 d 为限；如果 3 d 后瞳孔对光反射仍不能恢复，提示预后很差或至少遗留中至重度残废。

（3）去大脑强直状态：过去认为这是一切昏迷患者的不吉之兆。近年来发现，有去大脑强直发作的昏迷患者约 1/4 可以存活，约 1/10 的患者甚至可以重新恢复意识，而且损伤很轻，尤其是外伤后的年轻和儿童患者。

（4）昏迷持续时间：对非外伤性昏迷患者很关键，一般在 1 周内醒转或死亡。缺氧后脑病最大限度的昏迷时间是 3 d，在 3 d 内清醒者可望痊愈且无严重残疾。心脏搏动停止后复苏，如果在 1 h 内肢体对疼痛刺激有防御反应，则有 100% 完全恢复的可能性。昏迷 6～24 h 的患者，约 10% 可获痊愈。缺氧、缺血性昏迷的患者，如果昏迷持续时间超过 48 h，几乎无一生存。

（5）脑电图：能反映大脑的血液供应和供氧情况，由此可看出皮质的功能状态。对脑电图能否估计预后目前仍存在争议。

▶ 指南和共识要点

（1）假设患者出现急性意识改变时，应详细询问病史及体格检查，寻找可能的病因并治疗。

（2）CAM 是急诊科评估急性意识障碍的一个有用工具。

(3) 当患者有急性意识改变,患者可能伤害自己或他人,或妨碍医疗评估和管理时,可考虑应用镇静药物控制病情。

(4) 在急性意识改变的患者中有烦躁出现时,氟哌啶醇、氟哌利多、氯羟去甲安定、咪达唑仑等单药治疗优于多药治疗。

(5) 所有药物治疗的剂量必须根据年龄做出相应调整。

(6) 以谵妄或烦躁为表现的急性意识改变患者,使用典型和非典型抗精神病药物均可导致 QTc 间期延长。

▶ 诊治误区

(1) 不要把对医生出言不逊或有定位错误的患者简单归因于饮酒或醉酒,而不对患者进行全面评估。

(2) 患者出现意识改变时,必须评估可能诱发的病因。不要认为躁动和烦躁的患者只是潜在精神疾病的恶化。要牢记,精神疾病患者可能存在潜在的生理问题。

(3) 不要认为精神错乱的老年患者只是因为痴呆,一定要评估其急性意识改变的病因。记住,原来有痴呆的患者也有可能并发急性意识状态改变。如有可能,向家属或照顾者询问患者平日的精神状态。

(4) 要立即识别和干预那些引起急性意识改变并危及生命的原因,如缺氧、低灌注或低血糖等。

(5) 在充分暴露下进行重点神经系统检查,以快速彻底地确定患者急性意识改变的病因。

(6) 若患者有急性意识改变,出现烦躁或有暴力倾向时,要适当给予镇静治疗以协助完成医疗评估。

(7) 患有心脏病或其他重要脏器系统疾病的患者,可以合并急性意识改变。对意识状态改变的老年患者,一定要进行心电图检查。

(8) 对意识混乱的患者,不要忘记详细询问用药史。老年患者尤其容易因药物引发急性意识改变。

(9) 密切监测苯二氮䓬类药物镇静后患者的呼吸状态,尤其老年患者更容易发生呼吸抑制。

(10) 急性意识改变尤其是谵妄患者有较高的发病率和病死率。大多数老年急性意识改变患者需要住院治疗。其中一部分患者,特别那些滥用药物所致的患者,可以在急诊室观察一段时间后安全出院。

—— 病例解析 ——

急诊科医生测量了患者的生命体征:体温 36.9℃,心率 77 次/分,血压 97/56 mmHg,呼吸频率 14 次/分。GCS 评分 14 分,毛细血管血糖浓度 5.4 mmol/L,双侧瞳孔直径 3 mm,颈软,四肢肌力、肌张力正常,没有局灶性神经功能缺损的定位体征。心电图检查示窦性心律。患者家属告诉医生,患者既往身体健康,无家族性遗传性疾病史,生活规律,无吸毒、酗酒等不良嗜好。血气分析示碳氧血红蛋白 33.21%,明显升高。患者逐渐清醒后诉头痛不适,与救助患者的同事沟通发现他们也出现头痛、恶心不适症状。进一步了解,患者工作的洗衣店机器需要更换洗衣清洁剂,而维修人员更换清洁剂后未将设备密封。清洁剂的主要成分为四氯乙烯,无色无味,挥发性强,吸入人体后代谢产生一氧化碳与氧竞争结合血红蛋白,出现一氧化碳中毒效应。后发现患者的两位同事的碳氧血红蛋白也均有不同程度升高。立即对患者进行急诊高压氧治疗,随后患者头痛缓解,未出现意识改变,脏器功能指标均正常,后续仍需进行完整疗程的高压氧治疗。

（胡增艳,潘曙明）

参 考 文 献

［1］ American College of Emergency Physicians. Clinical policy for the initial approach to patients presenting with altered mental status ［J］. Ann Emerg Med, 1999,33(2):251－281.

［2］ American College of Emergency Physicians. Critical issues in the diagnosis and management of the psychiatric patient in the emergency department ［J］. Ann Emerg Med, 2006,47:79－99.

［3］ American Psychiatric Association. Diagnostic and statistical manual of disorders ［M］. 5th ed. Washington DC: ASPA Press, 2013.

［4］ Emergency Medicine Practice. ED management of delirium and agitation ［J］. EBmedicine Net, 2007, 9(1):16－36.

［5］ Han J H, Zimmerman E E, Cutler N, et al. Delerium in older emergency department patients: recognition, risk factors, and psychomotor subtype ［J］. Acad Emerg Med, 2009,16(3):193－200.

［6］ Koita J, Riggio S, Jagoda A. The mental status examination in emergency practice ［J］. Emerg Med Clin North Am, 2010,28(3):439－451.

［7］ 肖海玉,朱红宝,徐腾达,等.急性患者意识状态改变临床特征分析［J］.中华急诊医学杂志,2013(2):169－175.

第十四章 头晕和眩晕

—病例导入—

120 送入一位 67 岁女性患者,主诉"突发眩晕 8 h,不能独立行走伴呕吐症状明显"。患者否认既往慢性疾病及重大疾病史,生命体征平稳。初步体格检查除水平眼震阳性外,其余体征均正常。

请问:

1. 面对这位患者,需要对其进行血液生化检查和 CT 检查吗?

2. 这位患者可能存在严重疾病吗?

无论是头晕、头重脚轻、眩晕或者只是感觉不舒服,这些都是急诊室很常见的主诉,同时这些症状又常常是困扰急诊科医生的难题。相比面对一个不明原因虚弱伴眩晕的老太太,急诊科医生可能更愿意处理一个简单的多发伤患者。大多模糊的症状通常意味着冗长、繁多的,有时甚至是晦涩难懂的鉴别诊断。因为有时候潜在病因可能会威胁生命,所以必须有一个合理、有序且细致全面的处理方案。

▶ 流行病学特征

头晕(dizziness)和眩晕(vertigo)的发病机制不甚一致,但有时是同一疾病在不同时期的两种表现,是因机体对空间定位障碍而产生的一种动性或位置性错觉,它涉及神经科、耳鼻喉科及其他多个学科。绝大多数的人一生中均经历此症。如果试图统计急诊患者中该病症的发病率,首先要明确当患者主诉"头晕或眩晕"时的确切意思。它可以包括头重脚轻,近乎晕厥、虚弱、平衡失调,或是精神状态的不明异常。眩晕患者甚至感觉自身或围绕自身的物体在旋转。头晕和眩晕常伴随平衡失调、恶心呕吐等症状。尽管有些急诊患者的主要症状不是头晕或眩晕,但大约 25% 的急诊患者存在该症状。头晕或眩晕在儿童中的发病率低,随着年龄增长发病率增加,在 75 岁以上急诊患者中是最常见的就诊主诉症状。头晕和眩晕就诊患者中 80% 可明确病因诊断。

根据疾病发生的部位,眩晕往往分为周围性和中枢性。相对而言,前者发生率更高,占 30%~50%,其中良性阵发性位置性眩晕(benign paroxysmal positional vertigo,BPPV)的发病率居单病种首位,其次为梅尼埃病和前庭神经炎;中枢性眩晕占 20%~30%;精神疾病和全身疾病相关性病因分别占 15%~50% 和 5%~30%;尚有 15%~25% 的眩晕病因不明。

另有一项国外针对老年人群的综述提示头晕或眩晕的病因范围非常广泛,前庭疾病占 4%～64%,脑血管疾病占比<70%,精神心理疾病占比<40%,颈椎疾病占比<66%,8%～22%的病例无法明确诊断,<85%的病例存在多元病因。

病因学特征

眩晕的病因很多,超过 60 多种疾病可导致患者眩晕,大约 12%的患者混合有多种疾病。幸运的是大多数患者可以归类为下列综合征之一。

(1)由于脑供血不足导致晕厥前状态(如直立性低血压、心源性晕厥前状态)。

(2)真性眩晕。

(3)不平衡状态:当站立或走路时有一种不平衡感觉,常由于多种感觉缺失。

(4)模糊的头晕:患者会描述为头重或头晕眼花。这种类型的头晕可能会由于心理疾病、通气过度综合征、脑病和多种感觉性障碍导致,也包括不会导致前三种类型头晕的其他情况。

发病机制、诊断及鉴别诊断

1. 晕厥前状态

在晕厥前状态中最根本的原因是脑血流低灌注,可以由于心脏输出量的减少,低血容量或血管张力衰竭导致。

1)心血管因素　一系列疾病都会导致脑血流灌注减少而产生这些症状,包括心律失常或心血管结构性病变影响心输出量、血管神经性发作、低血容量或直立性低血压。

由于心血管原因导致眩晕的鉴别诊断和晕厥是一致的,患者经常在本次发作前有晕厥或近似晕厥的病史。真正的心源性晕厥是一种严重事件,1 年病死率为 18%～33%。在最近发表的对 12 项研究的荟萃分析显示,晕厥前状态在眩晕患者中占 6%。另一项对急诊室患者的研究发现,16%的眩晕患者被诊断为晕厥前状态。值得引起注意的是,在晕厥前状态中血容量减少要比心源性因素更常见。

在眩晕的心血管因素中,由于心律失常而影响心输出量可能是最需关注和最有生命危险的因素。心动过速和过缓都会导致明显的脑血流灌注不足和眩晕症状。在阿—斯发作中,高度房室传导阻滞与晕厥或晕厥前状态有关。如果是室颤,就不仅仅表现为眩晕了。结构性心血管疾病包括瓣膜疾病、心肌病,或其他心脏外的血管性疾病也会导致心输出量减少和脑血流低灌注,从而导致眩晕。

2)血容量减少和血管舒缩不稳定　血容量减少是导致 75%近似晕厥发作的重要原因。隐匿的胃肠道出血在最终表现出血容量减少和明显贫血的症状前可以持续数月而没有发现。尤其在老年人,某些药物可以导致直立性低血压,如降压药、某些治疗帕金森病和前列腺增生的药物、抗精神病药物等。

2. 眩晕症

来自视觉、位置觉和前庭系统的冲突信号会导致眩晕的感觉。内耳的耳石和半规管到前庭神经核不协调的传入冲动也会诱发眩晕症状。眩晕症一般分为外周性(前庭神经核以下病变,如半规管、前庭神经等)和中枢性(前庭神经核以及核上性病变,如脑干、小脑等)。BPPV、梅尼埃病和前庭神经元炎最常见。眩晕以外周性原因最常见,约占85%;而中枢性原因仅占15%。除了天旋地转外,外周性眩晕患者常有恶心、呕吐和出汗。因位置快速改变导致的直立性低血压患者也会表现为恶心、呕吐和出汗,但是不会产生眩晕的感觉。周围性眩晕与中枢性眩晕的鉴别如表14-1所示。

表14-1　周围性眩晕与中枢性眩晕的鉴别

临床特点	周围性眩晕	中枢性眩晕
眩晕特点	发作性、症状重,持续时间短	症状可轻、可重,持续时间短
与体位的关系	在改变头位或体位时加重	与头位改变无关
眼球震颤	幅度小,多为水平或水平加旋转,眼震快相向健侧,有疲劳性	幅度大,水平加旋转,典型时可垂直性,无疲劳性
平衡障碍	倾倒方向与眼震慢相一致	倾倒方向不定
耳鸣、听力下降	有(如迷路炎、梅尼埃病)或无(BPPV、前庭神经炎)	通常无
自主神经症状	恶心、呕吐、出汗、面色苍白	少或不明显
共济失调	无	可有
神经系统体征	无	常有

1) BPPV　在外周性眩晕中最常见,约占头晕患者中的16%。它的发病机制被认为是后半规管内淋巴液中自由浮动颗粒聚集(尤其是钙化的碳酸盐颗粒)所致。但是这些特殊物质与眩晕发作的关系尚不明确,可能与内淋巴压力的不对称改变有关,导致对前庭神经核不对称的冲动传递。头外伤病史与BPPV的发作有联系,可能与移位的内淋巴颗粒有关。这种现象在女性比较常见,女性与男性的比例为2:1,发病年龄常见为60~70岁。

BPPV常随着头部位置改变快速出现眩晕症状,持续时间<30 s。患者常抱怨在床上翻身、向上看或弯腰时出现,扭转性眼震,恶心、呕吐也是典型症状。患者站立和行走时会有不平衡感,闭眼躺下后症状会有所缓解。

2) 梅尼埃病(Ménière's disease)　病理发现包括由于内淋巴产生过多或吸收障碍,导致迷路水肿及内淋巴系统的压力增高。听力检测中常发现有单侧感音性耳聋。

同BPPV一样,梅尼埃病患者眩晕发作时常伴有恶心、呕吐、出汗、面色苍白。但是梅尼埃病的症状持续时间是数小时而不是像BPPV只有数秒。文献显示,梅尼埃病不如BPPV常见,只占眩晕患者的5%。患者发病年龄约50岁,发作时受影响的耳朵有饱胀感、听力减退和耳鸣,也可伴有不平衡感。

3) 前庭神经炎/迷路炎　前庭神经炎(vestibular neuritis)是最常见的一种急性发病的单侧外周前庭功能丧失的疾病,伴有眩晕、恶心、呕吐、自发性眼球震颤和不平衡感。症状持续数日,常在第一天达高峰,数日后逐渐改善。最近的一篇文献综述显示,其发病原因可能与病毒感染有关,但是少于一半的患者发病前有病毒感染史,所以这个结论并不令人信服。

当急性前庭症状伴随听力丧失时称为神经迷路炎（neurolabyrinthitis）。对头晕的荟萃分析显示，头晕患者中 9% 为前庭神经炎或迷路炎。

4）前庭创伤后综合征   外淋巴瘘（perilymphatic fistula）是一种少见的外周性眩晕的病因，常见于创伤患者，同时伴有中耳和内耳的异常连接。它可以有对耳朵的直接外力冲击，常因有力的 Valsalva 动作或急性外部压力改变（如潜水或飞机的下降）而造成，大多数患者采用修复治疗。急性耳膜穿孔由于听力丧失也可导致眩晕、恶心或呕吐，相似的症状也可出现在颞骨岩部骨折患者。

5）前庭中枢性病因   尽管 85% 的眩晕为外周性病因导致，但中枢性病因的潜在风险更大，常由脑部血管疾病、炎症、肿瘤和药物引起。与外周性眩晕患者相比，中枢性眩晕患者也有严重的不平衡感，恶心症状却少见，很少有听力丧失。眩晕症状不易缓解，常伴有其他神经系统症状，如与脑干缺血相关的复视、共济失调、构音障碍和面瘫，这些症状相对隐蔽，但要注意甄别。

由于小脑梗死或出血会导致脑疝而成为神经外科急症。脑干的前庭神经核和小脑血供来自椎基底动脉系统，这一系统损失会导致明显的眩晕症状。

前庭性偏头痛又称偏头痛性眩晕，是指有恶心呕吐、畏光畏声等有偏头痛表现的患者出现阵发性眩晕。本病是一种常见的中枢性前庭疾病，近几年被越来越多的专科医生认识，发病率远高于梅尼埃病。前庭性偏头痛也是儿童眩晕最常见的原因。

颈性眩晕为颈椎病引起的一过性眩晕，与颈部动作相关，尤其是伸颈动作。颈性眩晕可有两类表现：由椎动脉受压致脑部血流低灌注引起；由颈部关节和肌肉牵拉感受器的本体感觉反馈异常所致，常与慢性颈椎病（如小面关节、骨关节炎压迫脊髓）有关。多发性硬化、基底动脉性偏头痛、桥小脑角肿瘤是眩晕比较少见的原因。

6）其他导致头晕的病因   药物毒性、低血糖、贫血和甲状腺功能减退在头晕的鉴别诊断中也需要考虑。

氨基糖苷类抗生素、顺铂和其他化疗药物通过对前庭毛细胞的直接毒性作用产生眩晕和不平衡感，眩晕症状持续，在行走、头部转动或转身时症状更明显，人体静止或头部不动时则明显好转。前庭功能检查发现，多数患者无自发性眼震，闭目难立征阳性。变温试验显示，双侧前庭功能均明显减退或消失。如有耳蜗损害，则有双侧感音性耳聋。

抗癫痫药物尤其是苯妥英钠或卡马西平会导致中枢性抑制、眼球震颤、共济失调和头晕。苯妥英钠在治疗剂量也会产生轻度的眼球震颤。苯二氮䓬类药物、巴比妥类药物、酒精和其他中枢抑制药物可对皮质中枢的强抑制，患者出现意识减退、昏昏沉沉的头晕症状。

症状性低血糖会出现头晕或头重脚轻的感觉，伴有疲劳、心悸和恶心。对头晕患者的荟萃分析显示，13% 的患者与代谢有关，包括药物反应、贫血、低血糖或甲状腺疾病。

3. 不平衡感

不平衡感是由于多种原因导致的，在站立或行走时产生的一种不平衡感常有周围神经病变。患者常否认任何头部不适，而形容自己是脚部原因导致的头晕。体格检查有视力减退、周围神经病变（深感觉减退）和前庭功能异常。

4. 模糊的头晕

在临床工作中，对模糊的头晕患者的诊断很困难，患者会描述为头重或头晕眼花，病因包括药物性或精神疾病。16％的头晕患者是精神性病因导致，包括焦虑和通气过度综合征。通气过度综合征患者会有头晕、口周和四肢麻木，以及严重的焦虑症状。精神性头晕本质是神经症的一种表现，须排除潜在的前庭系或非前庭系器质性疾病，患者自诉头晕时无自发性眼震或倾倒，常有神经症的其他表现如失眠、焦虑、紧张、记忆力减退等。

▶ 诊疗流程

1. 临床评估路径

头晕患者的临床评估路径如图 14 - 1 和图 14 - 2 所示。

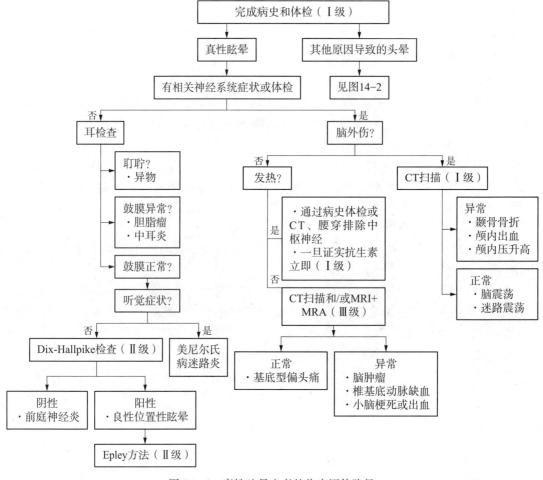

图 14 - 1　真性眩晕患者的临床评估路径

对建议的证据分级使用下列级别。Ⅰ级：绝对推荐，指有确定的、优良的证据提供支持。Ⅱ级：可接受的和有用的，指有好的证据提供支持。Ⅲ级：可能是可以接受的或可能是有用的，可作为较好的证据提供支持。Ⅳ级：不确定的，需要继续研究的领域。

本临床路径的目的是补充，而不是替代。专业判断可根据患者的个体需要而改变。未能遵守这一途径并不代表是违反标准的治疗。

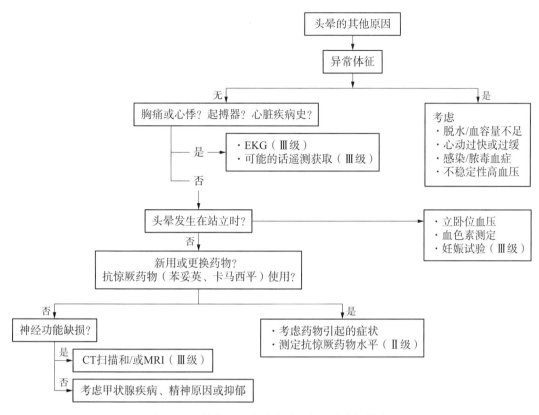

图 14-2 其他原因导致头晕患者的临床评估路径

2. 成本效益的策略管理

1）病史询问 有助于尽快确诊。如果患者提供了一个散漫的、不连贯的叙述,引导提问就要更仔细。例如,这些症状是什么时候开始的? 你究竟有什么感觉? 有无胸痛、气短或心悸? 寻找关键词会提示一个诊断而排除另一个诊断。如果患者说:"我很晕,我想我要摔倒了。"可让这句话引导特定领域的兴趣讨论,例如:接近晕厥、眩晕、平衡失调、意识模糊或焦虑等。

2）全面体格检查 总体而言,患者出现头晕一般认为是良性的,通常的检查结果也是良性的。如果医生看到一个患者是"警觉的和有定向力的,无局灶性体征,体格检查无特殊",在毫无思路的情况下立即进行实验室检查,希望会检测出一些异常值以指导下一步深入检查的方向。要学会用体格检查及诊断性手法来消除头晕可能的原因:Dix-Hallpike 试验与细致的神经系统检查相结合,会比不分青红皂白地进行影像学检查更富有成效。

3）心电图非常有用 心电图检查简便且低成本,提供了大量有用的信息。确实,大部分时候心电图检测结果是正常的,但从剩余的患者中可挑选出无法识别的心律失常。心电图是一个使用效率很高的工具,提供方便、廉价的数据。但一定要认识到它的局限性,只能提供 12 s 的信息,其最大的受益者是那些有心脏病史或有心律失常病史的患者。在主诉眩晕的患者中,心电图的作用可能很小。

4）及时完善神经影像学检查 CT 扫描在神经系统检查无局灶体征的头晕患者中阳性率非常低。在缺乏缺血性脑血管病或局灶性神经表现的重要危险因素时,患者的症状不太可能通过 CT 扫描或 MRI 明确。准备的评估指向前庭周围性疾病或非前庭主诉,如血流动力学和代谢异常,将节省医生和患者的时间和金钱。苯妥英钠检测比 CT 扫描便宜很多,更适用于伴有癫痫的患者。另一方面,如果患者的情况允许行神经影像学检查,才能下医嘱。

3. 治疗

1) 病因治疗　病因明确者应及时采取针对性强的治疗措施,如耳石症患者应根据受累半规管的不同分别以不同的体位法复位;对于超急性期的脑梗死,符合指征者可给予静脉溶栓、血管内介入治疗等救治措施。

2) 对症治疗　对于眩晕发作持续数小时或频繁发作,并因此出现剧烈的自主神经反应并需要卧床休息者,一般需要应用前庭抑制剂控制症状。目前,临床上常用的前庭抑制剂主要分为抗组胺剂(异丙嗪、苯海拉明等)、抗胆碱能剂(东莨菪碱)及苯二氮䓬类药物;止吐剂有胃复安和氯丙嗪等(表 14-2)。前庭抑制剂主要通过抑制神经递质发挥作用,但如果应用时间过长会抑制中枢代偿机制的建立,所以当患者的急性期症状控制后宜停用。抑制剂不适用于前庭功能永久损害的患者,头晕一般也不用前庭抑制剂。心理治疗可消除眩晕造成的恐惧心理和焦虑、抑郁症状,必要时应使用帕罗西汀等抗抑郁或抗焦虑药物。

表 14-2　前 庭 抑 制 剂

分类	药物	剂　　　量
抗组胺药	苯海拉明	25～50 mg 口服,每 6 小时 1 次
	异丙嗪	25～50 mg 肌内注射
抗胆碱能药	东莨菪碱	0.5 mg 透皮贴剂,每 3～4 天 1 次(耳后)
苯二氮䓬类	地西泮(安定)	2 mg 口服,每 8～12 小时 1 次
止吐剂	甲氧氯普胺(胃复安)	5 mg 口服,每 6 小时 1 次

3) 手术治疗　对于药物难以控制的持续性重症周围性眩晕患者,须考虑内耳手术治疗。

4) 前庭康复训练　主要针对因前庭功能低下或前庭功能丧失而出现平衡障碍的患者,这些平衡障碍往往持续较长时间,常规药物治疗无效。常用的训练包括适应、替代、习服、Cawthorne-Cooksey 训练等,其目的是通过训练重建视觉、本体觉和前庭的传入信息整合功能,改善患者的平衡功能,减少振动幻觉。

5) 其他治疗方法　倍他司汀是组胺 H3 受体的强拮抗剂,欧洲一些随机对照试验证实其治疗梅尼埃病有效。有报道应用钙拮抗剂、中成药、尼麦角林、银杏制剂,甚至卡马西平和加巴喷丁等治疗眩晕;亦有报道认为巴氯芬、肾上腺素和苯丙胺可加速前庭代偿。那些可能的短暂性脑缺血发作患者可受益于抗血小板药物,如阿司匹林。其他药物如氯吡格雷或双嘧达莫可应用于有阿司匹林禁忌证的患者或已经在服用阿司匹林而加强抗血小板治疗的患者。急性缺血性脑卒中失去血管再通机会者可按 TOAST 分型,予以抗血小板或抗凝、降脂、控制危险因素及稳定斑块(他汀类药物)等治疗。

对于脑出血患者,主要措施为脱水降颅压、控制血压及防止并发症,必要时须去骨瓣减压等外科手术。急诊中枢性眩晕及主要治疗方法如表 14-3 所示。

表 14-3　急诊中枢性眩晕及主要治疗方法

常见疾病	治疗方法	推荐强度	证据等级
前庭性偏头痛	止痛、止晕、止吐	A	Ⅱ
		B	Ⅲ
短暂性脑缺血发作	抗血小板或抗凝、稳定斑块	A	Ⅰ
	改善循环	A	Ⅱ
脑梗死	溶栓或取栓	A	Ⅰ 或 Ⅳ
	抗血小板或抗凝	A	Ⅰ
	稳定斑块	A	Ⅱ
脑出血	对症治疗,减轻脑水肿	A	Ⅲ
中枢神经系统脱髓鞘	糖皮质激素免疫调节治疗	A	Ⅰ
中枢神经系统感染	抗感染,必要时降颅压	B	Ⅲ

梅尼埃病患者须避免诱发因素,限盐饮食、利尿剂、糖皮质激素有效。内科治疗失败后,可考虑行庆大霉素鼓室内注射或行内淋巴囊减压、前庭神经或迷路切除等手术。

前庭神经元炎须应用糖皮质激素治疗;呕吐停止后停用前庭抑制剂,尽早行前庭康复训练(表 14-4)。

表 14-4　急诊常见外周性眩晕的主要治疗方法

常见疾病	治疗方法	推荐等级	证据等级
良性阵发性位置性眩晕	手法复位	A	Ⅰ
梅尼埃病	控制发作诱因	A	Ⅱ
	利尿剂	B	Ⅲ
	糖皮质激素	B	Ⅲ
前庭神经炎	糖皮质激素	B	Ⅲ
	前庭康复	A	Ⅱ
突发性耳聋	糖皮质激素、酌情巴曲酶等	B	Ⅲ

对于有眩晕的心血管疾病患者,治疗应针对潜在的失调,无论是缺血、心律失常还是结构性心脏病,纠正低血容量或有症状的贫血是必要的。

一旦怀疑患者是耳毒性药物导致的眩晕,应该马上停止用药,并进行纯音测听和耳鼻咽喉科随访。其他潜在的药物相关症状,如中毒或不平衡感,应仔细地重新评估药物治疗方案是否适当。

放松技巧可以缓解过度通气患者的症状,将低二氧化碳分压($PaCO_2$)水平恢复到正常以纠正呼吸性碱中毒。对病情严重或有顽固性症状的患者,抗焦虑药联合精神科会诊可能是必要的。

6) 特殊考虑

(1) 老年患者:头晕患者中老年人的占比相对较高,且头晕并发症的风险更大。老年人患有功能性障碍引起步态不稳,容易产生跌倒恐惧,且跌倒后的并发症发生率更高。老年患者更容易出现中枢性眩晕,如缺血性脑血管疾病,且更可能由于周围性眩晕症状使得人虚弱。然而,即使是老年人,眩晕仍是罕见的危及生命的原因。

(2) 儿童患者:一般不经常抱怨眩晕。但是最近的一些关于儿童头晕的文献确实提出一系列类似前庭或非前庭症状。耳部感染在这个年龄组更常见,且可能进展为化脓性迷路炎或乳突炎,导致显著的前庭症状。慢性积液("胶耳")可能导致儿童前庭功能障碍,但相对少见。大多数疾病是相对良性和自限的。急性小脑性共济失调主要见于小于 6 岁的儿童在感染水痘病毒(是未接种疫苗儿童的主要病原体)之后。中毒可能是小儿共济失调的另一个原因。类似成人的诊断,重点在于详细的病史和体检,很可能可以显著缩小鉴别范围。

询问病史时的重要的问题:①有发热吗? ②最近出过水痘吗? ③目前有呕吐或腹泻吗? ④有头部或颈部外伤史吗? ⑤有家族癫痫或偏头痛史吗? ⑥症状与运动相关吗? ⑦在家或学校时有心理压力吗?

面对年幼的儿童,感染或脱水症状可能是诊断的重要线索。治疗儿童头晕,就像成人那样,取决于可能的原因,包括前庭抑制剂和止吐药。很少会有儿童因严重的前庭症状而需要入院治疗的。低血容量和发热患者须进一步观察,如近乎晕厥或晕厥,须完善心电图检查以排除长 QT 综合征。定期随访孩子的儿科医生通常是最佳的治疗者。

▶ 诊治误区

误区一:我认为敏使朗有助于……她摔断了臀部。

敏使朗可能对前庭疾病眩晕病例有益。但不幸的是,它可以使患者的乏力和头晕症状加重。考虑抗眩晕药物的利弊,特别是老年人和正在服用抗精神病药物的患者。

误区二:我知道这是垂直性眼球震颤,但是没有其他的神经病学表现,所以我认为它是周围性眩晕。

对于患者来说,这是很坏的消息。医生未认识到有脑血管病的重要危险因素,垂直性眼球震颤表明中枢性病变,除非能证明其他疾病。患者可能由后循环卒中进展到闭锁综合征。

误区三:我认为这是显而易见的 BPPV,只是这个患者不应该开车。

没有什么事是显而易见的。当患者改变车道,他的眩晕不再是良性的。

误区四:眩晕症状消失了,所以我认为他好了,可以走到浴室。

指导急诊室眩晕患者的活动时,应确保他们不会跌倒且不会受伤。

误区五:心电图检查是正常的,那么谁会怀疑是心律失常呢?

当患者有晕厥症状且已植入心脏起搏器,请记住,心电图仅仅是一个瞬间的快照,连续监测是识别阵发性心律失常的必要手段,而心脏起搏器可能需要通过专业仪器进行系统检测。

误区六:患者很年轻,不必担心脑卒中和椎动脉夹层。

脑卒中可以发生在任何年龄。颈动脉和椎动脉夹层是 40 岁以下患者脑卒中的潜在原因;眩晕往往是椎动脉夹层由于后循环受累的最初表现。

误区七:我不知道患者听力下降。

如果你没有测试听力怎么知道听力下降?最终患者聋了。测试听力是评估眩晕的一个重要组成部分,它可以帮助定位潜在的病因。

误区八:CT 检查结果是正常的,所以我认为送患者回家是安全的。

该患者指鼻试验时戳到了自己眼睛,表明小脑功能障碍。不幸的是,头颅 CT 检查后颅窝病变是出了名的不敏感,因此在患者的处理上必须结合临床症状判断。

误区九:她的丈夫说她总是头晕。此外,她的体检结果是正常的,除了肩痛和轻微触痛的腹部,所以我找不出任何理由给她做实验室检查。

患者可能"总是头晕",但这次她的异位妊娠使情况变得更糟。评价头晕患者需要一种有组织、系统的方法,有助于避免误入陷阱。

误区十:患者来自精神病医院,所以我以为他疯了。

精神病患者也会获得医源性疾病。在这个案例中,患者应用丙戊酸作为情绪稳定剂,他的摇晃、不稳定是由于药物不良反应所致。

—病例解析—

眩晕通常是一种急症,走路歪歪斜斜的患者会直奔最近的急诊室。在急诊室,他们希望快速缓解一系列不适症状。首先允许眩晕患者说出一个随意的症状,然后问几个补充问题以进一步明确,急诊科医师根据患者主诉常常可以快速、准确地诊断。询问发病时的症状、时间及其他相关症状,无论是神经系统、心血管或心理的。

体格检查应重点针对异常的生命体征,眼球震颤的存在(水平或垂直、疲劳和非疲劳)、听力缺损和神经功能缺损。三种廉价的测试具有良好的潜在的诊断成功率,包括心电图检查、床边姿势测试和 Dix-Hallpike 试验。记住,如果症状再现,严格的体位标准并不重要。

有了相关临床评估路径的帮助,有相关神经系统症状或缺陷的患者可以进行快速、有效的影像学诊断和治疗。同样重要的是,患者的症状提示为外周前庭病因,最好行床旁诊断和治疗操作,这样可以快速产生结果而省去不必要的测试和费用。

一个简单、合理的眩晕评估方法将为医生和患者提供服务。用几个简单的问题,一些快速、简单的操作,以及正确的诊断测试,使问题得到迅速解决。

(姜坚,李浩军)

参考文献

[1] Halmagyi G M, Cremer P D. Assessment and treatment of dizziness [J]. J Neurol Neurosurg Psychiatry, 2000,68(2):129 - 134.

[2] Kroenke K, Hoffman R M, Einstadter D. How common are various causes of dizziness? A critical review [J]. South Med J, 2000,93(2):160 - 167.

[3] Maldonado Fernández M, Birdi J S, Irving G J, et al. Pharmacological agents for the prevention of

vestibular migrine [J]. Cochane Database Syst Rev, 2015(6):CD010600.

[4] Saberi A, Pourshafie S H, Kazemnejad-Leili E, et al. Ondanserton or promethazine: Which one is better for the treatment of acute peripheral vertigo [J]. Am J Otolaryngol, 2019,40(1):10 - 15.

[5] Spiegel R, Kirsch M, Rosin C, et al. Dizziness in the emergency department: an update on diagnosis [J]. Swiss Med Wkly, 2017,147:w14565.

[6] Tusa R J, Saada A A Jr, Niparko J K. Dizziness in childhood [J]. J Child Neurol, 1994,9(3):261 - 274.

[7] 王拥军. 神经病学(第三版)[M]. 北京:北京大学出版社,2013.

[8] 中国医药教育协会眩晕专业委员会,中国医师协会急诊医师分会. 眩晕急诊诊断与治疗指南[J]. 中华急诊医学杂志 2021,30(4):402 - 405.

[9] 中国医药教育协会眩晕专业委员会. 血管源性/眩晕诊疗专家共识[J]. 中国神经免疫学和神经病学杂志,2020,27(4):253 - 260.

第十五章 晕 厥

一病例导入一

患者 A 57 岁,女性。患者在去菜场买菜的路上突发晕厥,摔倒在地,由救护车送来医院。到医院后,患者神志清醒。查体:心率 110 次/分,血压 108/63 mmHg,呼吸 27 次/分,氧饱和度 92%。有点胸闷气促,但无胸痛、头痛、咯血等不适主诉。心电图检查提示窦性心动过速。患者既往有慢性支气管炎、肺气肿病史,无其他慢性疾病史和服药史,以前也未发生过类似情况。对此患者应考虑什么原因导致她晕厥?

患者 B 73 岁,男性。3 d 内患者晕厥了 2 次,都是在晨起小便时发生,每次 5 min 后自行转醒,发作前后不伴有胸闷胸痛、头晕头痛、抽搐等不适。查体:呼吸 18 次/分,氧饱和度 97%,心率 82 次/min,血压 102/68 mmHg,体温 37.1℃。患者既往有排尿困难史 1 年。你在想,这个诊断比较容易,可能就是排尿引起的反射性晕厥吧?

患者 C 80 岁,女性。患者在家里去卫生间时出现一过性意识丧失,醒来发现自己躺在地板上,伴右膝盖疼痛,没有胸痛、气促等不舒服。查体:呼吸 16 次/分,氧饱和率 97%,心率 70 次/分,血压 152/76 mmHg,体温 36.5℃。心电图检查显示窦性心律伴左束支传导阻滞。患者既往有高血压、心功能不全和糖尿病病史,平时口服利尿剂、美托洛尔和血管紧张素转化酶抑制剂、二甲双胍等药物,微血管血糖显示正常。这个患者看起来似乎没什么问题,但总感觉哪里有些不对劲。

⊙ 流行病学特征及分类

1. 流行病学特征

晕厥(syncope)是指一过性全脑血流低灌注导致短暂性意识丧失(transient loss of consciousness,TLOC),主要特点是发生迅速、一过性、可自行恢复。因发作时常伴有肌张力降低、无法维持正常体位而发生跌倒。晕厥发作前可有先兆症状,如黑矇、乏力、出汗、恶心、呕吐等。晕厥是急诊科就诊患者的常见主诉。流行病学显示,晕厥占急诊科就诊患者的 0.8%~2.4%,其中 15%~50% 患者被收治入院,占住院总人数的 1% 左右。普通人群约有一半人在一生中至少发生过 1 次晕厥。随着年龄增长晕厥发病率逐年增加,70 岁以后急剧上升。晕厥的病因多种多样,最有效的诊断工具是病史、体检和心电图。欧洲和北美的多项研究显示,与标准化诊断流程相比,非系统化的诊断方法易导致较低的诊断率和较高的花费。本章结合目前最新的指南和研究进展，为急诊科医生提供晕厥的危险分层和最佳诊断策略，指导哪些患者可以安全地离院，哪些患者需要住院观察。

2. 分类

根据发病机制，晕厥主要分为三类(见表 15－1)：神经介导的反射性晕厥(neurally mediated reflex syncope)、直立性低血压(orthostatic hypotension，OH)晕厥和心源性晕厥(cardiac syncope)。急诊最常见的晕厥类型是反射性晕厥(35%～48%)，其次为直立性低血压晕厥(4%～24%)和心源性晕厥(5%～21%)，15%～33%的患者晕厥原因不明。一项回顾性研究显示，急诊晕厥患者 30 d 的全因病死率是 1.4%，6 个月后上升至 4.3%，1 年后则高达 7.6%，其中 37%死于心源性晕厥。

表 15－1　晕厥的病因分类

神经介导的反射性晕厥
- 血管迷走性(典型的反射性晕厥)：如恐惧、疼痛、强烈情感发作、长时间站立、抽血操作等
- 情境相关性：如咳嗽、排尿、排便、呕吐、吞咽、运动后等
- 颈动脉窦综合征
- 不典型反射性晕厥

直立性低血压性晕厥
- 药物性因素：如扩血管药物、利尿剂、抗抑郁药等
- 血容量不足：如出血、脱水、呕吐、腹泻、脓毒性休克等
- 原发性自主神经功能障碍：如单纯性自主神经功能衰竭、多系统萎缩、帕金森病、路易体痴呆等
- 继发性自主神经功能障碍：如糖尿病、淀粉样变性、副肿瘤性自主神经病、尿毒症、脊髓损伤等

心源性晕厥
- 心律失常：如病窦综合征、Ⅱ/Ⅲ度房室传导阻滞、房颤/房扑、室上性心动过速、室性心动过速、遗传性心律失常综合征(如长 QT 综合征、Brugada 综合征、儿茶酚胺敏感性室速、致心律失常性右室心肌病等)、植入抗心律失常器械(起搏器、植入式心脏除颤器)功能障碍、药物诱发的心律失常
- 器质性心血管疾病：如梗阻性心脏瓣膜病、急性心肌梗死/缺血、肥厚型梗阻性心肌病、先天性心脏病、心房黏液瘤、主动脉夹层、心包压塞、肺栓塞/肺动脉高压、严重充血性心力衰竭、锁骨下动脉盗血综合征

1) 神经介导的反射性晕厥　是指维持循环稳定的神经反射调节异常，导致血管扩张和(或)心动过缓，最终导致血压下降。根据病理生理机制，神经介导的反射性晕厥可分为 3 种类型：①血管抑制型，表现为直立位时血管收缩反应下降，血管张力不足；②心脏抑制型，表现为心动过缓或心脏收缩能力减弱；③混合型，以上两种机制都存在。

神经介导的反射性晕厥包括血管迷走性晕厥(vasovagal syncope，VVS)、情境性晕厥、颈动脉窦综合征和不典型反射性晕厥。以血管迷走性晕厥最常见，发病前多有明显的诱因，如长时间站立、情绪刺激、疼痛、抽血等，典型表现有头晕、视物模糊、出汗、发热、恶心、呕吐和面色苍白等，发作时伴有低血压和(或)心动过缓，发作后这些症状也会持续一段时间。但是晕厥导致创伤的可能性较小，老年患者表现可不典型。情境性晕厥多发生在排尿、咳嗽、排便、吞咽、呕吐等特定动作进行当中或之后，而颈动脉窦综合征则发生在颈动脉窦受刺激之后，不典型反射性晕厥则没有典型的前驱症状、诱发因素或临床表现。

2) 直立性低血压晕厥　是指从卧位或坐位突然站立后收缩压下降≥20 mmHg，或者舒张压下降≥10 mmHg，导致全脑灌注不足以及相应的症状(头晕、眩晕、先兆昏厥等)，包括早

发型、经典型、延迟型直立性低血压。大多数（89%）患者的症状是在站立3min内发生，称为经典型直立性低血压；早发型直立性低血压是在站立后15s内出现晕厥或晕厥前症状；延迟型直立性低血压则是指站立3min以上出现。导致直立性低血压的原因包括：①药物性因素，如血管扩张药、利尿剂、抗抑郁药等；②出血或液体丢失引起的血容量不足；③原发性或继发性自主神经功能障碍，站立后交感神经无法产生足够的外周血管阻力而导致血压下降，包括单纯性自主神经功能衰竭、多系统萎缩、帕金森病、路易体痴呆、脊髓损伤、副肿瘤性自主神经病以及继发于糖尿病、淀粉样变性或尿毒症的自主神经功能障碍。与神经反射性晕厥患者相比，发生直立性低血压的患者年龄明显偏大，有更多的合并症，更可能需要住院；而药物引起的低血压是这类患者最常见的病因。

3）心源性晕厥　主要由心律失常或器质性心脏病引起。心律失常是心源性晕厥最常见的病因，它由心脏本身传导功能障碍或药物引起，心率太慢或太快导致心输出量和体循环血压下降，引起晕厥或近乎晕厥。比如，病窦综合征、高度房室传导阻滞、长QT综合征，预激综合征和Brugada综合征等。器质性心脏病包括心肌病、心脏瓣膜病、心包疾病或血管疾病，如急性心肌梗死、肺栓塞或主动脉夹层等。20%的大片肺栓塞患者会发生晕厥。锁骨下动脉盗血综合征是一种少见的导致晕厥的血管性原因，是由于锁骨下动脉的近端狭窄而引起椎动脉内血流反向流动，当同侧上肢运动时，血流会从椎基底动脉系统分流到上臂肌肉群中，从而导致脑血流灌注不足而发生晕厥。

病理生理学特征

晕厥的核心病理生理改变是体循环血压下降而导致全脑血流灌注降低，一般来说，脑血流中断6～8s，收缩压在心脏水平下降至50～60mmHg或直立状态下大脑水平下降至30～45mmHg就会导致意识丧失发生。从广义上来讲，任何能导致短暂性脑血流减少甚至中断的因素都是晕厥的潜在病因，以神经反射调节异常、自主神经功能障碍以及各类心血管疾病导致一过性心输出量下降为主要发病机制。血管迷走反射导致外周血管扩张、心动过缓，表现为血管抑制、心脏抑制或混合型反射性晕厥。自主神经功能障碍导致交感神经血管收缩反应失常，表现为直立位时血管阻力无法增加，加上重力作用导致横膈以下静脉血液淤积，静脉回流减少，导致心输出量减少而发生晕厥。心律失常和器质性心脏病会导致血流动力学障碍，心输出量一过性下降导致脑血流明显下降而发生晕厥。

诊疗流程

1. 初始评估

急诊接诊晕厥患者后按以下3步进行处理：①首先评估生命体征是否平稳以及是否存在危及生命的情况；②明确是否为晕厥并进行系统性检查以寻找晕厥病因；③经初始评估后若病因仍不明确，须对患者进行危险分层，确定是否为高危患者，以决定下一步处理（见图15-1）。

首先评估患者的生命体征和血糖，保持患者的气道、呼吸和循环系统稳定，如果合并颅脑外伤，须检查是否存在颈椎损伤并保持颈椎固定。如果存在低血压，须开放静脉给予输液

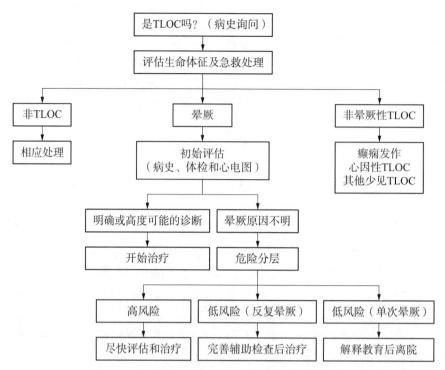

图 15-1 晕厥的初始评估和危险分层流程

注 TLOC:短暂性意识丧失。

治疗。对怀疑心肌梗死等心脏疾病所致晕厥的患者,应立即行心电图检查。

对疑似晕厥的 TLOC 患者,确定 TLOC 是在晕厥之前的,要考虑所有引起 TLOC 的可能病因,特别是危及生命的疾病。表 15-2 列出了这些疾病的临床特点,在临床工作中医生须尽快识别这些病因并给予相应处理。

表 15-2 危及生命的晕厥病因的临床特点

危及生命的晕厥原因	临 床 特 点
蛛网膜下腔出血	突发头痛 从未经历过的剧烈头痛 神经功能障碍
脑血管意外	神经功能障碍
急性心肌梗死	胸痛 背部/手臂/下颌放射痛
主动脉瓣狭窄	胸痛 呼吸困难 劳力性晕厥
胸主动脉瘤和夹层	胸痛 肩胛间区撕裂样疼痛 放射痛/症状: ● 升主动脉(咽喉/下颌)

（续表）

危及生命的晕厥原因	临 床 特 点
	● 降主动脉（背部） ● 神经功能障碍（累及颈动脉或脊动脉） ● 累及冠状动脉出现胸痛，伴或不伴放射痛
大面积肺动脉栓塞	呼喊困难 胸膜痛与呼吸相关 劳力性晕厥
腹主动脉瘤和夹层	腹痛，伴或不伴有背部放射痛 累及脊髓动脉出现神经功能障碍
胃肠道出血	黑便
异位妊娠破裂	腹痛
脓毒症	发热 与感染源相关的症状（如头痛、意识模糊、咳嗽、排尿困难、腹痛）

初始评估包括详细全面的病史、体格检查和心电图检查，45%～65%的患者通过初始评估可能会发现晕厥病因，不明确的患者可酌情考虑以下检查：心电监测、超声心动图、颈动脉窦按摩、直立试验、实验室检查及影像学检查等。

1）病史　对晕厥病因的判断非常重要。由于患者本人可能无法准确地回忆发病情况，所以应仔细询问旁观者或家属患者在意识丧失发作时的状况、前驱症状以及事件发生前后的一些重要细节，有助医生做出判断，若能提供手机视频资料则会更加有帮助。表 15-3 列出了一些有提示作用的重要病史信息，在采集病史时应予重视。询问病史时还应注意患者在发生 TLOC 后，能否自主恢复至正常意识水平；若不能，可能不是真正的晕厥。

表 15-3　晕厥的重要病史

晕厥发作前
● 行为：运动中或之后、站立过程中或之后、平卧位时，发生在排尿、排便、咳嗽或吞咽过程中或刚刚结束
● 前驱症状：头晕、苍白、出汗、视物模糊、头重脚轻
● 环境：长时间站立、闷热或拥挤的环境、餐后、恐惧或疼痛、颈部活动、仪器检查

晕厥发作时
● 伴随症状：心悸，胸痛，上臂、下颌或背部放射痛，撕裂样背痛，腹痛，呼吸困难，突发头痛，颈部疼痛；黑便；腹泻；发热；乏力
● 症状的时间特点：突发、持续性

目击者信息
● 跌倒/损伤：跌倒机制（突然滑倒或跪地）、意识丧失、头部外伤

意识丧失持续时间：数秒或数分钟
● 肢体活动：无活动、强直阵挛、活动持续时间
● 伴随症状：皮肤颜色（苍白、发绀、发红）、呼吸模式（鼾声）

晕厥之后
● 精神状态：意识模糊、恢复时间长短

（续表）

- 伴随症状：①心悸、胸痛、上臂和下颌或背部放射痛、撕裂样背痛、腹痛、呼吸困难、胸膜炎性痛；突发头痛、颈部疼痛、瘫痪、黑便；②腹泻、发热、无力、二便失禁、舌咬伤；③出汗、恶心、呕吐、虚弱、肌痛、损伤

既往病史
- 家族史：猝死、昏厥、充血性心力衰竭
- 心血管病史：器质性心脏病、冠状动脉疾病/心肌梗死、心律失常
- 神经系统病史：帕金森病、癫痫
- 代谢紊乱：糖尿病

确定是晕厥患者，应尝试区分是神经反射性、直立性低血压性、心源性或其他原因引起的晕厥。晕厥与进餐和体力活动的关系、前驱症状、持续时间以及发作后是否持续存在恶心、面色苍白、出汗等表现，有助鉴别神经反射性与心源性晕厥，还要询问是否有心源性猝死的家族史。心源性晕厥的预测因素：老年，有结构性心脏病或冠心病史，晕厥发生在平卧位或体力劳动时，无前驱症状或伴有胸痛、胸闷、心悸等症状。

2）体格检查　包括卧立位的血压测量和对年龄较大患者进行颈动脉窦按摩等检查，一些异常体征可以为寻找晕厥病因提供线索。低血压和心动过速常提示低血容量；呼吸急促伴或不伴氧饱和度降低则提示肺栓塞可能；腹部触及搏动性包块提示腹主动脉瘤；直肠指检明确是否有消化道出血情况。心脏查体的重点是流出道梗阻和瓣膜反流，检查是否存在颈静脉怒张和瓣膜杂音，还要检查毛细血管充盈时间、外周动脉搏动以及水肿和发绀情况。尽管神经系统疾病很少引起晕厥，但是系统性神经查体，特别是颅神经和局部神经体征检查还是必要的。晕厥患者如果跌倒可能会发生创伤，要检查是否合并头颈部外伤，并注意对颈椎的保护。

3）心电图　尽管心电图异常在晕厥患者中阳性率不高（2%～9%），但建议每一个晕厥患者都要做心电图检查，可发现明确或潜在的心源性病因（如缓慢性/快速性心律失常、急性心肌梗死等）以及引起心源性猝死（sudden cardiac death, SCD）的疾病，如 Brugada 综合征、长QT综合征或致心律失常性右心室心肌病（arrhythmogenic right ventricular cardiomyopathy, ARVC）等。应重点关注是否有以下特征：①心肌缺血；②传导阻滞；③预激综合征（△波）；④QT间期延长；⑤Brugada 综合征。

正常心电图有较高的阴性预测值，异常心电图可用于危险分层并指导进一步心血管检查。心电图异常与 30 d 内心脏不良事件相关：左束支传导阻滞、任何非窦性节律、莫氏Ⅱ度Ⅱ型或Ⅲ度房室传导阻滞、束支阻滞伴Ⅰ度房室传导阻滞、右束支传导阻滞伴左前或左后分支阻滞、QT间期延长、新的缺血性改变、电轴左偏或急诊心电监护异常。有研究显示，频发或反复发作的室性早搏以及窦性停搏是患者 2 年内发生猝死或死亡的独立危险因素。

约有 1/3 的 Brugada 综合征患者以晕厥为首要表现，典型的心电图表现是 V_1～V_3 胸前导联 ST 段凸面向上抬高>2 mm，伴 T 波倒置。

2. 危险分层

初始评估后无法明确晕厥原因时，应对患者发生心血管事件及 SCD 进行危险分层以指导下一步诊疗和处理。目前尚无一种评分或决策规则用于急诊科工作中有足够的敏感度和特异度，但可以为临床决策提供参考。目前常用的风险评估工具包括旧金山晕厥评分（SFSR）、OESIL 风险评分、急诊晕厥危险分层评分（ROSE）和加拿大晕厥风险评分（CSRS）

等。表 15-4 列举了这几种评分的危险因素。SFSR 尝试预测晕厥发生后 7 天内的不良预后，一项系统综述报道 SFSR 的敏感度是 87%，特异度 52%。OESIL 风险评分简单、临床易操作，敏感度达 95%，但特异度仅有 31%。ROSE 评分预测 30 d 内不良心脏事件和死亡风险，敏感度 87%，特异度 56%，阴性预测值高达 98%，能有效减少不必要的入院。CSRS 将肌钙蛋白和推测的晕厥类型整合进评分系统，提高了对不良心脏事件和死亡风险的预测准确率。

表 15-4 SFSR、OESIL、ROSE 和 CSRS 风险评分

SFSR	OESIL	
C-充血性心力衰竭病史	年龄＞65 岁	1 分
H-红细胞压积＜30%	心血管病史	1 分
E-心电图异常	不伴有前驱症状	1 分
S-呼吸困难	心电图异常	1 分
S-收缩压＜90 mmHg		
有任一项就考虑是心脏不良事件的高危人群	≥2 分提示心源性猝死(SCD)风险增加	
ROSE	CSRS	
	有血管迷走的前驱症状	－1 分
BNP≥300 pg/mL	心血管病史	＋1 分
心动过缓(心率≤50 次/分)	收缩压＜90 mmHg 或＞180 mmHg	＋1 分
直肠指检大便出血	肌钙蛋白升高	＋2 分
贫血(血红蛋白≤90 g/L)	QRS 轴＜－30°或＞100°	＋1 分
晕厥伴有胸痛	QRS 增宽＞130 ms	＋1 分
心电图显示有 Q 波(不在Ⅲ导联)	QTc 间期＞480 ms	＋2 分
氧饱和度≤94%	急诊考虑血管迷走性晕厥(VVS)诊断	－2 分
	急诊考虑心源性晕厥诊断	＋2 分
有任一项就考虑为高危人群	总分－3～11 分,0 分以下为低风险	

▶️ 诊断及鉴别诊断

1. 诊断

1) 心电监测　包括心电监护、24 h 动态心电图、体外或植入式循环记录仪(externalor/implantable loop recorder，ELR/ILR)、远程心电遥测及智能手机心电监测等。心电监护或 24 h 动态心电图总体诊断阳性率在 1.9%～17.6%，既往有心脏病和心电图异常的高危患者诊断阳性率高，特别是在晕厥发生后立即进行监护者。心电监护的理想时间还不清楚，建议对高危患者行 24～72 h 心电监护。对临床上反复发作的不明原因晕厥、疑似癫痫但抗癫痫治疗无效、不明原因跌倒以及肥厚性心肌病等患者可使用 ELR/ILR 监测。研究显示，ELR/ILR 与 24 h 动态心电图相比，可明显提高不明原因晕厥或跌倒的诊断阳性率，达 24.5%～62%。随着智能手机和穿戴设备在大众生活中的普及，结合视频记录，可作为不明原因晕厥患者的辅助监测工具。

2) 超声心动图和其他心脏影像检查技术　超声心动图可了解患者的左心室功能(心律失常预测因子)和瓣膜情况,明确少见的晕厥原因(如主动脉瓣狭窄、心房黏液瘤、心脏压塞等)。某些患者(如主动脉夹层、肺栓塞、心脏肿瘤、心肌淀粉样变性、冠状动脉畸形等)可行经食管超声心动图、增强 CT 和心脏 MRI 等检查明确病因。一项针对有冠心病史的晕厥患者的研究显示,左心射血分数减少的患者每年发生猝死和室性心律失常的风险高达 10%。尽管晕厥患者常规行超声心动图检查阳性率低,但对不明原因晕厥伴有心脏病史或心电图异常的患者来说阳性率可高达 27%。

3) 颈动脉窦按摩　按摩颈动脉窦导致心脏停搏>3 s 和(或)收缩压下降超过 50 mmHg,可诊断为颈动脉窦高敏。当伴有晕厥时,临床特征符合反射性晕厥则诊断为颈动脉窦综合征。欧洲心脏病学会指南建议对经初始评估后晕厥病因不明的 40 岁以上患者行颈动脉窦按摩检查,但有短暂性脑缺血发作病史、过去 3 个月内有脑卒中病史、颈动脉狭窄的患者不能进行颈动脉窦按摩,以免发生脑栓塞等并发症。检查时要分别以卧位和立位顺次按摩右侧和左侧颈动脉窦,10 s 内诱发晕厥症状即可做出诊断。接受颈动脉按摩的患者中发生神经系统并发症的比例为 0.24%。故在进行这项检查时,患者旁边应备有监护和复苏设备,进行持续心率和血压监测。

4) 直立试验　包括卧立位试验和直立倾斜试验。对怀疑直立性低血压患者,分别测量平卧时和站立 3 min 的上臂血压,如果收缩压下降≥20 mmHg,或舒张压下降≥10 mmHg,并伴有头晕、近似晕厥等症状,则为阳性。如果出现无症状性血压下降,则为可疑阳性。直立倾斜试验适用于疑似血管迷走性晕厥(VVS)、延迟性直立性低血压或体位性心动过速综合征(postural orthostatictachycardia syndrome,POTS)。经初步评估不能明确的患者,也可用于鉴别惊厥性晕厥、癫痫和心因性假性晕厥(psychogenic pseudo-syncope,PPS)。患者在试验前应先禁食 2~4 h,平卧 5 min 以上,试验时倾斜角度 60°~70°,时间 20~45 min,阳性表现包括晕厥伴有血压和(或)心率下降,如果表现为心率较平卧位增加≥30 次/分,同时收缩压下降<20 mmHg,可考虑诊断 POTS。阴性反应者可使用硝酸甘油进行药物激发试验。

5) 自主神经功能评估　有助诊断自主神经功能衰竭导致的晕厥,方法包括 Valsalva 动作、深呼吸试验和 24 h 动态血压监测。做 Valsalva 动作时如无明显的血压升高、心率增快,提示为原发性或继发性自主神经功能衰竭导致神经源性直立性低血压。50 岁以上人群深呼吸试验时应心率变异度(也称呼气/吸气指数)>15 次/分,如果小于这个数值或无变化,考虑副交感神经功能障碍。24 h 动态血压监测可发现直立性低血压患者夜间反常高血压、餐后低血压、劳力或药物性低血压等情况,有助鉴别引发直立性低血压的病因。

6) 电生理检查　有双束支传导阻滞、无症状窦性心动过缓(怀疑与晕厥相关)、可疑心动过速导致晕厥的器质性心脏病患者可考虑行电生理检查以明确病因,有助发现潜在的高度传导阻滞、室性心动过速和窦性停搏的患者。

7) 实验室检查　血常规、电解质、血糖异常仅存在于约 5% 的晕厥患者中,且这些结果与晕厥原因之间的联系还不明确,提供的帮助有限。单纯表现为晕厥的成年患者不建议使用肌钙蛋白来排除急性心肌梗死,但肌钙蛋白水平升高预示不良心脏结果,对晕厥的危险分层有帮助。N 末端脑钠肽(NT-proBNP)在一些研究中证实可用于鉴别心源性晕厥和非心源性晕厥,敏感度约 90%,特异度则为 51%~93%。还有研究使用血清肌酸激酶和肌红蛋白以区别晕厥和癫痫发作,但没有得到有意义的临床结果。

8)影像学检查 ①胸片:除非有明确的症状体征提示,晕厥患者行胸片检查的阳性率非常低,不常规推荐。②头颅 CT 和 MRI:除非有神经系统症状、体征或头外伤,否则头颅CT 和 MRI 对晕厥患者的诊断帮助很少。多项研究显示,晕厥患者行常规头颅 CT 检查很少得到有意义的临床结果。③脑电图:除非有神经系统特异表现或怀疑癫痫,脑电图在晕厥患者中阳性率极低,不推荐常规使用。

2. 鉴别诊断

除了晕厥以外,其他一些疾病也会导致 TLOC,如癫痫发作、蛛网膜下腔出血、椎基底动脉短暂性脑缺血发作、中毒、低血糖等代谢性疾病以及 PPS 等。在做出晕厥诊断之前,要与这些疾病相鉴别。

1)癫痫发作(epileptic seizure) 晕厥有时会伴有肢体的短时抽搐、惊厥样动作或肌阵挛,可能会被误认为癫痫发作,但一般持续时间<10 s;而癫痫的强直-阵挛性发作一般持续 20~100 s,肢体抖动多为同步、对称、偏侧,多伴有舌咬伤,意识丧失时间比晕厥长,达数分钟以上。一项荟萃分析结果显示,是否存在咬舌动作区分癫痫发作和晕厥的特异度达 96%,敏感度为 33%。

2)脑卒中或短暂性脑缺血发作(transient ischemic attack, TIA) TIA 很少以意识丧失为主要表现,有些脑卒中(如脑干缺血)会导致网状激活系统血流量减少而出现一过性意识丧失的症状,但通常会合并有局灶性神经系统症状和体征,意识丧失时间也偏长。蛛网膜下腔出血有时也会引起 TLOC,但通常会伴随其他症状,如突发剧烈头痛、局部神经功能障碍等,蛛网膜下腔出血导致晕厥的可能机制是颅内压暂时性升高而引起的脑灌注降低。

3)代谢紊乱(metabolic disorder) 包括低血糖、低氧、伴有低碳酸血症的过度通气等情况。目前发生机制还不完全清楚,自主神经功能失调可能参与部分病理生理机制,以意识损害为主,一般持续时间比较长。

4)中毒(poisoning) 有多种药物和化学制剂可通过抑制中枢神经系统和呼吸而导致TLOC,特别是起效快、半衰期短的药物能产生晕厥样症状,但大部分毒物导致意识丧失的时间一般比较长。

5)精神心理疾病 有些精神疾病发作时会表现为类似晕厥。比如,惊恐发作伴过度通气会导致低碳酸血症及脑血管收缩,而发生晕厥。PPS 每次发作时意识丧失可持续数分钟至数小时,而且发作频率高,一天内可以发作几次。有些治疗精神疾病的药物会导致直立性低血压和 QT 间期延长,由此可能引发心律失常而发生晕厥,所以对不明原因的晕厥患者还应筛查是否存在精神心理疾病。

3. 诊疗流程

图 15-2 所示为晕厥的临床诊疗路径。急诊处理的基本原则是根据患者的危险分层和可能的发病机制采取相应的治疗措施,预防晕厥复发的手段是否有效在很大程度上依赖于能否阻断晕厥发生的病理生理机制,如心动过缓或低血压。目前针对直立性低血压导致的晕厥尚缺乏有效的特异性治疗措施。预防晕厥复发和治疗基础病因并不完全等同,有基础心脏病的患者也可发生神经反射性晕厥,对这类有高危因素的患者除了减少晕厥复发,还要仔细评估,积极处理原发病以降低发生 SCD 的风险。部分晕厥患者经过检查评估和健康教

育后,即使未给予特定治疗,复发率也可以自发下降,多见于反射性晕厥或不明原因晕厥患者,1～2年内的复发率低于50%。

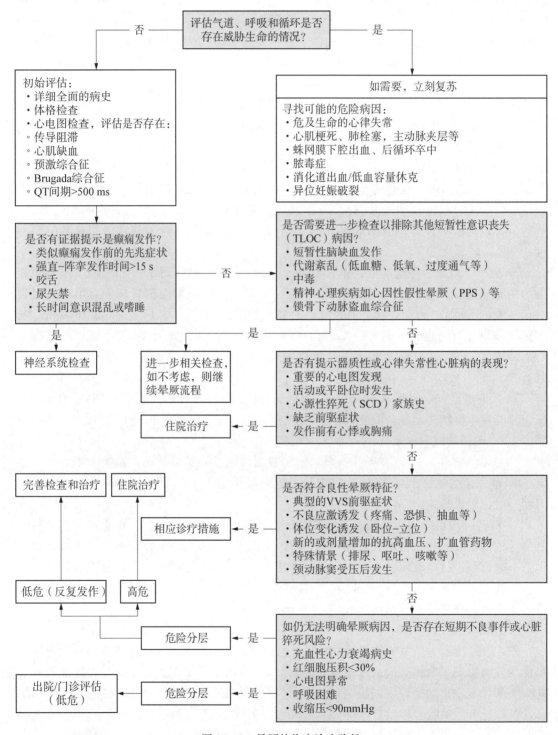

图15-2 晕厥的临床诊疗路径

对于反射性晕厥和直立性低血压晕厥患者,非药物治疗是主要方法,包括健康教育、生活方式调整、停用/减量降血压药、肢体加压或倾斜训练等手段,目的是减少复发、避免外伤和改善生活质量。对物理疗法无效、发作频繁、无法预测或影响生活质量、高危作业者(如驾驶、操作机械、飞行、竞技性体育等),可给予药物治疗,如氟氢可的松、α-肾上腺素受体激动剂(米多君、乙苯福林)等;对 40 岁以上、发作时伴严重心动过缓或心脏停搏者,可考虑心脏起搏治疗。心源性晕厥患者根据基础病因是心律失常性还是器质性心脏病给予相应的治疗措施,对于具有 SCD 高风险的不明原因晕厥患者(如冠心病、扩张性心肌病、肥厚性心肌病、ARVC、长 QT 综合征、Brugada 综合征等),建议安装植入式心脏除颤器治疗。

指南和共识要点

美国和欧洲心脏病协会(AHA&ESC)指南推荐有以下高危因素的晕厥患者应收入病房或急诊晕厥病房进一步诊断治疗(Ⅰ级推荐):有合并症的老年患者,晕厥伴新出现的胸痛、胸闷、呼吸困难、腹痛或头痛症状,晕厥发生在平卧或劳力时,晕厥发生前有心悸症状,有SCD 家族史,有严重心力衰竭、冠心病或器质性心脏病史,持续的生命体征异常,直肠指检提示消化道出血,诊断未明的心脏杂音,心电图异常(包括急性缺血、缓慢或快速心律失常、严重的传导异常等),肌钙蛋白阳性。

有前景的诊断和分层工具

1. 生物标志物

除了传统的心脏标志物肌钙蛋白和脑钠肽(BNP)外,一些可能与心源性晕厥相关的神经内分泌途径的标志物,如中段心房脑钠肽原(MRproANP)、C 末端内皮素原-1、和肽素(copeptin)和肾上腺髓质素原中段肽,已在一些研究中证实对心源性晕厥的诊断和分层有很高的价值。特别是 MRproANP,与临床判断相结合,敏感度达 99%,早期排除心源性晕厥的阴性预测值也高达 99%。

2. 基因检测

有些家族谱系、双胞胎和全基因组关联方面的研究显示,基因组中的某些位点与反射性晕厥、直立性低血压的发生有关,但具体的基因和蛋白尚不清楚,需要进一步探索,期望以后能在诊断分层中应用。由于遗传性致心律失常疾病是心源性晕厥的病因之一,如长 QT 综合征、核层蛋白 A/C 心肌病、儿茶酚胺能多态性室性心动过速、致心律失常性心肌病等,通过新一代基因测序技术可以获取这类疾病的遗传信息,有助于临床医生对这类晕厥做出诊断和危险分层。

3. 人工智能辅助决策

人工智能(artificial intelligence,AI)技术在医学领域的应用越来越广泛,有些基于 AI和大数据机器学习算法建立的预测模型的表现甚至优于临床医生。AI 解决方案在改善患者治疗、降低不恰当的住院和治疗费用以及更公平有效的利用资源方面有着巨大的应用潜力。一项研究显示,使用人工神经网络模型预测晕厥患者需要住院的敏感度和特异度明显优于 OESIL 和 SFSR 评分(敏感度 100%,特异度 79%)。还有研究显示,使用自然语言处理

(natural language processing，NLP)技术分析晕厥患者的医疗文书可以减少96％的人工识别时间。NLP技术还可用于海量数据提取和建立AI预测模型以辅助临床决策。

▶ 诊治误区

误区一：不重视病史询问，仅依赖辅助检查。

详细询问病史是明确晕厥病因最重要的一步，要舍得花费时间询问患者本人、患者家属和目击者患者发病时的情况，可以缩短诊断时间和减少不必要的检查。

误区二：晕厥不可能是由于主动脉夹层引起的。因而没有考虑可危及生命的病因。

尽管大部分晕厥是非致命性的，但作为医生必须保持警惕，首先要排除危及生命的病因。病史、体检和心电图是最有用的诊断工具，鉴别诊断的内容要更广一些，否则容易漏掉危及生命的病因。

误区三：没有考虑到晕厥可能是多病因引起的。

一次晕厥发作可能是由多个病因引起的，特别是老年患者。即使患者有明确的直立性低血压，也不意味着能完全排除心源性病因。

误区四：没有告知患者如何避免晕厥复发及潜在的危险性。

应告知患者晕厥发作带来的可能诱因，晕厥发作前的症状、体征，以降低发作的危险。特别对老年患者，告知他们发作时可能出现的先兆症状，以降低跌倒的风险。

误区五：心电图正常可以排除心源性晕厥。

尽管心电图有很高的阴性预测值，但并不能排除心血管不良事件。对每个晕厥患者都应行心电图检查，注意是否有传导阻滞、长QT、预激综合征和Brugada综合征，注意患者是否服用影响QT间期的药物。

——病例解析——

患者A经初步治疗后呼吸困难和氧饱和度未见明显改善，肺动脉增强CT扫描显示为右下肺动脉栓塞。患者入院后给予抗凝治疗后好转。

患者B行卧立位试验检查时出现明显的血压下降，并伴有头晕、视物模糊等先兆晕厥症状，合并有排尿功能障碍。最后诊断为多系统萎缩导致的自主神经功能障碍。

患者C经初始评估未能明确病因，根据指南建议进行风险分层。其风险因素包括老年、心电图异常(左束支传导阻滞)和心功能不全。患者被收治住院，心电监护显示有室性心动过速发作，因此安装了植入式心脏除颤器。

（于洋，王海嵘）

参考文献

［1］Brignole M，Moya A，de Lange F J，et al. 2018 ESC Guidelines for the diagnosis and management of syncope［J］. Eur Heart J，2018，39(21)：1883-1948.

［2］ Brignole M, Rivasi G. New insights in diagnostics and therapies in syncope: a novel approach to non-cardiac syncope [J]. Heart, 2021,107(11):864 – 873.

［3］ Brigo F, Nardone R, Bongiovanni L G. Value of tongue biting in the differential diagnosis between epileptic seizures and syncope [J]. Seizure, 2012,21(8):568 – 572.

［4］ D'Ascenzo F, Biondi-Zoccai G, Reed M, et al. Incidence, etiology and predictors of adverse outcomes in 43,315 patients presenting to the emergency department with syncope: an international meta-analysis [J]. Int J Cardiol, 2013,167(1)57 – 62.

［5］ Falavigna G, Costantino G, Furlan R, et al. Artificial neural networks and risk stratification in emergency departments [J]. Intern Emerg Med, 2019,14(2):291 – 299.

［6］ Locati E T, Moya A, Oliveira M, et al. External prolonged electrocardiogram monitoring in unexplained syncope and palpitations: results of the SYNARR- Flash study [J]. Europace, 2016,18(8):1265 – 1272.

［7］ Morris J. Emergency department management of syncope [J]. Emerg Med Pract, 2021,23(6):1 – 24.

［8］ Quinn J, Mc Dermott D. Electrocardiogram findings in emergency department patients with syncope [J]. Acad Emerg Med, 2011,18(7):714 – 718.

［9］ Reed M J. Approach to syncope in the emergency department [J]. Emerg Med J, 2019,36(2):108 – 116.

［10］ Saccilotto R T, Nickel C H, Bucher H C, et al. San Francisco Syncope Rule to predict short-term serious outcomes: a systematic review [J]. CMAJ, 2011,183(15):E1116 – E1126.

［11］ Sandhu R K, Sheldon R S. Syncope in the emergency department [J]. Front Cardiovasc Med, 2019, 6:180.

［12］ Serrano L A, Hess E P, Bellolio M F, et al. Accuracy and quality of clinical decision rules for syncope in the emergency department: a systematic review and meta-analysis [J]. Ann Emerg Med, 2010,56(4):362 – 373.

［13］ Sheldon R S, Morillo C A, Krahn A D, et al. Standardized approaches to the investigation of syncope: Canadian Cardiovascular Society position paper [J]. Can J Cardiol, 2011,27(2):246 – 253.

［14］ Shen W K, Sheldon R S, Benditt D G, et al. 2017 ACC/AHA/HRS guideline for the evaluation and management of patients with syncope: a report of the American College of Cardiology/American Heart Association Task Force on clinical practice guidelines and the heart rhythm society [J]. Circulation, 2017,136(5):e60 – e122.

［15］ Sowden N, Booth C, Kaye G. Syncope, epilepsy and ictal asystole: a case series and narrative review [J]. Heart Lung Circ, 2022,31(1):25 – 31.

［16］ Sutton R, Ricci F, Fedorowski A. Risk stratification of syncope: current syncope guidelines and beyond [J]. Auton Neurosci, 2021,238:102929.

［17］ Thiruganasambandamoorthy V, Sivilotti M L A, Le Sage N, et al. Multicenter emergency department validation of the Canadian syncope risk Score [J]. JAMA Intern Med, 2020,180(5):737 – 744.

［18］ Ungar A, Rivasi G, Rafanelli M, et al. Safety and tolerability of tilt testing and carotid sinus massage in the octogenarians [J]. Age Ageing, 2016,45(2):242 – 248.

［19］ Wieling W, Kaufmann H, Claydon V E, et al. Diagnosis and treatment of orthostatic hypotension [J]. Lancet Neurol, 2022,21(8):735 – 746.

［20］ 中华心血管病杂志编辑委员会,中国生物医学工程学会心律分会,中国老年学和老年医学学会心血管病专业委员.晕厥诊断与治疗中国专家共识(2018)[J].中华心血管病杂志,2019(02):96 – 107.

第十六章 肢体瘫痪

━病例导入━

　　患者,女,66岁,突发头晕伴右侧肢体无力半小时余入院,当时头颅 CT 示"双侧基底节区及双侧半卵圆中心腔隙灶,老年性脑改变"。查体:患者浅昏迷,美国国立卫生研究院卒中量表(National Institute of Health Stroke Scale,NIHSS)评分 20 分,考虑患者有急性脑梗死溶栓指征,予 R-TPA 溶栓治疗,溶栓后 NIHSS 评分 4 分。患者 MRI 检查结果如图 16-1 所示。

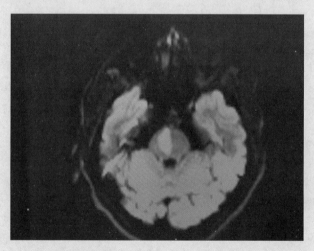

图 16-1　患者 MRI 检查结果

　　对于急性发作一侧肢体偏瘫脑卒中患者,若患者在溶栓取栓时间窗内早期就诊,早期进行溶栓治疗或请神经外科会诊行动脉取栓术对减少患者致残率有重要意义。

　　请问:

　　1. 如何对该类肢体瘫痪患者进行诊断及鉴别诊断?

　　2. 如何尽早实施规范的脑卒中治疗?

▶ 病因学特征

　　脑卒中是一组急性脑血管病的统称,也称为脑血管意外,是指供应脑部血液的血管疾患所致的一组神经系统疾病。脑卒中包括缺血性和出血性两类。其中缺血性脑卒中又称脑梗死(cerebral infarction,CI),是由于脑组织局部供血动脉血流突然减少或停止,造成该供血区的脑组织缺血、缺氧导致脑组织坏死、软化,并伴有相应部位的临床症状和体征,如偏瘫、失语等神经功能缺失的症状。缺血性脑卒中包括脑血栓形成、腔隙性梗死和脑栓塞等,占全部脑卒中的70%~80%。出血性脑卒中包括脑出血和蛛网膜下腔出血,占20%~30%。脑出血是指非外伤性脑实质内的自发性出血,病因多样,绝大多数是由高血压小动脉硬化致血管破裂引起的,故有人也称高血压性脑出血。脑出血与高血压病关系密切:高血压患者约有1/3的机会发生脑出血,而约95%脑出血患者有高血压。脑出血是中老年人常见的急性脑血管病,病死率和致残率都很高,是我国脑血管病中病死率最高的临床类型。

流行病学特征

进入21世纪以来,人类面临心脑血管疾病大流行。据WHO统计,脑卒中是常见的心脑血管病,具有高发病率、高死亡和高致残率的特点,目前是世界第三大死因(占全球死亡的85.5%)。脑卒中对我国的经济与人民健康带来的冲击很大。

世界各地所报道脑卒中患病率差别极大。Bonita等调查结果显示,20世纪80—90年代新西兰55岁以上人群脑卒中患病率为0.43%~0.47%;荷兰、英国等研究报道,65岁以上人群的脑卒中患病率在0.47%~0.73%。2003年,Feigin回顾了10个国家的脑卒中患病率,65岁以上人群脑卒中标化患病率为4.6%~7.3%。欧美等发达国家的脑卒中患病率高,而发展中国家的患病率极低,新几内亚的患病率几乎为0。进入21世纪,各国的脑卒中患病率明显增加,但一些发展中国家的患病率依然低于发达国家。

国内关于脑卒中患病率的调查不多,全国范围内的大规模流行病学调查只有3项,分别是1985年《中国农村及少数民族地区神经疾病流行病学调查》、1986年《全军脑卒中流行病学协作研究》和1991年《全国血压抽样调查》。综合三项调查结果显示,京津地区和东北3省的患病率最高,均在4%以上;而南方(广西壮族自治区、广东省)最低,为0.7%~1.9%。目前有调查显示,我国脑卒中患病率呈现上升趋势,北京市60岁以上老年人群中,1992年脑卒中患病率为4.8%,2000年为12.8%。

随着时代的变化,脑卒中亚型的患病率也在发生变化。2009年的研究报道中低收入国家出血性脑卒中在脑卒中所占比例高于高收入国家。脑卒中的性别发病率也有改变。我国的脑卒中亚型分析显示,与其他国家相比,我国出血性脑卒中的患病率处于较高水平。近年来缺血性脑卒中的患病率和病死率呈上升趋势,而出血性脑卒中呈下降趋势。

此外,脑卒中的患病率及病死率也随着性别、年龄、地理、种族等分布不同而有所不同。纵观世界各国的统计资料,男性、老年、内地或寒冷地区、黑人脑卒中的患病率和病死率均略高。鉴于脑卒中的高发病率、致死率及致残率,对于脑卒中的预防越来越受到广泛关注,其中对脑卒中危险因素的评估也越发受到国内外学者的重视。脑卒中的危险因素众多,其中与脑卒中发病关系明确并有预防意义的危险因素有高血压、心脏病、糖尿病、肥胖、代谢综合征等,如不健康生活方式(吸烟、饮酒、高盐饮食、膳食不平衡、缺乏体力活动、心理压力)等因素可以直接或间接影响脑卒中的发病率和死亡率。目前,血脂代谢紊乱、高同型半胱氨酸血症等与脑卒中的关系存在争议。

▶ 病理生理学特征

脑卒中是一类由供应脑部血液的血管疾病引起血运障碍所致的一组神经系统疾病。无论是缺血性还是出血性脑卒中,均引起局部脑缺血,钙超载、毒性氧自由基和兴奋毒等学说是解释其病理生理的基础。脑缺血损伤的病理生理包含多个环节和多种因素的改变。

脑缺血时钙通过谷氨酸受体门控性和电压依赖性通道进入细胞内,引起细胞膜钙处理能力的持续变化,导致线粒体持续、缓慢的钙超载,从而触发一系列包括花生四烯酸代谢物、NO、自由基或其他活性代谢物质所引起的反应;在缺血期或缺血 1~3 h 后的再灌期,这些物质可诱导内皮细胞和多形核白细胞上黏附分子的表达或氧化关键蛋白质,还可触发炎症细胞因子如 IL-1、IL-6、IL-8、干扰素或肿瘤坏死因子(TNF)的合成和释放,引起缺血阴影区微血管阻塞。此外,可产生由于持续缺血引起线粒体功能衰竭。因此,局部脑缺血时微循环和线粒体功能衰竭是引起缺血继发性损伤的主要原因。

研究发现,脑缺血后迟发性神经元损伤过程出现细胞凋亡。有人认为迟发性神经元损伤主要由细胞凋亡所致,在抑制细胞凋亡过程有信号转导,如神经营养因子和应激蛋白等,它们分别激活抑制凋亡的基因如 *BCL2* 等的表达,使细胞凋亡受到抑制,从而改善脑损伤;而在促进细胞凋亡过程中出现 *BAX/BAD* 和 *P53* 等基因的表达,激活某些蛋白水解酶,使修复 DNA 的酶如多腺苷二磷酸核糖聚合酶[poly(ADP—riDose)polymerase,PARP]和 DNA-PKes(DNA-dependent pn>leinklnase)等降解,最后导致细胞凋亡。但对此仍有不同的看法。

脑缺血后白细胞参与微血管功能紊乱是继发性脑损伤的重要原因。在缺血脑区的微血管中血小板释放炎症介质血小板活化因子(platelet-activating factor,PAF),它激活了多形核白细胞(polymorphonuclear leukocytes,PMNL)。PMNL 与内皮细胞粘连,促使内皮细胞皱缩、破裂、凝集坏死,使血脑屏障破坏。黏附在内皮细胞上的 PMNL 在趋化因子吸引下,通过内皮细胞层进入损伤脑区,产生急性炎症反应。由于血脑屏障破坏,损伤脑区出现渗出液,发生水肿、坏死或有瘢痕组织形成。在损伤暗区,神经元释放细胞因子如 TNF、IL-1 和 IL-6 等,激活巨噬细胞,吞噬坏死神经元碎片,使轴突变性,出现类似外周组织的痊愈过程,如星形胶质细胞增生等现象。在脑缺血后,一些具有免疫活性的细胞(如内皮细胞、PMNL、巨噬细胞、小神经胶质细胞和星形胶质细胞)均能产生细胞因子和黏附分子,而这些细胞因子反过来又能激活上述细胞。这种正反馈作用增加了内皮损伤,加强了炎症反应,导致继发性脑损伤。

▶ 诊断及鉴别诊断

1 诊断

肢体瘫痪是急诊科一种常见的主诉,鉴别诊断面广。肢体瘫痪的病因包括神经系统及多种非神经系统疾患。对于可能危及生命的神经系统和神经肌肉疾病的诊断,需要基于详细的病史、体格检查及部分情况下的影像学检查,进行全身性、解剖学的分析。单侧肢体瘫痪的主要病因如下:

1) 脑梗死　局灶性脑功能突然丧失是脑梗死的核心特征,可表现为面部、上肢或下肢出现急性、局灶性单侧肌无力或瘫痪,或者表现为协调障碍及步态异常。脑梗死的症状随具体病因及受累动脉而有很大的差别。

(1) 脑血栓形成:患者多为中老年人,多患有高血压病及动脉粥样硬化;发病前可有短暂性脑缺血发作(TIA)前驱症状,如肢体麻木、无力等;安静休息时发病较多,常在睡醒后出现症状;症状多在几小时或更长时间内逐渐加重;多数患者意识清醒,而偏瘫、失语等神经系统局灶体征明显;CT 检查显示早期多正常,24~48 h 后出现低密度灶。颅脑 MRI 可显示早期缺血性梗死,对小脑及脑干梗死检出率较高。

(2) 脑栓塞:患者多为青壮年,有心脏病或有明显的动脉粥样硬化(栓子来源);多在活动中突然发病,数秒至数分钟达高峰;突然偏瘫,一过性意识障碍可伴有抽搐发作或有其他部位栓塞,具有明显的神经系统局限体征;临床上对有脑栓塞又无心脏病患者,应注意查找非心源性栓子来源,以明确诊断。心电图应作为常规检查,头颅 CT 扫描在发病 24~48 h 后可见低密度梗死灶;MRI 能更早发现梗死灶,对脑干及小脑扫描效果明显优于 CT。

(3) 腔隙性梗死:患者多为中老年人,常伴高血压;起病突然,急性发病,多在白天活动中发病。临床表现多样,症状较轻,体征单一,预后好;无头痛、呕吐、意识障碍及高级神经功能障碍;头颅 CT/MRI 检查有助诊断。

(4) 分水岭脑梗死:患者多为中老年人,有高血压或动脉粥样硬化病史,颈部或颅内血管存在一定程度的狭窄;发病前有血压下降或血容量不足的表现;有局灶性神经功能缺损;CT 或 MRI 可见楔形或带状梗死灶。

2) 脑出血　男性略多,伴有高血压史者;多有情绪激动、劳累、饮酒、用力排便等诱因;突然起病,进展迅速,常在数分钟至数小时内恶化。有不同程度的意识障碍及头痛、呕吐等颅内压增高症状,有偏瘫、失语等脑局灶体征;小量出血症状与脑梗死相似,重症脑梗死可出现明显高颅压症状甚至脑疝,检查结果与脑出血难以鉴别,需借助 CT 诊断;腰椎穿刺脑脊液检查多为血性且压力较高。

3) 蛛网膜下腔出血　起病多急骤,有突然剧烈头痛、恶心呕吐,脑膜刺激征阳性的患者应高度怀疑本病;脑脊液呈均匀一致的血性、压力增高,基本上可做出诊断;眼底检查发现玻璃体膜下出血有助诊断;多数患者意识清醒,但可有嗜睡,精神症状重者可迅速昏迷,多无神经系局限体征,单侧肌无力这类偏侧体征不常见,但可有一侧动眼神经麻痹,偶有肢体轻瘫;如诊断可疑,可做 CT 检查或腰椎穿刺查脑脊液以助确诊。

4) 未分类脑卒中　虽然根据临床表现可以确定为脑卒中,但客观上不易区别分类者(病情不允许或无条件做特殊检查)。

2. 鉴别诊断

应与脑卒中鉴别的疾病包括急性出现的局部神经症状和脑膜刺激征的疾病、伴随意识障碍的代谢性脑病、癫痫和失神发作,以及表现为头痛和眩晕的疾病等各种疾病。许多短暂性脑缺血发作(TIA)患者就诊时症状已经消失,必须通过问诊确定是否为脑卒中。

1) 急性出现局部神经症状和脑膜刺激征的疾病

(1) 慢性硬膜下血肿:因轻微头外伤引起桥静脉破裂出血,而出现硬膜下腔内血液潴留的症状。通常 60 岁以上老年人出现急性偏瘫、失语等神经症状以及轻度痴呆等精神症状,可考虑慢性硬膜下血肿,症状常在日间波动。慢性硬膜下血肿通常在受伤 3 周以后亚急性起病,有时突然出现偏瘫,临床上不易与脑卒中区别。CT 和 MRI 易做出诊断,但偶有双侧血肿,无中线偏移,可见脑室变小和脑沟消失。血肿清除后可迅速改善神经症状,但若诊断和外科处置太晚可导致不可逆性脑损伤。

(2)脑肿瘤:局部神经症状一般为亚急性-慢性进展。若肿瘤内出血和脑水肿则病情迅速进展,可突然出现脑疝等。罕见的是肿瘤浸润主要血管,有时可引起 TIA。与脑卒中比较,脑肿瘤常在影像上病灶大而症状较轻。①多形性胶质母细胞瘤是最恶性的胶质瘤。若肿瘤组织出血和血栓形成而产生坏死和软化灶,与脑卒中鉴别困难。多形性胶质母细胞瘤最易发生在颞叶,其次为额叶。②脑胶质瘤:来自神经上皮的肿瘤细胞,不呈结节状而是广泛浸润。首发症状常是头痛和癫痫,也可为瘫痪、痴呆、感觉障碍、视力和视野障碍。病程可从急性至慢性多种形式,有时出现误认为脑卒中的意识障碍、癫痫、偏瘫、失语、视力障碍。CT 可见弥漫性低密度灶、无增强效应;MRI 的 T_1 加权像呈低信号,T_2 加权像呈高信号;肿瘤边界不清且连续侵及多个脑叶。③垂体卒中:肿瘤内出血引起突然意识障碍的最常见肿瘤是垂体瘤。垂体卒中可出现突然剧烈头痛、眼球运动障碍和急剧视力下降;有时能引起大量出血和蛛网膜下腔出血,进入休克状态,出现重度意识障碍。

(3)脑炎(encephalitis)和脑膜脑炎(meningoencephalits):典型表现为发热、先出现头痛的脑膜刺激征,脑脊液检查可以诊断。但是,若炎症局限于脑实质可不出现脑膜刺激征,仅脑脊液细胞数轻度增加,与脑卒中鉴别困难。①单纯疱疹病毒性脑炎:急性起病,最初出现发热、头痛和癫痫等,之后出现失语、偏瘫和精神症状等。约半数可见意识障碍,常先出现人格改变、行为异常、幻觉等精神症状和失语。本病约 20% 以脑部症状为首发症状,应与脑卒中鉴别。单纯疱疹病毒性脑炎易累及颞叶、额叶眶回、大脑边缘系统,CT、MRI 和脑电图明确病变位于好发部位有助于诊断。还可参考血清和脑脊液的抗体(酶联免疫吸附试验、ELISA)等,但脑脊液以聚合酶链反应(polymerase chain reaction, PCR)检查出病毒更有用。②流行性乙型脑炎:见于老年人,有时需要与脑卒中鉴别。临床表现为发热、意识障碍、癫痫、震颤和肌强直等锥体外系症状。CT 和 MRI 扫描显示好发部位是脑干、丘脑和基底核。根据流行性乙型脑炎的发病时期(7~9 月)、发现乙型脑炎病毒的血清补体结合抗体 CF 和血凝集抗体 HI 值升高(单一血清的 CF 16 倍以上,HI 320 倍以上)可诊断本病。

(4)脱髓鞘疾病:多发性硬化(multiplesclerosis)的特点是中枢神经系统存在 2 个以上脱髓鞘病变(空间性多发),反复缓解复发(时间性多发)。病灶大小、范围、部位各不相同,临床表现极为多种多样。大脑和脑干病变有时急性起病,特别是老年人首次发病不易与脑卒中鉴别。脑脊液的 γ-球蛋白增加、髓鞘碱基蛋白增加、寡克隆区带阳性等。头部 MRI 检查可发现亚临床的脱髓鞘病灶。侧脑室旁是好发部位,表现为静脉周围炎,与脑室壁垂直的卵圆形状是其特征。

(5)神经 Behcet 病:以中枢神经症状为首发症状,须与脑卒中鉴别。常有中枢性运动瘫痪、脑和小脑症状,还可出现精神症状、眼外肌麻痹、面神经麻痹等。急性期的 MRI T_2 加权像(T_2WI)在大脑基底节、深部白质、大脑脚、脑桥基底部等处可见高信号病灶。急性加重期常伴有发热等全身症状,脑脊液细胞数常增加。

(6)脊髓炎症或脊髓受压:有不涉及头部的双侧运动和感觉症状或体征时,可怀疑脊髓病变。运动障碍涉及肌无力、肌痉挛及反射亢进(但也常在急性期发现反射减弱);感觉异常涉及损伤平面以下感觉缺失或减弱。根据脊髓损伤的水平,膀胱功能可能受损导致尿潴留或尿失禁。多种病变都可导致脊髓疾病,包括创伤、感染(如硬膜外脓肿)、肿瘤、出血、炎症(如横贯性脊髓炎)和退行性病变。

2)伴随意识障碍的疾病

(1)在代谢性脑病中,低血糖、高血糖、肝性脑病、尿毒症、电解质异常、低氧血症等都可引起急性昏迷。快速检查血糖、电解质、血气分析以及肝肾功能、血氨检测等常能诊断。肝性脑病和尿毒症有特征性脑电图表现。一般症状没有特异性差别,但低血糖昏迷和非酮症高渗性昏迷表现为一过性不自主运动和偏瘫。不自主运动常为保持固定姿势困难、肌阵挛、四肢震颤,有时仅见于单侧。

(2)韦尼克脑病(Wernicke encephalopathy)由于缺少维生素 B_1(呋喃硫胺)而发病,表现为急性意识障碍,眼球运动障碍和失调步态等,以前认为这些症状仅见于酒精依赖患者,但近年文献报道不含维生素的中心静脉营养和各种术后并发症也可见上述症状。怀疑本病时,应给予呋喃硫胺 50～100 mg 静脉注射进行诊断性治疗。MRI 的 T_2WI 和质子加权像可见第三脑室周围的丘脑和中脑导水管周围有高信号。

3)癫痫和失神发作

(1)癫痫:脑卒中是老年人癫痫的主要原因。皮质下出血、脑栓塞、癫痫发作可作为脑卒中的首发症状。癫痫部分性发作表现为局部神经症状,有必要与脑卒中的首发症状相鉴别。另外,局部痉挛向一侧上下肢扩展的 Jacksonian 发作在发作受累部位可残留数分钟至数小时的局限性瘫痪(托德瘫痪)。部分运动性发作持续存在癫痫发作也须与脑卒中相鉴别。

(2)失神发作(absence seizure):不伴有明显痉挛的复杂的、部分性发作和迷走神经过度紧张为主的各种原因引起的失神发作,应与 TIA 鉴别。应该向患者本人及周围人详细询问发病时的状况,如有无异常运动、自动症和尿失禁等。体格检查时除检查局部神经症状之外,还应确认有无颈部血管杂音和直立性低血压。至少要检查心电图、脑电图和颈部血管多普勒超声,必要时检查动态心电图和 24 h 脑电图。

4)引起头痛和眩晕的疾病

(1)偏头痛(migraine):一般为单侧搏动性头痛,伴有恶心呕吐。其特点:日常生活动作、日光、声音可加重头痛。《国际头痛(第 2 版)》将偏头痛分为伴有先兆的偏头痛和不伴有先兆的偏头痛。先兆是指视野障碍、单侧感觉运动障碍、失语等,5～20 min 内缓慢进行,60 min 内消失。伴有先兆的偏头痛包括表现为偏瘫的家族性偏瘫型偏头痛(familialhemiplegicmigraine)和散发性偏瘫型偏头痛、脑干病变导致先兆的颅底型偏头痛(basilar-typemigraine)等。有时仅有典型的先兆,而不伴有头痛,应与 TIA 鉴别。

(2)内耳疾病:如美尼埃病、前庭神经炎。重要的是鉴别眩晕是中枢性的,还是周围前庭性的。除了通过临床过程和眼震性状等明确是周围性以外,即使影像检查未见异常,也要考虑脑卒中,特别是椎基底动脉供血不足的应继续进行检查。

5)其他疾病

(1)周围神经疾病。①格林-巴利综合征(Guillain-Barré syndrome, GBS):以周围神经和神经根的脱髓鞘病变及小血管炎症细胞浸润为病理特点的自身免疫性周围神经病,经典型的 GBS 又称为急性炎症性脱髓鞘性多发性神经病(acute inflammatory demyelinating polyneuropathy, AIDP),临床表现为急性对称性弛缓性肢体瘫痪。患者到急诊科就诊,常诉肢体麻木或感觉异常。肢体瘫痪表现各异,轻至中度行走困难,重度可至四肢、面部、呼吸和延髓肌几乎完全瘫痪。根据急性起病、对称性四肢弛缓性瘫痪,可伴有双侧第Ⅶ或Ⅸ、Ⅹ颅神经麻痹,脑脊液有蛋白细胞分离现象,神经电生理检查有神经传导速度的减慢即可诊断为本病。②蜱瘫痪:最常由变异革蜱引起。在变异革蜱叮刺吸血过程中,其唾液分泌的神经毒素可导致宿主运动神经纤维传导障碍,引起上行性肌肉麻痹现象。蜱瘫痪通常在发病时表现为感觉异常、乏力感和肌无力,无发热表现。尽管患者自觉出现感觉异常,但感觉检查往往是正常的。大多数患者最终会发生步态不稳,并进一步发展为上行性完全瘫痪,深部腱反射消失;严重病例可出现呼吸麻痹及死亡。

(2) 神经肌接头疾病。①重症肌无力(myasthenia gravis,MG):能造成任何肌群的无力。常见的临床表现包括:眼部症状(如上睑下垂、复视)发生率为50%,延髓症状(如构音障碍、吞咽困难、咀嚼易疲劳)发生率约为15%,孤立性肢体无力发生率约为5%。若呼吸和(或)延髓肌无力导致急性呼吸窘迫,会发生肌无力危象。②肉毒中毒:食源性肉毒中毒的患者可有呕吐、腹痛、腹泻、口干的前驱症状,进一步可发生脑神经受累的症状(如固定性瞳孔扩张、复视、眼球震颤、上睑下垂、吞咽困难、构音障碍),随后出现下行性肌无力,通常从躯干和上肢向下肢进展。平滑肌麻痹可引起尿潴留,而膈肌麻痹可导致呼吸窘迫且需要气管插管。

(3) 肌肉疾病。①酒精性肌病:见于长期酗酒者,表现为肌肉痛性痉挛、压痛及肿胀,是非创伤性横纹肌溶解的主要病因。②肌炎(myositis):皮肌炎和多发性肌炎均常表现为对称性近端肌无力,根据患者对称性近端肌肉无力、疼痛和触痛,伴特征性皮肤损害(如以眶周为中心的紫红色水肿性斑、Gottron征和甲根皱襞僵直扩张性毛细血管性红斑),一般诊断并不难,再结合血清肌浆酶和CK、乳酸脱氢酶(LDH)、AST、ALT和醛缩酶的增高,必要时结合肌电图改变和病变肌肉的活组织检查,可以确诊本病。

(4) 常染色体显性遗传病合并皮质下梗死和白质脑病:(cerebral autosomal dominant arteriopathy with subcortical infarcts and leukoencephalopathy,CADASIL)是一种遗传性小动脉疾病,位于19号染色体上的 NOTCH3 基因突变所致的遗传性脑小血管疾病,表现为皮质下缺血事件,并导致进行性痴呆伴假性延髓麻痹,以皮质下多发性脑梗死和白质病变为特征的常染色体显性遗传性疾病。欧美报道该病的多数病例既往有偏头痛史,MRI特征性表现为多发性腔隙性梗死,累及额叶和颞叶前端血质疏松(leukoaraiosis)等,有助诊断。

(5) 线粒体-脑肌病伴高乳酸血症和卒中样发作(mitochondrial encephalopathy with lactic acidosis and stroke-like episodes,MELAS):是线粒体DNA异常的疾病。该病的主要临床表现为脑病、高乳酸血症、脑卒中样发作,也可出现痉挛、意识障碍、偏盲、皮质盲、视力障碍、偏瘫等。首发症状为偏头痛样的发作性头痛和呕吐发作,可出现感音性听力减退、多毛和身材矮小。脑脊液检查示乳酸升高,MRI可见病灶与血管支配区不一致,病变广泛累及灰质中心。磁共振波谱(magnetic resonance spectroscopy,MRS)表现异常信号区的乳酸值上升。肌肉活检发现破碎红纤维(ragged red muscle fiber)和强琥珀酸脱氢酶反应性血管(strongly SDH-reactive vessel,SSV)有助诊断。大约80%的MELAS患者可见线粒体异常,为亮氨酸转移区的点突变,其中90%为A3243G位点变异。

(6) 克罗伊茨费尔特-雅各布病(Creutzfeldt-Jacob disease):是一种朊蛋白病,主要临床表现为亚急性进展的痴呆,神经症状多种多样。大约10%的病例出现急性痴呆和视觉异常

（视觉障碍、视野障碍、视觉变形、色觉异常）。有的病例表现为以步行障碍为主的小脑性运动失调。早期病例的弥散加权成像在大脑皮质可见到线状高信号，尾状核、壳核和丘脑也有变化。脑脊液检查 14 - 3 - 3 蛋白和神经元特异性烯醇化酶（neuron specific enolase，NSE）有助于诊断。病情进展到一定程度脑电图可见周期性同步放电。

▶ 诊疗流程

1. 病史

快速采集简要病史，至少包括下列各项。

1）发病的形式和确切的发病时间　发病时间的确定，对患者进一步的治疗决策至关重要。如患者存在意识障碍且缺乏目击者可明确发病的具体时间，或脑卒中发生于患者入睡后，则须尽可能明确患者尚正常的最后时间。

2）患者的既往病史　包括是否存在心脑血管疾病危险因素和是否存在可引起相应症状的其他疾病。

3）用药史　包括有无抗凝药物服用史，有无过量服用镇静催眠等精神药物或毒物接触的可能等。

4）肢体瘫痪的判断　在急诊时，许多患者主诉为"无力"。虽然"无力"可能是由于原发性神经肌肉疾病所致，但更常见的情况是代表了与某种躯体疾病相关的不适。这种病情可能包括几乎整个躯体疾病谱，如心力衰竭、脱水、重度低钾血症、肾上腺皮质功能减退症或甲状腺功能减退症等严重疾病。临床医师首要应正确判断患者是否为真正的瘫痪。瘫痪标志着肌肉完全丧失收缩功能。

病史应该详细询问关于瘫痪分布的描述（如双手）及其表现形式（如难以完成精细动作任务），症状发生持续的时间，以及相关的临床特征（如失语、复视）。确定瘫痪是单侧还是双侧，是否有中枢神经受累的相关体征。

（1）单侧瘫痪。评估患者时，应重点考虑的问题如下：①是否存在皮质体征，如失语、忽略、失认或失用症？②有无面部受累（如面部下垂）？③瘫痪的分布是否存在同神经支配肌群模式？④瘫痪的描述是否与特定的周围神经一致？

通常，对于没有皮质体征的孤立性肢体瘫痪病例，临床医生根据对常见的神经根型及周围神经卡压综合征的了解来发现问题。局部病变（如局限于 1 个手指或 2 个手指的无力及感觉异常）提示周周神经卡压，但在实际病例中通常难以区分脊神经和周围神经卡压。熟悉颈椎和腰骶的皮区及同神经支配肌群有助识别脊神经根压迫，并有助区分此病变与周围神经病变。

（2）双侧瘫痪。评估患者时，应重点考虑的问题如下：①患者精神状态是否变差？②哪个肢体受累？③有无感觉系统受累？如有，是否提示是一个感觉平面的缺陷？④是否有膀胱受累？⑤瘫痪主要累及近端还是远端肌群？⑥是否有延髓体征（涉及舌、颌部、面部或喉）？⑦瘫痪的程度有无起伏？

神经系统病变引起的双侧瘫痪常伴有精神状态变差，除非病灶位于脊髓。存在膀胱功能障碍或某一独立皮区平面以下的感觉障碍提示脊髓病。

若有以下症状提示近端运动肌无力。下肢受累，难以上楼梯和从椅子上站起来；上肢受累,难以完成过顶动作(如梳头发)。近端运动肌无力通常见于肌病的病程早期。

神经肌肉接头(neuromuscular junction,NMJ)病变的相关症状包括视觉症状(特别是上睑下垂和复视)和延髓体征。延髓肌无力可能表现为鼻声、咳嗽或舌音性构音障碍。反复活动(如咀嚼)导致无力加重提示乏力性模式的无力,暗示重症肌无力。

急性瘫痪发作持续数小时至几日并能自行恢复,提示由钾调节失衡(或其他电解质紊乱)导致的周期性麻痹。

2. 体格检查

所有以肢体瘫痪就诊的患者需要进行神经系统检查,特别要注意肌力检查和深部腱反射。对于症状(如构音障碍、动眼或视觉功能障碍、共济失调)提示中枢受累的患者,必须进行更详细的检查。详细的检查应包括脑神经和运动功能的仔细评估。

1) 运动神经元表现　识别和区分上运动神经元或下运动神经元体征,对于确定无力综合征的性质很重要。①下运动神经元病变的体征包括痉挛、反射亢进及跖伸肌反应(巴宾斯基反射),单纯外周神经病变中没有这些表现。然而,反射降低及弛缓性麻痹可见于急性中枢病变,随后发生反射亢进及痉挛。此类临床情况包括创伤所致急性脊髓横断损伤。②上运动神经元病变的体征包括肌张力下降和反射降低,无巴宾斯基反射。如果为双侧无力且存在上运动神经元病变的体征,主要考虑为神经病变、肌病和神经肌肉接头的病变。神经病变往往累及远端肌群,而肌病更常累及近端肌肉。神经病变中反射降低,而在肌病中反射可能存在、减弱或消失。肌病可能有相关的肌痛,但通常不存在感觉症状。神经肌肉接头病变的最显著鉴别特征是延髓肌肉系统(即舌、颌、面部和喉)的早期受累。

2) 肌力检查　是无力患者的核心检查。轻偏瘫提示半球病变,下肢轻瘫提示脊髓病变。周围神经病变,尤其是格林-巴利综合征,也可引起下肢轻瘫。若病史提示近端型无力,如上楼梯或从椅子上起立困难,须鉴别近端肌无力和远端肌无力。近端肌无力提示肌病病变而不是神经病变。评估孤立的肢体无力时,对特定肌群的肌力检查会有所帮助。如果疑似神经肌肉接头病变,则动眼神经和延髓检查至关重要。应评估眼外肌运动、眼睑肌力、咬肌肌力、面部表情及腭部运动。

3) 反射检查　有助诊断及定位神经病变。使用标准的量表对腱反射进行分级,0 代表缺失,4 代表极度活跃与阵挛。一侧脑半球的病变通常会导致由上运动神经元破坏引起的患侧反射亢进。双侧皮质脊髓束中断通常会引起对称性反射亢进和跖伸肌反应(巴宾斯基征阳性)。脊髓病变是这些表现的最常见原因,但在罕见情况下也可能存在双侧脑半球损伤或脑干病变。神经根受压最常导致单侧特定下肢反射的消失。例如,单侧踝反射消失提示S1 神经根病变。

4) 冰敷试验/疲劳试验　易疲劳性是指初测时肌力正常,但随着检查的继续而显著下降,是重症肌无力的特征性表现。冰敷试验或疲劳试验等方法可用于诊断神经肌肉接头病变。

5) 感觉检查　虽然感觉症状及体征的存在、类型或缺失可有助确定导致无力产生的神经解剖学水平,但感觉表现具有主观性,因此结果的判读比较有难度。典型的情况是皮质病变可导致相对轻微的偏身感觉缺失,使触觉和本体感觉的影响胜过痛觉。患者可能仅将此描述为他们的手臂或腿有"奇怪的感觉"。脊髓病变对感觉的影响通常是双侧性的,以感觉缺失上层平面界定病变平面。

相比之下,颈髓中央病变最常引起肩部"披肩式"感觉丢失,影响痛觉和温度觉,但振动觉和本体感觉不受影响(所谓的"分离型感觉丢失")。脊髓圆锥或马尾病变可使会阴部感觉丢失。当脊髓半侧横断性损伤时(脊髓半切综合征),病变同侧的本体感觉和振动觉丢失,而对侧的痛觉和温度觉丢失。

3. 辅助检查

1) 实验室检查　快速的微血管血糖测试以排除低血糖昏迷;行血常规、凝血常规、肝肾功能、电解质、血氨、血气分析、心肌损伤标志物检查,必要时查血乙醇浓度等。血清肌酸磷酸激酶(CK)是肌肉损伤的敏感标志物,对筛查急性肌病有一定意义。

2) 神经影像学检查　根据疑似病变的位置,对诊断可能有用。必须评估皮质病变时,可行头部 CT 平扫。在绝大多数情况下,CT 可识别急性出血、肿块性病灶和脑水肿,但在缺血性脑卒中早期 CT 扫描显示可能正常。如果怀疑有颅内肿瘤或某些感染(如弓形虫脑炎),则须行头部增强 CT 扫描。脑干及小脑病变检查以 MRI 效果最好,因颅底的骨伪影会影响此部分脑组织的 CT 成像。

如果疑似神经根或脊髓病变,则脊柱 MRI 是首选的显像方法。如果无法实施 MRI 或有相关禁忌证,则 CT 脊髓造影有助诊断多种脊髓病变。

3) 脑脊液分析　疑似格林-巴利综合征、脊髓炎或脱髓鞘性周围神经病时,须进行脑脊液分析。脑脊液分解通常显示蛋白浓度升高而白细胞计数正常。然而,蛋白浓度升高的检测高度依赖于腰椎穿刺的时机。在脊髓炎中,约半数病例的脑脊液分析结果正常。在另一半患者中,脑脊液分析可能显示蛋白增高或中度的淋巴细胞增多,但葡萄糖浓度保持正常。诸如炎症性脱髓鞘性周围神经病等病变通常显示脑脊液蛋白浓度升高。如果疾病与 HIV 有关,常会发现脑脊液中淋巴细胞增多。

4) 其他检查　包括心电图、胸部 X 线片和 CT 等其他必要的辅助检查。心电图检查有助发现房颤、病窦综合征等心律失常,提示患者可能存在心源性栓塞。

通过病史采集、体格检查和相应的辅助检查有助排除脑外伤、中毒、癫痫后状态、脑卒中、高血压脑病、血糖异常、脑炎及躯体和重要脏器功能严重障碍等引起的脑部病变,根据瘫痪的不同原因予以相应的治疗措施。

4. 流程性诊断方法

临床医生可按照肢体瘫痪流程采取系统性方式诊断瘫痪的患者。此诊断方法首先是确定瘫痪为单侧(非对称性)还是双侧(对称性),并仔细寻找有无中枢神经系统受累的体征。在评估单侧和双侧瘫痪时,最好从头部及中央开始,逐步扩展到尾侧及外周。此方法可为神经解剖定位,为准确诊断提供可靠的框架。

(1) 如果确定是单侧瘫痪,则仔细检查是否有提示皮质、皮质下(腔隙性)或脑干病变的体征。若未发现上述问题,则症状最有可能源于周围神经病变,如神经根病、神经丛病或周围神经损伤。评估单侧瘫痪的关键问题:①有无皮质病变征象,如失语、忽略、失认、失用症。如有,则病变位于大脑皮层。②有无面部受累,如面部下垂。单侧面部无力提示病变位于脊髓以上,在脑干或皮层(或伴有周围神经 Bell 麻痹)。③瘫痪的分布是否有同神经支配肌群模式,熟悉重要的颈和腰骶同神经支配肌群有助于病灶定位。④瘫痪的描述是否与特定周围神经一致。

(2) 如果确定是双侧瘫痪,考虑患者的神志状态,并仔细寻找是否有上运动神经元或下运动神经元病变的体征和相关异常。综合检查所见应能够大致判断病变的位置,并确定是否需要影像学检查、专科会诊及治疗。评估双侧瘫痪的关键问题:①患者精神状态是否变差:引起双侧无力的中枢神经系统病变常伴随精神状态变差,除非病变位于脊髓。②哪个肢体受累:同时涉及上肢和下肢的病变更靠近脊髓近端。③有无感觉受累:按特定皮区分布的感觉障碍提示脊髓病变,而弥散性分布的感觉损害(如感觉异常)可能是多神经病的早期征象。④是否有膀胱受累:膀胱功能障碍提示脊髓病。⑤瘫痪主要累及近端肌群还是远端肌群:主要累及近端肌肉提示肌病,而主要累及远端肌肉则提示多神经病变。⑥是否有眼肌或"延髓"瘫痪(涉及舌、颌部、面部或喉):累及神经肌肉接头的疾病常表现为上睑下垂、复视或延髓肌无力(参见"重症肌无力的诊断"和"Botulism")。⑦瘫痪的程度有无波动:若肌无力呈疲劳型,即保持向上凝视或咀嚼等反复运动会加重病情,则提示累及神经肌肉接头的病变(如重症肌无力);急性发作的肌无力持续数小时后自发缓解则提示周期性麻痹。

▶ 诊治误区

(1) 对于意识欠清患者的诊断,尤其是伴有肢体抽搐,须与诸如癫痫、低血糖等进行鉴别。本例患者因有偏瘫,无抽搐,血生化排除低血糖等,因此脑卒中的可能性极大,有静脉溶栓指征。

(2) 患者首发症状为突发瘫痪,伴意识欠清、失语,症状迅速达到高峰,须与脑出血鉴别。CT检查可以协助鉴别,头颅MRI检查可以协助诊断。

——病例解析——

患者为单侧偏瘫,血生化检查排除低血糖、电解质紊乱等情况,头颅CT检查排除颅内出血,且在静脉溶栓时间窗内,因此患者到达急诊科后立即启动了脑卒中单元的静脉溶栓流程:血糖、血小板计数及头颅CT检查均须在45 min内完成,结果显示无溶栓禁忌证,予以静脉溶栓治疗。溶栓结束后NIHSS评分降至4分,进一步查头颅MRI提示脑干梗死,收入病房进一步药物治疗。

(葛晓利)

参考文献

[1] Asimos AW.急诊科成人急性肌无力的评估[OL].临床顾问.https://www.uptodate.com/contents/zh-Hans/evaluation-of-the-adult-with-acute-weakness-in-the-emergency-department? [2022-09-30].

[2] Corso G, Bottacchi E, Brusa A, et al. Blood C-reactive protein concentration with ABCD2 is a better prognostic tool than ABCD2 alone [J]. Cerebrovasc Dis [J]. 2011,32(2):97-105.

[3] European Registers of Stroke (EROS) Investigators, HeuschmannPU, Di Carlo A, et al. Incidence of stroke in Europe at the beginning of the 21st century [J]. Stroke, 2009,40(5):1557-1563.

[4] Feigin V L, Lawes C M, Bennett D A, et al. Stroke epidemiology: areview of population-based studies of incidence, prevalence, andcase-fatality in the late 20th century [J]. Lancet Neurol, 2003,2

(1):43 - 53.

[5] FeiginV L, LawesC M, Bennett D A, et al. Worldwide strokeincidence and early case fiatality reported in 56 population-basedstudies: a systematic review [J]. Lancet Neurol, 2009, 8(4):355 - 369.

[6] Lawlor D A, Smith G D, Leon D A, et al. Secular trends inmortality by stroke subtype in the 20th century: a retrospectiveanalysis [J]. Lancet, 2002, 360(9348):1818 - 1823.

[7] Perry J J, Sharma M, Sivilotti M L, et al. Prospective validation of the ABCD2 score for patients in the emergency department with transient ischemic attack [J]. CMAJ, 2011, 183(10):1137 - 1145.

[8] World Health Organization. Preventing chronic diseases: a vitalinvestment [R]. Geneva: WHO, WHO Global Report, 2005.

[9] 方向华,汤哲,项曼君,等.北京市 55 岁以上人群 1992 年和 2002 年脑卒中患病率就残疾率情况及变动趋势[J].中华老年心脑血管病杂志,2007,9(1):32 - 35.

[10] 方向华,王淳秀,梅利平,等.脑卒中流行病学研究进展[J].中华流行病学杂志,2011,32(9):847 - 856.

[11] 方向华.中国卒中的流行现状及其影响因素[J].中国脑血管病杂志,2004,1(5):233 - 237.

[12] 高田幸儿,刘芳.疑为脑卒中的症状要点之一——瘫痪和麻木[J].日本医学介绍,2006,27(3):99 - 102.

[13] 李世绰,程学铭,王文志,等.神经系统疾病流行病学[M].北京:人民卫生出版社,2000.

[14] 刘芳,陈谅.急救神经症状的鉴别和处理十二、神经内科危重症处理的进展[J].日本医学介绍,2005,26(2):90 - 92.

[15] 平野照之,刘芳.脑卒中的鉴别诊断[J].日本医学介绍,2006,27(3):97 - 99.

第十七章　大血管急诊

━病例导入━

　　患者,女性,35 岁。主诉"孕9周$^{+4}$,背部疼痛两周,加重1d",于 2021 年 3 月 17 日来我院急诊。既往否认高血压史。生育史 1-0-2-1,2014 年顺产 1 次,人流 2 次。平素月经规则(MC15 7/30),量中,无痛经。末次月经 2021 年 1 月 8 日。2011 年腹腔镜下行左侧黄体囊肿剥除,2019 年全麻下腹腔镜下行腹膜后病损切除术+右侧输卵管系膜囊肿切除+右侧卵巢囊肿剥除。右侧腹膜肿物术后病理:包裹性囊肿,右侧卵巢浆液性囊腺瘤,右侧输卵管系膜囊肿(副中肾管囊肿),具体不详。否认外伤史,否认输血史。患者自初中起出现脊柱侧弯,未进一步诊治,2020 年腰椎 MRI 检查示:$L_4 \sim S_1$ 椎间盘变性并轻度膨出,骶管囊肿

　　体格检查:血压 138/63 mmHg,心率 78 次/min,身高 170 cm,体重 60 kg,BMI 20.8 kg/m^2,全腹散在压痛,移动性浊音(+),无肌紧张。妇科查体:宫颈举痛、摇摆痛(-),宫体压痛(-),双附件压痛(-)。

　　急诊血常规检查:白细胞计数 18.4×10^9/L(↑),血红蛋白 105 g/L(↓),红细胞压积(HCT)32.7%(↓),尿常规可见红细胞 30 个/HP,肝肾功能指标及淀粉酶、cTNT、N末端B型利钠肽前体(NT-proBNP)均正常;D-二聚体 3.34 mg/L。心电图示:窦性心动过缓,下肢血管超声及心脏超声未见明显异常。

　　妇科急诊超声示:子宫后位,大小为长 87 mm、厚 78 mm、宽 100 mm,宫颈长度 37 mm;子宫肌层均匀孕囊部位:(宫腔)孕囊大小为长 54 mm、宽 28 mm,见卵黄囊,胚胎长度为 26 mm,胎心可测及,右侧卵巢未显示,左侧卵巢大小为长 32 mm、宽 18 mm,盆腔见游离无回声区 87 mm×47 mm。检查结果:早孕 9 周+2 d;盆腔积液。遂行后穹隆穿刺,抽出 2 mL 淡黄色清亮液体。

　　急诊腹部 CT 检查示:盆腔积液,子宫妊娠状态,左附件偏大,$S_2 \sim S_3$ 椎体后缘见囊性灶,局部骨质吸收。

　　初步诊断:①腰背痛待查;②妊娠状态;③盆腔积液;④脊柱侧弯,骶管囊肿。

　　请问:

　　此例腰痛孕妇患者下一步该如何处理呢?

▶ 病因学特征

急性主动脉夹层(AAD)包括一系列危及生命的主动脉疾病,且通常有急性疾病症状。急性主动脉夹层是指血液通过主动脉内膜破口进入主动脉壁并造成动脉壁的分离,是最为常见的类型。区分急性疾病与慢性疾病的时间点大致为出现初始临床表现后的 2 周(超急性:<24 h,急性:1~14 d,亚急性:14~90 d,慢性:>90 d)。主动脉夹层伴随症状多样化,缺乏简便有效的诊断方法,往往会导致延误诊断。此病凶险,不及时诊治在急性起病 48 h 内病死率可高达 50%,2 周后的病死率达 80%。

▶ 流行病学特征

急性主动脉夹层年发病率为 2~3/10 万,死亡率约 1.5/10 万。平均发病年龄约 63 岁,男性约占 65%,在 40 岁前发病的女性中 50% 发生于孕期。发生部位:约 70% 内膜撕裂口位于升主动脉,20% 位于降主动脉,10% 发生于主动脉弓部三大血管分支处。

▶ 病因及发病机制

主动脉夹层是主动脉异常中膜结构和异常血流动力学相互作用的结果。主动脉中膜由弹力纤维、胶原纤维和平滑肌细胞组成。平滑肌细胞形成弹力纤维和胶原纤维,本身亦是支持营养层;弹力纤维维持着血管的顺应性;胶原纤维决定了血管横向阻力,同时也影响着血管的顺应性。血流动力学对主动脉壁的主要作用因素是血流的应力。当各种原因造成血管顺应性下降,使得血流动力学对血管壁的应力增大,造成血管壁损伤,并使血流动力学对血管壁的应力进一步增大,造成恶性循环,直至主动脉夹层形成。

目前尚不能确定自发性主动脉夹层的促发事件是原发性内膜破裂并继发中膜夹层形成,还是中膜内原发性出血后造成该处内膜破裂。最初的内膜撕裂可发生于升主动脉或降主动脉,偶尔可起源于腹主动脉。高压血流通过撕裂口并将内膜与中膜和(或)外膜分离,形成血管假腔。夹层可从起始撕裂口向近端或远端扩展,累及主动脉瓣、冠状动脉或者胸主动脉/腹主动脉的分支。这种扩展可引起主动脉夹层的多种临床特征(急性胸痛或背痛、神经症状)。假腔中平均压力更高时可动态或静态压迫真腔,并使其闭塞,导致主动脉分支灌注不良,引起终末器官缺血(冠状动脉、脑、脊髓、四肢和内脏缺血)。如果夹层向近端蔓延,分别累及主动脉瓣和冠状动脉或心包腔,则会对应发生主动脉瓣关闭不全、冠状动脉缺血和心包填塞。此外,真假管腔之间可能有多处交通。

非自发性的主动脉夹层可能源于器械操作或创伤,创伤性撕裂口通常累及锁骨下动脉远端的降主动脉。一项回顾性研究显示,6% 的主动脉壁间血肿由医源性或创伤性损伤引起。例如,置入主动脉内球囊反搏,或快速减速性机动车事故。

1. 主动脉夹层可能的病因

1) 高血压 约 80% 的主动脉夹层患者合并有高血压。尤其突发性一过性血压显著增高,血压变化率(dp/dt max)愈大,主动脉夹层也就愈易发生且进展愈快。

2) 遗传性疾病　75％的马方综合征患者可发生主动脉夹层。其次包括勒斯-迪茨综合征(Loeys-Dietz syndrome，LDS)、血管型埃勒斯-当洛斯综合征、特纳(Turner)综合征以及家族性动脉瘤-骨关节炎综合征(SMAD 3 突变)

3) 先天性心血管畸形　主动脉夹层患者中有9％合并先天性主动脉瓣畸形。在先天性主动脉瓣二瓣化畸形中，主动脉中膜层常有囊性坏死的结构性改变。而主动脉缩窄的中膜有退行性变，其夹层的发病率是正常人的8倍。

4) 特发性主动脉中膜退行性变　主要出现于高龄患者的夹层主动脉壁中，包括囊性坏死和平滑肌退行性变化。这两种变化往往不是单独存在的，在不同的年龄段有不同的特征。年龄＜40 岁的患者以中膜囊性变为主；随着年龄增大，逐渐以平滑肌细胞的退行性病变为主。

5) 主动脉粥样硬化　粥样硬化斑块与夹层动脉瘤形成的最大可能是堵塞了动脉滋养血管，引起壁内血肿，斑块出血对夹层形成的影响不大。也有学者认为粥样硬化斑块破坏了主动脉壁的顺应性，导致血流动力学改变，使得斑块周围的内膜易被撕裂。

6) 主动脉炎性疾病　如巨细胞动脉炎，通过免疫反应引起主动脉壁损害，与主动脉夹层形成可能有较密切的关系。

7) 损伤　外力撞击引起的主动脉夹层并不罕见。由于位于固定与相对不固定交界处的主动脉中膜、内膜在瞬间外力的冲击下发生扭曲断裂，血液涌入，导致夹层动脉瘤形成。有研究表明，若无中膜层的病变基础，最多形成局限性血肿或夹层，而不会导致广泛性的主动脉夹层。

8) 妊娠　女性在此期间好发主动脉夹层，最大可能是由于妊娠期血流动力学变化引起的，但也有学者坚持认为与妊娠期间结缔组织变化有关。

2. 主动脉夹层分类

主动脉夹层的分类目前仍沿用 DeBakey 三分法，或应用更广泛的 Stanford 二分法，准确的分类能够为治疗提供依据。Stanford A 型主动脉夹层累及升主动脉，大多夹层向远端发展，内脏动脉有不同程度受累，仅有10％会局限于升主动脉或主动脉弓。冠状动脉所在的瓣叶常会因夹层逆行撕裂而失效，进而脱垂的瓣膜进入左心室导致急性主动脉衰竭。Stanford B 型主动脉夹层仅累及降主动脉，急性期主要的并发症是夹层破裂和脏器缺血。夹层破裂的诱发因素包括高血压控制不良、假腔高速血流、夹层出口过小和主动脉直径增大。由于夹层裂口和假腔的位置特殊，使得急性期 Stanford B 型夹层破裂多发生于左侧胸腔，往往造成患者死亡。另外，破裂可以发生在纵隔、右侧胸腔、腹膜后或者腹腔。缺血并发症是急性 Stanford B 型夹层的特征性临床表现，由夹层累及降主动脉和腹主动脉分支引起。大多数夹层患者发生主动脉闭塞并非裂口瓣膜所致，而是由于假腔对真腔压迫，并常见于胸腹主动脉交界部位。美国血管外科学会(Society for Vascular Surgery，SVS)和美国胸外科学会(Society for Thoracic Surgery，STS)委派的工作组开发了一种分类系统。该系统根据初始撕裂口的位置将主动脉夹层分为 A 型和 B 型，并且明确了夹层的远端范围：①A 型主动脉夹层的初始撕裂口位于 0 区，远端范围可位于 1～12 区；②B 型主动脉夹层的初始撕裂口位于≥1 区，并标注近端和远端范围。

指南与共识

急性主动脉夹层病情凶险,临床表现各异(见表 17-1),故极易漏诊或误诊。《2010 年美国胸主动脉疾病诊断与治疗指南》《2014 年欧洲心脏病学会主动脉疾病诊治指南》《2018 年急性主动脉综合征诊断与管理更新》均推荐结合病史、疼痛特点及体格检查三个方面综合评估验前概率(见表 17-2),并结合患者的实验室检查结果及影像学检查诊断或排除主动脉夹层。

表 17-1 主动脉夹层的主要临床表现

临床表现	A 型	B 型
胸部疼痛	80%	70%
背部疼痛	40%	70%
突发疼痛	85%	85%
转移性疼痛	<15%	20%
主动脉关闭不全	40%~75%	N/A
心包压塞	<20%	N/A
心肌缺血或梗死	10%~15%	10%
心力衰竭	<10%	<5%
急性肾功能衰竭	<20%	10%
下肢缺血	<10%	<10%

表 17-2 验前概率评估

高危病史	马方综合征(或其他结缔组织病)、主动脉疾病家族史、确诊主动脉瓣疾病或主动脉瘤、既往有主动脉手术史
高危疼痛特征	胸背或腹部疼痛:突发性、重度疼痛、撕裂性疼痛
高危体检特征	灌注不良的证据;脉搏短绌,收缩压差异、局限性神经功能缺陷;主动脉舒张期杂音;低血压或休克

指南对主动脉夹层的诊断提出了如下建议:

(1) 对于所有疑似急性主动脉综合征的患者,推荐根据患者的病史、症状及临床检查评估其疾病验前概率(Ⅰ,B)。

(2) 对于疑似急性主动脉综合征的患者,推荐根据其疾病验前概率,解读其实验室检查结果(Ⅱa,C)。

(3) 若患者急性主动脉综合征验前概率较低,同时 D-二聚体结果阴性,基本可排除急性主动脉综合征的可能性(Ⅱa,B)。

(4) 若患者急性主动脉综合征验前概率适中,且 D-二聚体阳性结果,则须考虑进一步的影像学检查(Ⅱa,B)。

(5) 若患者急性主动脉综合征验前概率较大(美国心脏病学会/美国心脏学会风险评分2 或3),不推荐进行 D-二聚体检查(Ⅲ,C)。

(6) 推荐使用经胸超声心动图(transthoracic echocardiography，TTE)作为急性主动脉综合征影像学检查的首选方法(Ⅰ,C)。

(7) 对于疑似急性主动脉综合征且病情不稳定的患者,推荐使用经食管超声心动图(trans-esophageal echocardiography，TEE)及 CT 诊断(Ⅰ,C)。

(8) 对于疑似急性主动脉综合征且病情稳定的患者,推荐 CT、MRI(Ⅰ,C)及 TEE(Ⅱa,C)检查。

(9) 对于检查结果阴性但依然疑似急性主动脉综合征的患者,推荐使用 CT 或 MRI 再次检查(Ⅰ,C)。

(10) 若患者急性主动脉综合征验前概率较低,可考虑胸片检查(Ⅱb,C)。

(11) 对于已接受药物治疗的非复杂型 B 型主动脉夹层,推荐治疗后早期再行 CT 或MRI 检查(Ⅰ,C)。

▶ 诊断及鉴别诊断

1. 诊断

主动脉夹层缺乏敏感度高特异度高的生化标志物,影像学检查方法是确诊此种疾病的唯一手段。如何选择并合理运用影像学方法对于明确诊断至关重要(见表17-3和表17-4)。

表 17-3　常用影像学方法在主动脉疾病评估中的特点

	TTE	TEE	CT	MRI	主动脉造影
操作性	+++	++	+++	++	+
诊断可靠性	+	+++	+++	+++	++
适用于床旁	++	++	—	—	++
连续监测	++	+	++	+++	—
主动脉壁评估	+	+++	+++	+++	—
费用	—	—	—	—	—
辐射	0	0	———	—	——
肾毒性	0	0	———	——	———

注 "+"表示越多操作性、可靠性、床旁可行性等越高;"0"表示没有;"—"表示没有证据。

表 17-4　影像学检查可为急性主动脉综合征提供的信息

	影像学检查要点及注意细节
主动脉夹层	● 是否存在内膜片 ● 根据主动脉解剖学结构评估疾病程度 ● 鉴别真假腔

（续表）

	影像学检查要点及注意细节
	● 判断破口位置 ● 鉴别病变是顺行还是逆行 ● 鉴别主动脉瓣关闭不全的程度及级别 ● 是否累及主动脉分支 ● 是否有器官灌注不良或缺血 ● 是否有心包积液/胸腔积液及程度 ● 观察是否有主动脉周围渗血/纵隔出血
主动脉壁内血肿	● 定位主动脉壁增厚位置并判断其程度 ● 是否伴动脉粥样硬化病变 ● 是否存在小内膜撕裂病变
主动脉穿透性溃疡	● 病变位置、长度及深度 ● 是否存在主动脉壁内血肿 ● 是否累及主动脉周围组织并造成出血 ● 其他主动脉血管壁厚度
所有主动脉疾病	● 是否存在其他主动脉病变，如主动脉瘤、斑块及炎症性疾病

1）主动脉 CTA　可观察到夹层隔膜将主动脉分割为真假两腔，是目前最常用的术前影像学评估方法，其敏感度达 90％以上，特异度接近 100％。其主要缺点是造影剂的不良反应和主动脉搏动产生的伪影干扰。

2）主动脉彩超　包括经胸超声心动图（TTE）和经食管超声心动图（TEE）。其优点是无创，无须造影剂，可定位内膜裂口，显示真、假腔的状态及血流情况，并可显示并发的主动脉瓣关闭不全、心包积液及主动脉弓分支动脉的阻塞。对于 A 型主动脉夹层，TTE 的敏感度为 70％～100％，特异度可达 80％～90％；而 TEE 的敏感度和特异度均可达到 95％以上。对 B 型各区主动脉夹层，超声诊断的准确率只有 70％左右，尤其在并存慢性阻塞性肺疾病（COPD）、肥胖等情况下，其诊断的准确率更低。

3）主动脉 MRA　无创，可从任意角度显示主动脉夹层真、假腔和累及范围，其诊断主动脉夹层的准确率和特异度均接近 100％，有替代动脉造影成为主动脉夹层诊断"金标准"的趋势。其缺点是扫描时间较长，用于循环状态不稳定的急诊患者受到一定的限制；不适用于体内有金属植入物的患者。

4）主动脉 DSA　仍然是诊断主动脉夹层的"金标准"，目前常在腔内隔绝术中应用。

5）血管腔内超声　可清楚显示主动脉腔内的三维结构，对主动脉夹层诊断的准确率高于 TTE 和 TEE。常在腔内隔绝术中应用，对评判夹层裂口和内漏具有较高的使用价值。

2. 鉴别诊断

主动脉夹层真假腔的鉴别是判断病情的关键之一，但有时鉴别比较困难，应根据多种影像学检查发现进行综合分析后做出判断。常用的判别指标如表 17-5 所示。

表 17 - 5　主动脉夹层真假腔的鉴别

指 标	真 腔	假 腔
口径	常小于假腔	常大于真腔
搏动时相	收缩期扩张	收缩期压缩
血流方向	收缩期正向血流	收缩期正向血流减少或逆向血流
位置	常位于主动脉弓内圈	常位于主动脉弓外圈
血流速度	多数正常	常减慢
附壁血栓	少见	常见

▶ 诊疗流程

　　临床上通常根据病史和体格检查而怀疑胸主动脉夹层,患者经常表现为游走性的严重锐痛或"撕裂样"疼痛,疼痛位于前胸时为升主动脉夹层,位于背部或腰部时为主动脉弓或降主动脉夹层。典型的主动脉夹层患者往往是 60 岁左右的男性,90％的患者伴有高血压病史和突发剧烈胸背痛史。如果并存主动脉瓣严重反流可迅速出现心力衰竭、心包压塞,导致低血压和晕厥。主动脉分支动脉闭塞可导致相应的脑、肢体、肾脏、腹腔脏器缺血症状,如脑梗死、少尿、截瘫等。20％的患者可见周围动脉搏动消失,左侧喉返神经受压时可出现声带麻痹,夹层穿透气管和食管时可出现咯血和呕血,夹层累及肠系膜和肾动脉可引起肠麻痹乃至坏死和肾梗死等体征。在 A 型夹层患者中 50％有舒张期主动脉瓣反流性杂音。胸腔积液也是主动脉夹层的一种常见体征,多出现于左侧。

　　急诊心电图可鉴别主动脉夹层和心肌梗死。在主动脉夹层累及冠脉开口时可同时存在心肌梗死,约 20％的急性 A 型主动脉夹层心电图检查可见心肌缺血或心肌梗死的表现,此类患者不宜溶栓治疗。急诊 CT 扫描可发现主动脉双管征。急性主动脉夹层的急诊诊断流程如图 17 - 1 所示。

　　主动脉夹层早期处理的目标是控制疼痛、控制高血压和降低心率,以限制夹层扩展,该法通常包括给予 β 受体阻滞剂并控制血压。升主动脉夹层(A 型)与降主动脉夹层(B 型)的干预(手术/腔内操作)需求和时机不同,因此必须及早确定夹层范围。

　　1) 监护　所有被高度怀疑有急性主动脉夹层分离的患者必须严格卧床休息,予以急诊监护。

　　2) 镇痛　疼痛本身可以加重高血压和心动过速,对主动脉夹层患者极为不利,因此须及时静注吗啡或哌替啶止痛。降低血压是缓解疼痛的有效方法。血压下降后,疼痛减轻或消失是夹层分离、停止扩展的临床指征之一。

　　3) 饮食　内科治疗的第一天最好给予静脉营养。治疗 2～3 d,患者病情稳定后可以开始进食。3 d 后可以逐渐将静脉使用的抗高血压药改为口服药。

　　4) 降压治疗　目标值是将收缩压降至 100～120 mmHg,心率为 60～80 次/分,血压应降至能保持重要脏器(心、脑、肾)灌注的最低水平,避免出现少尿(每小时尿量＜25 mL)、心肌缺血及精神症状等重要脏器灌注不良的症状。降压药物最好使用能同时降低血管阻力和

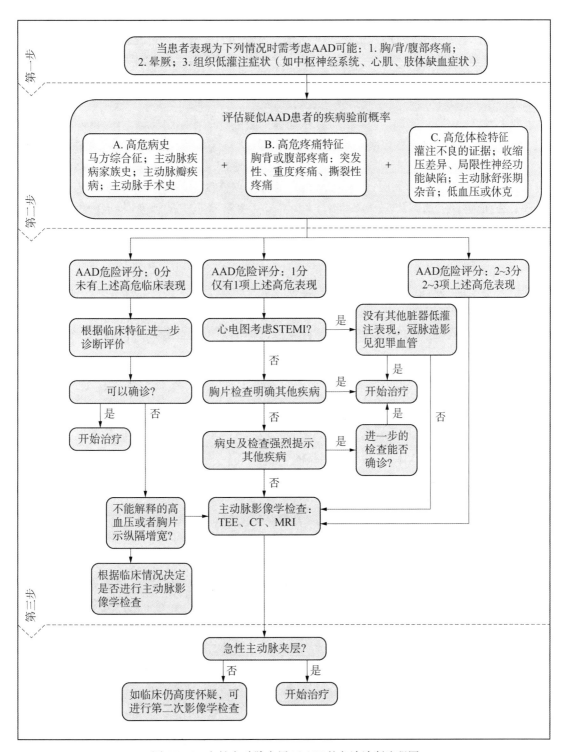

图 17-1 急性主动脉夹层(AAD)的急诊诊断流程图

抑制心脏收缩的β-受体阻滞剂,急性期应静脉给药。如单用β受体阻滞剂降压效果不佳时,可加用硝普钠。

A型主动脉夹层主要采用手术治疗,有时称为"冷冻象鼻修复术",采用开放式手术方法修复升主动脉,同时用支架植入治疗降主动脉。血流动力学稳定的非复杂性B型主动脉夹层患者最初采用内科治疗,而不是开放式手术或腔内治疗。B型夹层需要干预的适应证包括:导致终末器官缺血的主动脉主要分支血管闭塞、持续性重度高血压或疼痛、夹层扩张(可表现为持续或反复疼痛)、动脉瘤扩张和主动脉破裂。马方综合征患者的急性远端夹层最好也采取手术治疗。具体如下:①对于所有主动脉夹层患者推荐使用药物缓解疼痛、控制血压(Ⅰ,C);②A型主动脉夹层患者,推荐急诊手术(Ⅰ,B);③A型主动脉夹层伴器官低灌注,推荐采用杂交手术方案(Ⅱa,B);④非复杂B型主动脉夹层,推荐优先考虑药物治疗(Ⅰ,C);⑤非复杂B型主动脉夹层,也可考虑胸主动脉腔内修复术治疗(Ⅱa,B);⑥复杂B型主动脉夹层,推荐胸主动脉腔内修复术治疗(Ⅰ,C);⑦复杂B型主动脉夹层,也可考虑手术治疗(Ⅱb,C)。

10年随访需要复行手术的患者可高达50%,常见原因包括:先前干预部位的夹层扩展或复发、远离修复部位的局部动脉瘤形成、植入物裂开/感染或者主动脉瓣关闭不全。胸主动脉植入支架后,内漏或装置移位(引起再次干预率也可达25%)。患者应在出院前使用MRA/CTA进行高级血管成像检查,并在出院后的3、6和12个月时行随访检查,此后每年检查1次,以确定有无夹层进展、夹层再发或动脉瘤形成的征象(即使仍无症状)。

▶ 诊治误区

大血管急诊的诊疗决策,影像学检查必不可少。但避免漏诊和误诊最重要的环节是加强对主动脉夹层的认识。当患者主诉胸/背/腹部疼痛时,应仔细询问有无高危病史及疼痛特征,检查是否存在高危体征,并根据疾病验前概率进一步选择合理的辅助检查,这是急性主动脉夹层诊断的最关键环节。

——病例解析——

急性主动脉夹层临床表现多种多样,急诊遇到患者剧烈胸/腹/背痛、晕厥、组织低灌注,均应考虑到此病可能。主动脉分支动脉闭塞可以引起相应器官的缺血表现。夹层累及冠脉开口时可同时合并急性心肌梗死,约20%的急性A型主动脉夹层的心电图及心肌酶谱可表现为心肌缺血或梗死。

该患者没有主动脉夹层高危病史及体征,但有较剧烈的腰痛,急性主动脉夹层(AAD)危险评分为1分。结合患者血清D-二聚体阳性结果,妇产科首先排除了妇科急症,然后须考虑进一步的影像学检查诊断或排除主动脉夹层。对于此种疑似急性主动脉综合征且病情相对稳定的患者,临床上首选CTA检查(见图17-2)。

明确为急性主动脉夹层患者,急诊的初步治疗措施主要是控制疼痛和血压、心率。患者在心胸外科ICU严密心电监护下,给予镇痛,收缩压控制在100～120 mmHg、心率60～80次/分,并予抗感染、稳定循环、营养支持等对症支持治疗。经心胸外科全科病例讨论后,考虑患者为主动脉夹层B型合并早孕,夹层随时有进展甚至破裂可能,妊娠导致血管血流动力学及血管变化,且随着胎儿生长,夹层破裂风险急剧增加。经多学科

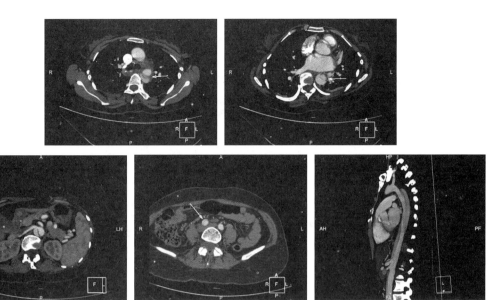

图 17-2　主动脉夹层患者胸腹主动脉 CTA 检查结果

会诊及全市会诊后,因急性期主动脉夹层腔内修复手术风险极高,暂不行心胸外科手术治疗,且继续妊娠风险极高,故于 2021 年 3 月 29 日行超声监视下人工流产钳刮术,术后监测生命体征,给予积极对症支持治疗。患者住院 20 d 后,于 2021 年 4 月 6 日顺利出院。

(江波杰)

参考文献

[1] Bossone E, LaBounty T M, Eagle K A. Acute aortic syndromes: diagnosis and management, an update [J]. Eur Heart J, 2018, 39(9): 739-749.

[2] Erbel R, Aboyans V, Boileau C, et al. 2014 ESC Guidelines on the diagnosis and treatment of aortic diseases [J]. European Heart Journal, 2014, 35(41): 2873-2926.

[3] Gu G, Cheng W, Yao C, et al. Quantitative proteomics analysis by isobaric tags for relative and absolute quantitation identified Lumican as a potential marker for acute aortic dissection [J]. J Biomed Biotechnol, 2011, 920763: 1-10.

[4] Hiratzka L F, Bakris G L, Beckman J A, et al. 2010 ACCF/AHA/AATS/ACR/ASA/SCA/SCAI/SIR/STS/SVM guidelines for the diagnosis and management of patients with Thoracic Aortic Disease: a report of the American College of Cardiology Foundation/American Heart Association Task Force on Practice Guidelines, American Association for Thoracic Surgery, American College of Radiology, American Stroke Association, Society of Cardiovascular Anesthesiologists, Society for Cardiovascular Angiography and Interventions, Society of Interventional Radiology, Society of Thoracic Surgeons, and Society for Vascular Medicine [J]. Circulation, 2010, 121(13): e266-369.

[5] Rogers A M, Hermann L K, Booher A M, et al. Sensitivity of the aortic dissection detection risk score, a novel guideline-based tool for identification of acute aortic dissection at initial presentation:

results from the international registry of acute aortic dissection [J]. Circulation，2011,123(20):2213 - 2218.

[6] Shen H，Yao C L，Tao Z G，et al. Predictors of peri-operative mortality in patients with aortic dissection [J]. Zhonghua Yi Xue Za Zhi，2010,90(42):2994 - 2998.

[7] Zhan S，Hong S，Shan-Shan L，et al. Misdiagnosis of aortic dissection：experience of 361 patients [J]. J Clin Hypertens，2012,14(4):256 - 260.

第十八章　抽　　搐

—病例导入—

患者,女,52岁,买菜时突发"四肢抽搐、口吐白沫",急送医院。送至医院时患者"抽搐"已经停止,生命体征平稳,但仍有反应迟钝,对答部分切题,查体不太配合。后家属抵达,告知患者有"癫痫"病史,近期自行停药。

请问:

1. 对于该患者,是否要做进一步检查?

2. 患者可否离开医院直接回家?

在大部分人类历史中,抽搐(twitch)一直被人们认为有别于其他临床症状,它的表现往往突发,具有戏剧性和神秘性,而且事后患者往往不能回忆和解释到底发生了什么。所以抽搐更多被认为不是一个临床事件而更像是来自另一个世界的一种表现。希波格拉底曾把抽搐定义为"可怕的疾病"。直到现代医学,通过脑电学诊断的方式,使人们对抽搐的病理生理机制有所了解和认识,但关于其病因学、临床表现及治疗方面仍有许多未知的领域。

作为急诊科医生,抽搐带来的挑战有三点:一是对抽搐的识别及抽搐持续发作的快速控制;二是对于抽搐潜在的威胁生命的情况的识别和处理;三是对抽搐再发的风险的评估。

定义与分类

在急诊室中,至少有1‰~2‰的患者因为抽搐而就诊。在美国,大约每年有250万人次发生抽搐,全身抽搐持续状态每年影响着5万~15万名患者,其中病死率达到10%~40%。

抽搐是指全身或局部肌肉不自主地、快速地、阵发性强烈收缩,是一种常见的临床症状。其发作形式可以是强直性的(即肌肉持续性收缩)、阵挛性的(肌肉断续性收缩)和混合性的(先后出现强直性和阵挛性肌肉收缩)。

抽搐分为痫性发作和非痫性发作。痫性发作即癫痫(epilepsy, Ep)发作。痫性发作是因大脑皮质和边缘系统神经元异常兴奋导致神经功能异常,反复痫性发作即为癫痫。非痫性发作主要见于高热惊厥及低钙抽搐。

2014年国际抗癫痫联盟(International League Against Epilepsy, ILAE)推出新的癫痫临床实用定义,认为癫痫是一种有着不同病因基础、临床表现各异但以反复癫痫发作为共同特征的慢性脑部疾病。中国抗癫痫协会(China Association Against Epilepsy，CAAE)的《中国癫痫临床诊疗指南(2015 年修订版)》将癫痫定义为不是单一的疾病实体,而是一种有着不同病因基础、临床表现各异但以反复癫痫发作为共同特征的慢性脑部疾病状态。癫痫发作时,患者身体某一部位或整个身体短暂非自主性抽搐(即部分性发作或全身性发作),有时伴有意识丧失和尿便失禁。2014 年 ILAE 推出新的癫痫临床实用定义指南,明确提出癫痫临床诊断除了包括已被临床医师熟悉的至少 2 次间隔 24 h 的非诱发或非反射性发作和符合某种癫痫综合征之外,对于只有 1 次癫痫发作但满足:①非诱发性或非反射性发作;②未来 10 年再发风险与两次非诱发性发作后再发风险相当(>60%)这两个条件,临床也可诊断为癫痫。

　　2017 年 3 月,ILAE 发布了最新的《癫痫发作及癫痫分类修订指南》,将意识状态存在与否作为局灶性癫痫发作的分类要点,将癫痫发作(seizure)分为局灶性起源(focal onset)、全面性起源(generalized onset)、未知起源(unknown onset)三大类,如图 18-1 和图 18-2 所示。

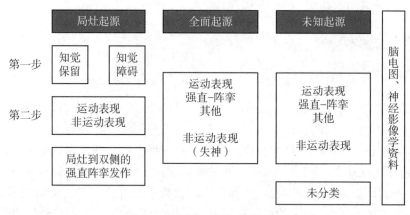

图 18-1　癫痫分类的基本框架

　　对于癫痫的病因分类,2017 年 ILAE 推荐的《癫痫发作及癫痫分类修订指南》则将病因分类为遗传性、结构性、感染性、免疫性、代谢性以及未知病因六大类。

▶ 流行病学特征

　　全球每年约有 500 万人被诊断为癫痫。在发达国家中,每年癫痫的发病率约 49/10 万。在低收入和中等收入国家中,这一数字可高达 139/10 万。这可能与部分流行疾病(如疟疾或神经囊尾蚴病)的发病率较高有关,也可能与道路交通伤害发生率、出生相关伤害、医疗基础设施、预防性医学发展相关。近 80% 的癫痫患者生活在低收入和中等收入国家。我国癫痫发病率城乡比较,城市略高于农村。高发地区有新疆、陕西、云南等地区,而福建、浙江、贵州等地区发病率较低。国内儿童期发病率最高,其中男性最为明显,9 岁以前发病者接近 50%。癫痫的发病率随年龄升高而下降。癫痫患病率在发达国家、经济转轨国家、发展中国家和不发达国家分别为 5.0‰、6.1‰、7.2‰、11.2‰,估计全球约有 5 000 万癫痫患者。国内近年来的研究显示,癫痫的患病率为 3.6‰~7.0‰。即使是控制良好的癫痫,其死亡危险

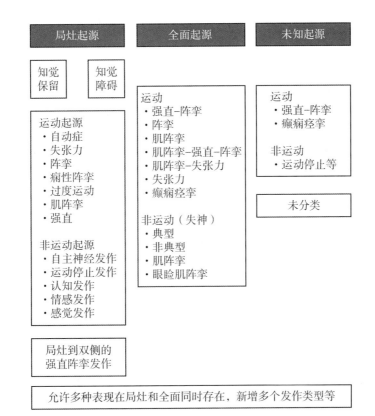

图 18-2 癫痫分类的拓展框架

显著高于非癫痫人群。但总体上，癫痫的年死亡率有下降趋势。

病理生理学特征

抽搐的发生是因为神经细胞膜不稳定和反复异常放电，后者可在整个大脑中传播。抽搐可造成一系列生理反应。43%的患者抽搐发作时可出现发热。抽搐发作时也可使血糖浓度升高，出现酸中毒、白细胞计数升高。抽搐也可以造成短暂的呼吸暂停及缺氧。如果持续抽搐达到 30 min，机体平衡就会被打破。即使去除外在的病因，抽搐仍然能造成不可逆的神经损伤，导致认知损害。抽搐除了直接损伤神经外，持续抽搐还可以造成全身性不适，如低氧血症、高碳酸血症、高血压，进而造成低血压、高血糖，最终引起脑缺血缺氧。

鉴别诊断

可按照以下思路对抽搐进行鉴别诊断。

1）非癫痫 心因性、晕厥。

2）癫痫 多有诱因，为基础疾病或事件造成，脑血管疾病、感染、肿瘤、代谢紊乱、药物、脑外伤等都可诱发癫痫。

3）不明原因 可由既往远期疾病引起（如围产期损伤、既往远期脑卒中、既往远期创伤等)或现有进展期疾病造成(如退行性疾病、肿瘤、运动障碍等)。

常见的抽搐鉴别诊断如表 18-1 所示。

表 18-1　抽搐的鉴别诊断

疾病名称	临床表现	持续时间	事件回忆	建议检查
局灶起源癫痫	初始症状取决于大脑的位置;常有异常运动和视觉症状(如颤抖、抽搐、闪光或视觉扭曲),可快速发展为强直阵挛	<2 min	根据意识情况不同而不同	脑电图、MRI
全面起源癫痫	毫无征兆的意识突然改变或丧失,部分患者有肌阵挛或凝视,可出现咬舌、尿失禁	强直阵挛时间<5 min、失神发作持续时间<1 min	完全失忆,部分局灶起源癫痫患者可回忆起发作时情况	脑电图可显示特定综合征的一般性棘波特征;全面起源癫痫患者的 MRI 多为正常
晕厥	一过性意识丧失,可出现头晕、出汗、心悸、脸色苍白等前驱症状,也可能出现肌阵挛或强直	1~2 min	患者大多可回忆起其前驱症状,如无明显前驱症状应考虑心源性可能	心电图、心电监护(监测是否存在心律失常)、超声心动图、直立血压
短暂性脑缺血发作	缺血导致神经功能迅速丧失,症状取决于缺血区域	持续数分钟至数小时	可完全回忆(除非涉及语言区域)	MRI/MRA、CTA
惊恐发作	心悸、呼吸困难、胸痛、头晕、末日感,过度通气可导致口周和远端肢体感觉异常	数分钟至数小时	可完全回忆	有焦虑或抑郁病史,有明确的触发事件
短暂性遗忘	常见于老年人,显著的顺行性健忘症(无法形成新的记忆)、可变的逆向健忘症;时间认知障碍,重复提问,其他认知和运动功能未受影响	1~10 h(平均 6 h)	完全遗忘,症状多在 24 h 内	主要依靠临床诊断,MRI 和毒理学检查为阴性

▶ 诊疗流程

1. 诊断

抽搐的评估和处理主要取决于患者的病史、临床神经系统表现、既往有无抽搐就诊病史及日常使用的药物清单等。

1) 病史　从症状的发生、发展及持续的时间往往可以确定是否抽搐发作或者是其他相似的疾病。抽搐时的伴随症状可以鉴别其他疾病,如伴随胸痛、心悸则可以考虑心源性因素,抽搐前存在头痛则警惕颅内出血的可能等。既往病史中存在抽搐的诊断对评估非常重要。如果出现任何与以往不同的表现或者特征则需要重点评估。既往有颅脑手术史者需要注意,特别是合并有发热或者头痛的情况,很容易出现抽搐。抽搐与其他系统疾病也有关系,如肾功能不全、免疫功能抑制、电解质紊乱等。不规律使用抗癫痫药物,对抽搐的发生判断有帮助,特别是反复发作的抽搐。此外,不应忽视糖尿病患者用药过量致低血糖可能出现抽搐。

同时需要注意：毒品可以降低抽搐的发生阈值；饮酒成瘾者戒酒亦可能引起抽搐，且可以是延后发生的。在发展中国家中，尤其是旅行者和移民，成人局灶性发作最常见的原因可能是中枢神经系统囊尾幼虫病和疟疾。

2）体格检查　低热在抽搐持续状态后常可以出现，而高热则往往提示存在感染或者药物反应；高血压及心动过缓能提示存在颅高压；休克合并心律不齐以及颈动脉杂音，在老年患者中往往是新发抽搐的常见原因。抽搐的患者多出现瞳孔扩大。注意一些细微、反复而有节律的动作，如口唇颤动、吞咽、咀嚼等，这些动作往往是复杂性癫痫发作的特异表现。需要注意患者的意识水平。抽搐发作后，患者意识混乱可持续数小时；如数小时后仍无好转的，须进一步查明是否存在其他情况。

3）诊断依据

（1）实验室检查：根据年龄、病情，癫痫的诊断需要选择不同项目。血常规检查指标有血钙、血镁、血钠、血糖、血胆红素、血气分析、血乳酸、血氨、肝功能等。脑脊液检查：主要为排除颅内感染、颅内出血等疾病。除血常规、生化、细菌培养涂片外，还应做支原体、弓形体、巨细胞病毒、单纯疱疹病毒、囊虫病等病因检查及异常白细胞的细胞学检查。其他代谢异常疾病的检查：如肾功能、血氨基酸分析等。

（2）脑电图检查：是诊断癫痫的"金标准"。脑电图不仅对癫痫有重要的诊断价值，而且对确定痫性发作和判断癫痫病类型也有实用意义。此外，脑电图可用于监测用药效果和判断癫痫的复发。

（3）心电图检查：持续癫痫患者或涉嫌药物过量的患者可能从心脏监测中受益。心电图可以用于明确是否存在心源性因素导致抽搐的可能。

（4）神经影像学检查：3%～41%首次发作的患者头颅 CT 检查可发现异常。一项回顾性研究发现，22%神经系统检查正常的首次发作患者头部 CT 扫描发现异常。MRI 通常是神经科医师在评价第一次癫痫发作时首选的检查方法，因 MRI 比 CT 在确定小病灶方面效果更好，但 MRI 在检测急性出血时效果并不优于 CT。

（5）腰椎穿刺：没有证据表明癫痫初次发作时需要常规进行腰椎穿刺检查。腰椎穿刺应在患者出现发热、剧烈头痛，或持续神志改变时考虑。具有病史或强烈怀疑免疫功能低下的无症状患者也应该在其住院期间择期进行腰椎穿刺。

2. 治疗

有回顾性研究调查了首次癫痫发作的患者 24 h 内癫痫的复发率为 9%。另有研究表明，早期开始应用抗癫痫药物如苯妥英钠治疗并没有减少癫痫的复发。还有研究发现，抗癫痫药物治疗增加了患者复发的风险。如诱发首次癫痫的因素明确并可祛除时，单次癫痫发作后通常不需要立即开始抗癫痫药物治疗。通常在 2 次或以上非诱发性癫痫发作后开始抗癫痫药物治疗。

目前癫痫管理，建议强调单药治疗，临床医师需要权衡抗癫痫药物治疗效果和不良反应。没有明确哪种抗癫痫药最有效或耐受性最好，目前有超过 25 种抗癫痫药获准用于治疗成人和（或）儿童癫痫发作。在选择抗癫痫药时，应考虑给药频率因素，不同抗癫痫药的半衰期相差很大。许多患者的用药频率是依从性和（或）癫痫发作控制的一个重要因素，各种药物的最佳给药频率因人而异。同时还应考虑与其他处方药物可能产生的药物相互作用问题。许多抗癫痫药是经肝脏代谢和(或)经肾脏排泄的,当患者存在肝脏疾病或肾脏疾病时,需要避免使用某些抗癫痫药或需要调整剂量。

对妊娠患者应慎重选择抗癫痫药物,尽可能避免使用丙戊酸盐,定期监测药物浓度,完善胎儿畸形筛查。如果育龄期女性无癫痫发作已经持续了一段时间且决定停用抗癫痫药,建议至少停药 6~12 个月后再妊娠,因为停药后癫痫发作的复发风险在此期最高。

全面强直-阵挛发作是急诊常见的惊厥性癫痫持续状态,病死率为 10%~40%。对于此类患者,除了尽早明确诊断、终止发作外,还需要评估、治疗其潜在的病因(见图 18-1)。对非惊厥性癫痫持续状态,苯二氮䓬通常能有效地终止抽搐。

─病例解析─

本例患者癫痫发作持续了约 30 min,在服用了 10 mg 安定后癫痫发作停止,从而没有进一步使用镇静药物乃至实施机械辅助通气。随后进行的头颅 CT 检查发现患者脑部有胶质瘤,收入脑外科手术治疗。

对癫痫再发的预测是建立在患者的年龄、病史、体格检查,以及神经影像学和脑电图检查的基础上的。临床指南也支持第一次癫痫发作的患者进行门诊评估,而不支持直接开始抗癫痫治疗。本例患者睡眠剥夺和刺激可能会发现癫痫病灶。但是如果让她回家的话,详细记录的神经系统检查结果、临床决策和出院告知是预防医疗纠纷的关键证据。

(汤珞佳)

参考文献

[1] Fisher R S, Acevedo C, Arzimanoglou A, et al. ILAE official report: a practical clinical definition of epilepsy [J]. Epilepsia, 2014,55(4):475-482.

[2] Hauser W A, Annegers J F, Kurland L T. Incidence of epilepsy and unprovoked seizures in Rochester, Minnesota: 1935-1984 [J]. Epilepsia, 1993,34(3):453-468.

[3] Scheffer I E, Berkovic S, Capovilla G, et al. ILAE classification of the epilepsies: Position paper of the ILAE Commission for Classification and Terminology [J]. Epilepsia, 2017,58(4.):512-521.

[4] 钱小燕.癫痫患者外周血免疫球蛋白、补体的变化及与癫痫严重程度的相关性研究[D].苏州大学,2014.

[5] 秦炯.癫痫持续状态的诊断与治疗[C].第十届全国儿科学新进展、急重症诊治新技术学术会议,2009.

[6] 张月华.癫痫发作及综合征新分类解读[C].//第十四届全国小儿神经学术会议暨北大国际小儿神经论坛论文集,2011:37-39.

[7] 周永,刘民,梁万年,等.癫痫流行病学研究进展[J].中华流行病学杂志,2007,28(1):92-94.

中英文对照索引